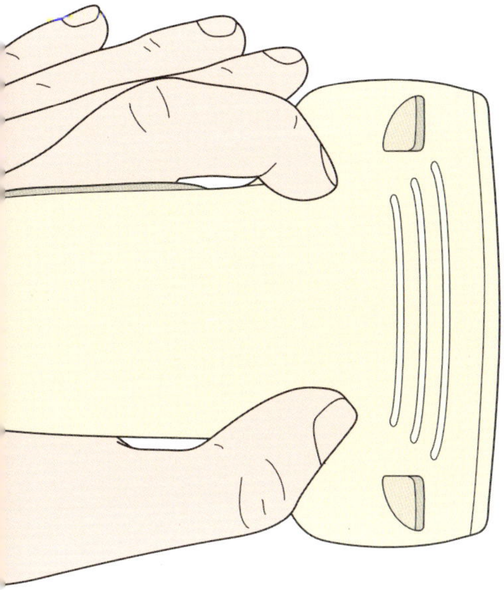

알기쉬운

초음파 유도 하

척추신경블록법

Ultrasound-guided Nerve and Muscle Block in Spine:
To Learn from Zero

ZERO KARA MASTER SEKITSUI CHOONPA GAIDOKA BLOCK
edited by TAKAYASU Masakazu, TAKEUCHI Mikinobu

Originally published in Japan by MEDICAL VIEW CO., LTD., Tokyo.
Korean translation rights arranged with MEDICAL VIEW CO., LTD., Japan
through THE SAKAI AGENCY and A. F. C. LITERARY AGENCY.

알기쉬운
초음파 유도 하 척추신경블록법
Ultrasound-guided Nerve and Muscle Block in Spine: To Learn from Zero

2020년 2월 10일 1판 1쇄 인쇄
2020년 2월 20일 1판 1쇄 발행

편 집 | TAKAYASU Masakazu, TAKEUCHI Mikinobu
역 자 | 김연동
발 행 인 | 김용덕
발 행 처 | 메디안 북
등 록 | 제 25100-2010-51호
주 소 | 서울특별시 마포구 마포대로 63-8, 818호(도화동 삼창프라자빌딩)
전 화 | 02-732-4981
팩 스 | 02-711-4981
홈페이지 | www.mcbooks.co.kr

ISBN | 979-11-90450-04-1 93510
가 격 | 55,000원

본서에는 엄격한 지시 · 부작용 · 투약 스케줄 등에 대하여 기재되어 있으나, 이들은 변경될 가능성이 있습니다.
본서에 언급되어 있는 약품에 대해서는 제품에 첨부되어 있는 제조자에 의한 정보를 충분히 참고하십시오.

서문

본서의 타이틀은 "처음부터 마스터까지 초음파 유도 하 척추 신경블록"이다. 초음파 진단 장치의 역사는 오래 되었고, 현재는 거의 대부분의 시설에 널리 보급된 진단 기기이다. 그 특징은 실시간으로 체내의 구조를 평가할 수 있는 것, 환자에게 침습성이 없이 안전한 것, 비교적 저렴한 가격으로 다룰 수 있다는 점을 들 수 있다. 그러나 척추 척수 질환을 다루는 신경외과의나 정형외과의에게 영상검사기기로 먼저 생각나는 것은 X선, CT, MRI등이며 초음파 진단 장치는 그렇게 익숙하지 않을지도 모른다. 반면 신경블록은 여러 가지 신경질환을 진단, 치료하기 위한 수기로 보급되어 있다. 정확성을 가하기 위해서 X선 투시하에서 행하기도 하지만 환자를 X선실에서 진찰실까지 이동하게 하는 것도 번거로운 일이다. 그리고 맹목적인 수기는 정확성과 안전성에 문제가 생길 수 있어 블록의 유효성도 저하되기 쉽다.

본서는 초음파 진단 장치의 이점을 살리면서 여러 가지 신경블록을 안전하고 확실하게 할 수 있는 수기를 소개하고 있다. 풍부한 사진과 일러스트 자료를 통해 초음파 진단 장치의 취급에서 신경블록의 자세한 수기까지 초심자들도 쉽게 볼 수 있도록 했다. 또한 주변의 일상 용품을 이용한 연습 방법까지 친절히 소개한 해설서이다. 여러분들의 임상에 바로 도움이 될 것을 확신한다.

Spine Center, Aichi Medical University, Nagakute, Japan.
Professor

TAKAYASU Masakazu

서문

“초음파 장치를 아예 만진 적도 없고, 신경블록 같은 것도 해 본 적 없었던 저 조차 외래에서 5분만에 간단히 신경블록이 가능하게 되었습니다!”

제가 초음파 유도 하 블록과 만난 것은 4, 5년 전 쯤이라고 생각합니다. 9층의 의국에서 7층의 병동으로 가는 좁은 계단에서 정형외과 척추전문 선배가 말을 건 것에서 시작되었습니다. “마취과 코마츠 선생님께서 초음파 유도 하로 경신경블록을 하고 있으니 한번 같이 보러 가지 않을래?”

솔직히 가기전 까지는 “초음파로 경신경근이 보일리 없어, 경신경근은 커녕 완신경총에 침윤마취 하는 정도겠지!”라고 생각했었습니다. 그러나 눈 앞에서 직접 본 초음파 유도 하 신경블록은 충격이었습니다.

C5, 6, 7, 8 어느 신경근에든 선택적으로 블록을 해 버리는것 입니다. 게다가 외래 진찰실에서 5분 정도만에……. 저는 그때부터 초음파의 팬이 되어버렸습니다. 초음파 유도 하 블록을 아예 처음부터 시작한 저만 느끼는 몇가지 벽이 있습니다. 본 서에서는 그 벽을 뛰어 넘을 수 있는 방법을 전원의 위치부터 소개해 주고 있습니다. 부디 총론부터 읽어주시기 바라겠습니다. 바로 초음파를 만지고 싶어질 것이라고 생각합니다. 추천하는 바는 본 텍스트를 오른손에 들고 그대로 초음파 실로 행하는 것입니다. 그리고 초음파 기사에게 “필수 7개 버튼의 위치”를 물어본 후 마킹해 놓으세요. 7개 이상으로 만질 버튼이나 다이얼은 없습니다. 그 시점에서 초음파 유도 하 블록의 70%는 종료하거나 나름이 없습니다.

이 후에 각 블록에서 필요한 랜드마크를 찾는 것 뿐입니다.

저 조차 가능하게 되었습니다. 당연히 당신도 간단하게 할 수 있습니다!

마지막으로 초음파 블록을 가르쳐 주신 마취과 코마츠 토오루 명예교수님, 후지와라 요시히로교수님, 나에게 초음파의 길을 열어준 정형외과 키미야 미츠히로 선생님, 초음파 연구를 밀어주신 신경외과 다카야스 마사카즈 교수님, 각 세션을 담당해 주신 선생님들 그리고 본서의 출판에 협력해 주신 메디컬뷰사의 카리야 류타로님께도 감사를 드립니다.

Spine Center, Aichi Medical University, Nagakute, Japan.
Assistant Professor

TAKEUCHI Mikinobu

역자서문

통증을 치료한다는 것은 우리 신체의 여러 구조물들과 이를 연결하는 신경계로부터의 다양한 이상 신호들을 숨은 그림처럼 찾아내어가는 과정이라 할 수 있겠다.

통증의학은 환자의 증상호소나 병력청취와 함께 의료진의 정확한 이학적 검사는 필수 상황이고 의심 질환에 맞는 다양한 검사 장치들을 이용하여 통증을 호소하는 원인들을 찾아가는 의학의 한 분야라고 말할 수 있다. 기술의 발달과 함께 이제 초음파는 통증치료의사의 청진기라고 할 수 있을 만큼 필수 장비가 되었고 여러 가지 다양한 진단 및 활용 기법들이 소개되고 있다. 국내에서도 이미 오래전부터 다양한 경로를 통해 초음파의 통증치료에 활용에 대해서 소개되어 왔으며 관련 연구 또한 이미 전세계적으로 인정받는 상당한 수준에 이르렀다고 할 수 있겠다. 한가지 아쉬운 점은 국내 현실상 주사치료나 신경 차단술 자체만의 술기에 너무 집착한 나머지 앞서 말한 교육이나 진료과정에 있어서 통증의학의 근본 개념에 대해서 너무 간과되고 있지는 않는가 하는 나 자신부터의 반성이 앞선다

역자가 존경하는 일본 Juntendo 대학의 Iseki Masako 교수의 도움으로 2009년 일본의 여러 병원에 연수 당시에 인상 깊었던 장면을 소개한다. 이미 경력 17년차의 준교수 OO선생님이 방사선 투시하 신경근블록을 시행하는 것을 목격하였는데 필자에게는 비교적 쉬운 술기로 판단되었던 술기를 아주 신중하게 시행하고 이후 환자의 영상을 다른 선생님들과 분석하고 조영제의 흐름과 약제 주입시의 느낌에 대해 이야기하며 계속해서 정리, 기록하는 것을 보았다. 이미 그는 다른 상급시술들을 충분히 시행하고 있음에도 불구하고 이러한 작업을 반복하는 것이 다른 시술과 마찬가지로 기본적인 시술들을 어느 경지에 이르도록 최선을 다하고 반복 연습하는 것이 환자와 본인을 위한 최선의 길이고 또 다른 상급시술의 숙련도를 높이기 위한 전략이라고 역자에게 설명해 주었다. 아는 것도 확실하게 반복, 신중하게 시행하라는 가르침이 지금도 인상 깊게 기억된다.

초음파의 경우도 마찬가지일 것 같다. 10년 넘게 초음파를 접해 보지만 관련 해부학의 구조물이나 약제의 퍼짐에 대해서도 아직 논란이 많고 정확도와 효과가 입증되지 않은 것들이 아직도 많다는 연구 결과들을 보면, 이 모든 것들의 시작은 가장 기본적인 술기와 조작에 대해서 완벽히 익히는 것이라고 할 수 있겠다.

본서에서 소개하는 두경부와 미추부 시술, 그리고 근육의 확인들은 어쩌면 아주 기본적인 시술법일 수 있으나 시작하는 초보자들에게는 접하기 쉬운 내용들이라 생각된다. 또한 후반부에 나오는 보톡스 요법은 통증 유발점주사에서도 동일하게 사용될 수 있는바 유용한 참고자료가 될 수 있으리라 생각된다.

출간 계획은 오래 전 시작되었지만 시간이 흘러 새해를 넘겨 이 책의 작업을 마치고 소개하게 되어 개인적인 감회가 크다. 힘들고 어려웠던 순간도 시간이 지나면 눈 녹듯이 없어지

역자서문

듯이 즐겁고 행복한 2020년이 되길 기원한다. 항상 말없이 지지해주시고 늦은 원고에도 기다려 주신 오랜 인연의 메디안북 김용덕 사장님께 진심으로 감사 인사올리며, 사랑하는 원광대학교 마취통증의학 교실 식구들과 원광대학교 의과대학 제생의세 임상해부연구소 가족들에게도 감사 마음 전하고 싶다.

2020년 1월

다시 태어나며, 역자 **김연동**

역자약력

김연동

- 마취통증의학과 전문의
- 원광대학교 의과대학 마취통증의학교실 부교수
- 전북의대 졸, 전북의대 대학원 의학 석 · 박사
- 국제 중재적 통증치료 전문의(Fellow of Interventional Pain Practice#555)
- 대한통증학회 고위자과정(#803)
- 대한통증학회 초음파연구위원장
- 대한통증학회 평의원, 보험위원, 교육위원, 학술위원
- 원광대학교 의과대학 제생의세 임상해부연구소장

목차

I 처음부터 시작하기 초음파 유도 하 신경블록법

II 처음부터 시작하는 경추부 신경블록

목차

Ⅲ 처음부터 시작하는 미추부블록

Ⅳ 처음부터 하는 초음파 유도 하 보톡스 요법

칼럼

I

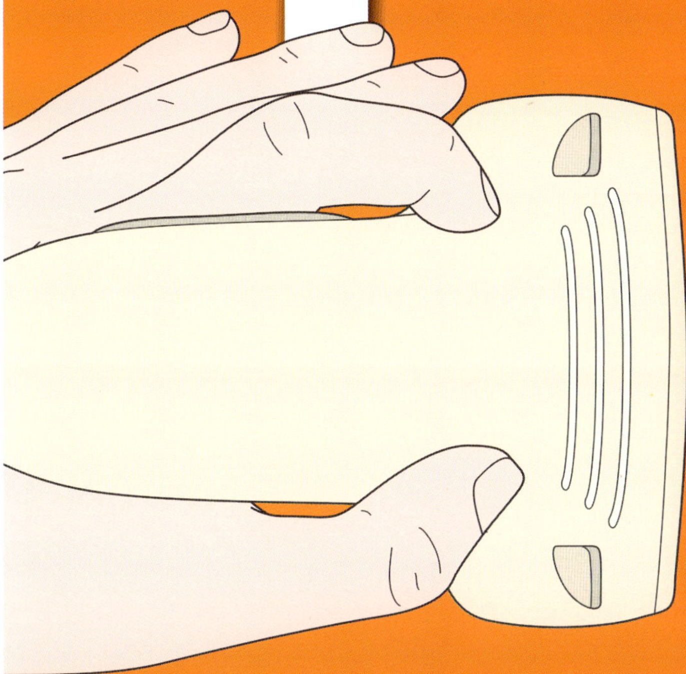

처음부터 시작하기

초음파 유도 하 신경블록법

초음파 기기의 선택과 사용방법

초음파 유도 하 신경블록을 하기에 앞서

초음파 기기의 선택

초음파 기기는 이제 대부분의 병원에 구비되어 있다고 할 수 있겠다. 본서에서 소개하는 블록법등은 특수하게 초음파 유도 하 블록법에 특화된 기기뿐 아니라, 어떠한 낡은 타입의 초음파를 이용하더라도 간단히 손쉽게 시행할 수 있는 블록법이다고 할 수 있겠다. 그러나 전원만 단순히 킨다고 해서 금방 사용할 수 있는 것은 아니고 반드시 알아두어야 하는 필수 사용방법이 있다. 이점에 대해 순서대로 설명하고자 한다.

거치형 초음파 기기(일반 검사실이나 진료실에 있는 커다란 타입의 기기)든 포터블한 타입의 이동형 초음파 기계 같은 어떤 메이커의 제품이든 대체로 설정해야 하는 항목은 비슷하다고 할 수 있겠다. 이 책을 한손에 들고 각자 병원에 있는 초음파 기계 앞으로 가보자.

7개의 버튼과 다이얼들

초음파를 접해본 적이 없는 의사에게 초음파 기계는 미지의 세계이며, 어떤 버튼을 누를지, 어떻게 다루면 좋을지 알 수 없는 경우가 많다.

그러나 초음파 유도 하 블록할 때 실제 사용하는 버튼은 전원을 포함해서 7개 정도뿐이다(역자주: 기계에 따라 다르겠지만 대략 7개 정도면 충분하다). 본서의 목적은 초음파 유도 하 블록을 시행하기 위해서 그 한정된 7개의 버튼을 사용해서 간단하게 사용할 수 있도록 하는데 있다.

신경블록만을 위한 전용 초음파 기기는 모든 병원에 있는 것은 아니다. 통상적인 검사용 초음파 기기로 충분히 시행 가능하다. 실제로 필자들은 검사실에서 사용하지 않을 법한 낡은 초음파 기기를 가지고 신경블록을 시작하였다. 혹시 블록에 필요한 7개의 버튼의 위치를 모르는 경우에는 본 서의 내용을 참조하여 7개 버튼의 위치를 기계에 직접 표시해 두면 좋다.

이 단계까지 했으면 초음파 유도 하 신경블록은 이미 시작했다고 생각해도 좋다. 여기서부터 1→7의 순서대로 버튼과 다이얼을 만져보며 초음파 유도 하 신경블록을 시작해 보자.

표 1 7개의 주요 버튼과 다이얼

초음파 블록을 할 때 사용하는 버튼 · 다이얼은 대략 7개 뿐이다. 7개의 버튼 · 다이얼을 이 순서대로 만져보고 조작하는 것 만으로 블록 준비는 끝난것이나 다름없다.

구분	버튼 · 다이얼
준비영역	① 전원버튼 ② ID 버튼 ③ 프로브 선택 버튼
시행 영역	④ 프리즈(Freeeza) 버튼 · 다이얼 ⑤ 깊이(Depth) 조절 버튼 · 다이얼 ⑥ 초점(Focus) 조절 버튼 · 다이얼 ⑦ 밝기(Gain/Brightbess) 조절 버튼 · 다이얼

본서에서 기술하고 있는 항목에서는 초음파 블록에 필요한 7개의 버튼 · 다이얼에 대하여 편의상 ①~③을 준비 영역, ④~⑦을 시행 영역으로 서술하였다.

● 준비영역

주로 초음파 기기의 왼쪽 윗부분에 필요한 버튼과 다이얼이 집중되어 있는 경우가 많다 그림 1.

준비 영역의 확대 사진이다 그림 2.

그림 1 준비 영역의 버튼과 다이얼 – 초음파 제품별로 예시

a: Apron EUB-7000HV(일본 히타치 메디코)
b: Xario100(일본 도시바)
c: Ascendus(일본 히타치 메디코)

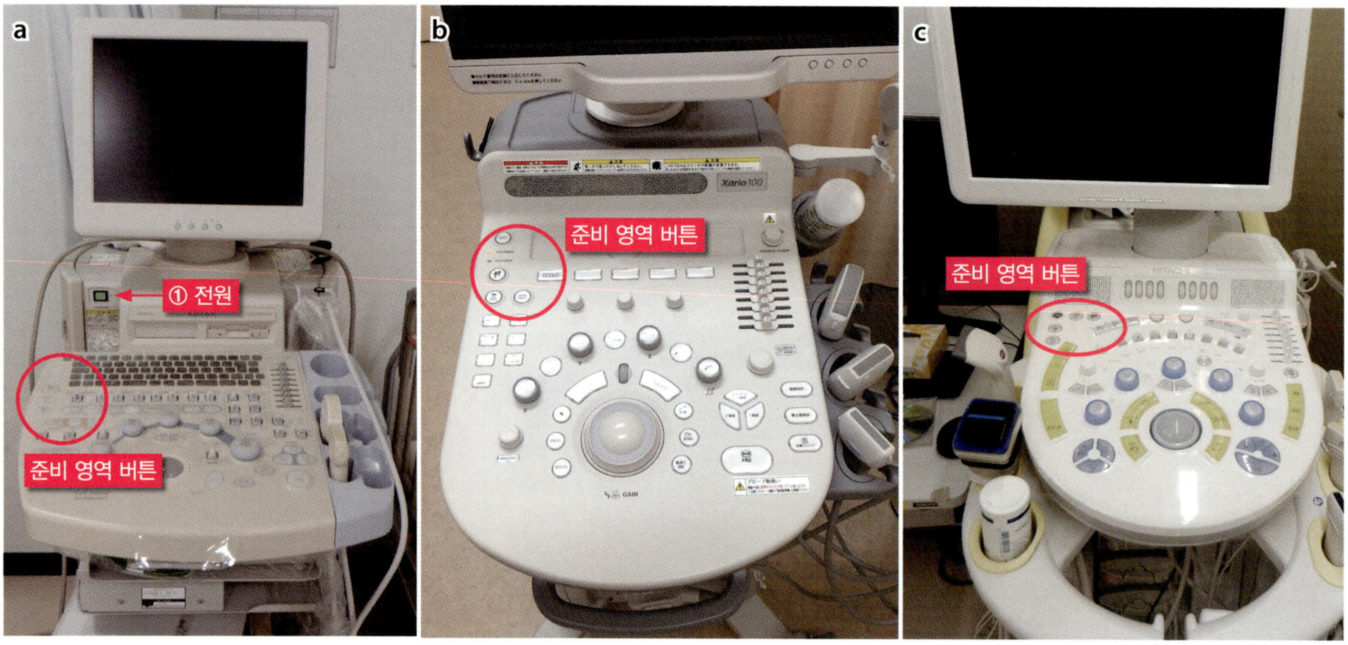

그림 2 각 제품별 준비 영역의 확대 사진

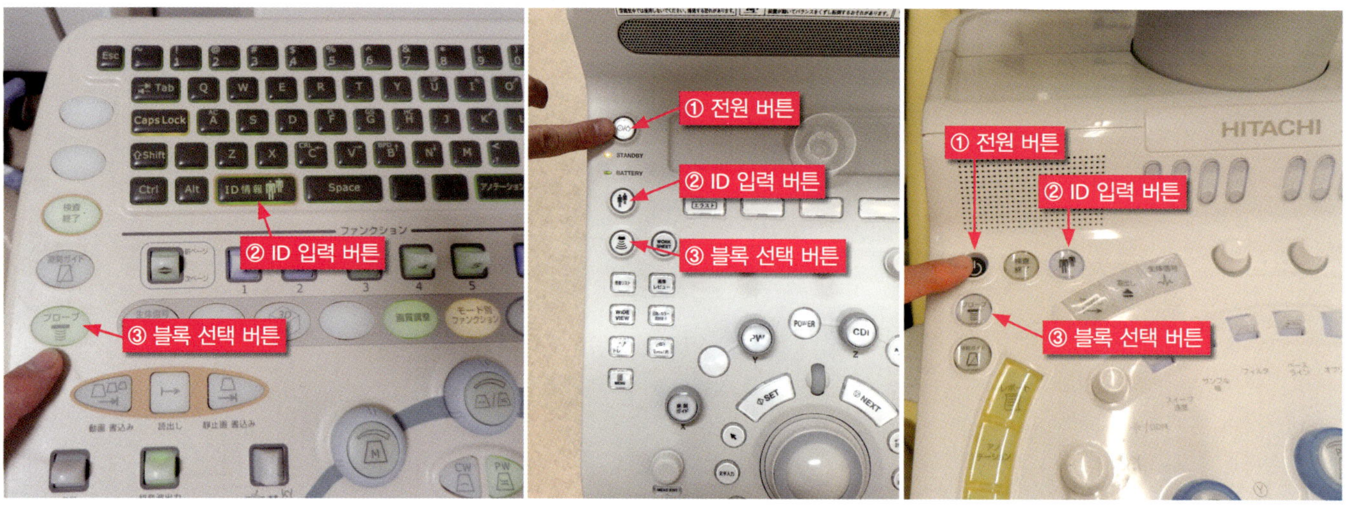

- **전원 버튼**

최신 초음파 기기는 알기 쉬운 위치에 있지만 옛 기종은 전원의 위치가 상당히 찾기 어려운 경우도 있다. 포터블 초음파 기기는 전원이 측면에 있는 경우도 있으므로 주의가 필요하다 그림 3.

- **ID 입력 버튼**

준비 영역안에 있는 ID버튼을 누르고 환자의 ID 번호를 등록한다.

- **프로브 선택 버튼**

일반적으로 주로 초음파 블록에서 사용하는 프로브는 리니어 프로브(선형 프로브)이다 그림 4. 리니어 프로브는 여러가지 종류(여러가지 주파수)가 많아서 어떤 것을 선택할지 고민이 되는 경우에는 15 Hz전후 중간층 주파수대 리니어 프로브를 사용하면 좋을 것이다.

그림 3 전원 버튼

a: Viamo(일본 도시바) b: SNiBLE(일본 코니카 미놀타)

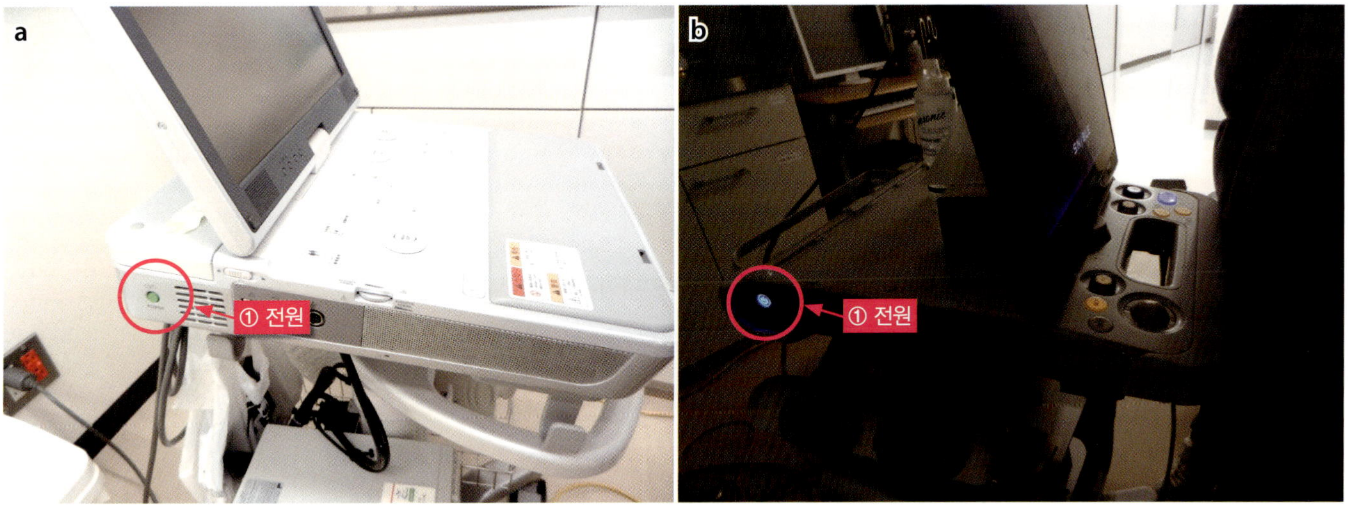

그림 4 프로브들

a: 저주파 라운드형 프로브 b: 리니어형 프로브

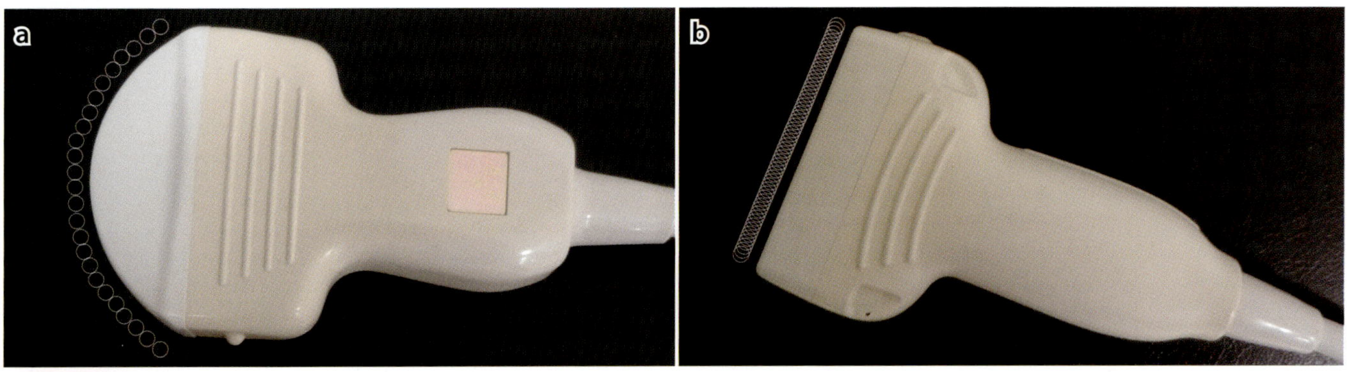

> **FOCUS**
>
> **주파수란?**
>
> 주파수가 낮은 프로브(저주파 프로브)일수록 깊이 있는 장기를 대상으로 사용할 수 있다. 예를 들어 복강장기등은 저주파 5 MHz 라운드 프로브를 사용한다. 한편 주파수가 높은 프로브(고주파 프로브)일수록 얕은 곳에 있는 장기를 대상으로 한다. 예를 들면 갑상선은 고주파 18 MHz 리니어 프로브를 일반적으로 사용한다.

● **시행 영역**

초음파 기기의 우측 영역에 집중되어 있는 경우가 많다 그림 5.

- **프리즈(Freeze) 버튼(정지 버튼)** 화면을 실시간으로 동영상으로 나타내다가 정지영상으로 보고 싶을 때 사용하는 버튼
- **깊이(Depth) 조절 버튼 · 다이얼** 화면의 확대율을 변경한다. 딱 적당한 깊이(확대율)로 조절한다 그림 6.

그림 5 **시행 영역에서의 주요 다이얼과 버튼 – 일본 초음파 제품별**

a: Apron EUB–7000HV(일본, 히타치 메디코)
b: Xario100(일본, 도시바)
c: Ascendus(일본, 히타치 메디코)
일본 도시바의 초점(Focus) 버튼은 중앙에 있어서 찾기 어려운 경우가 있다.

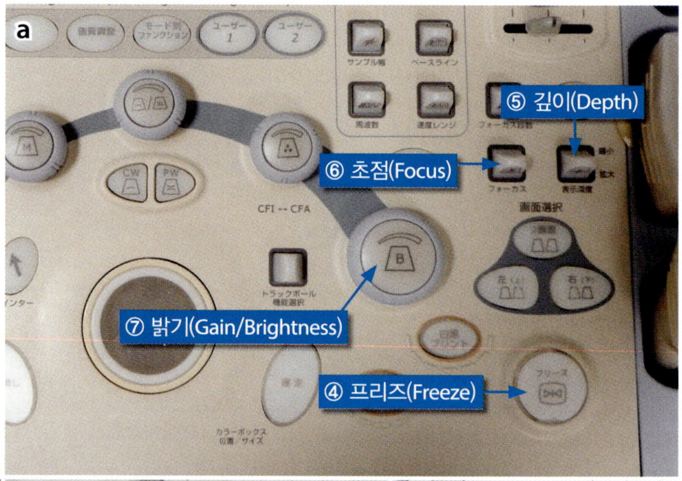

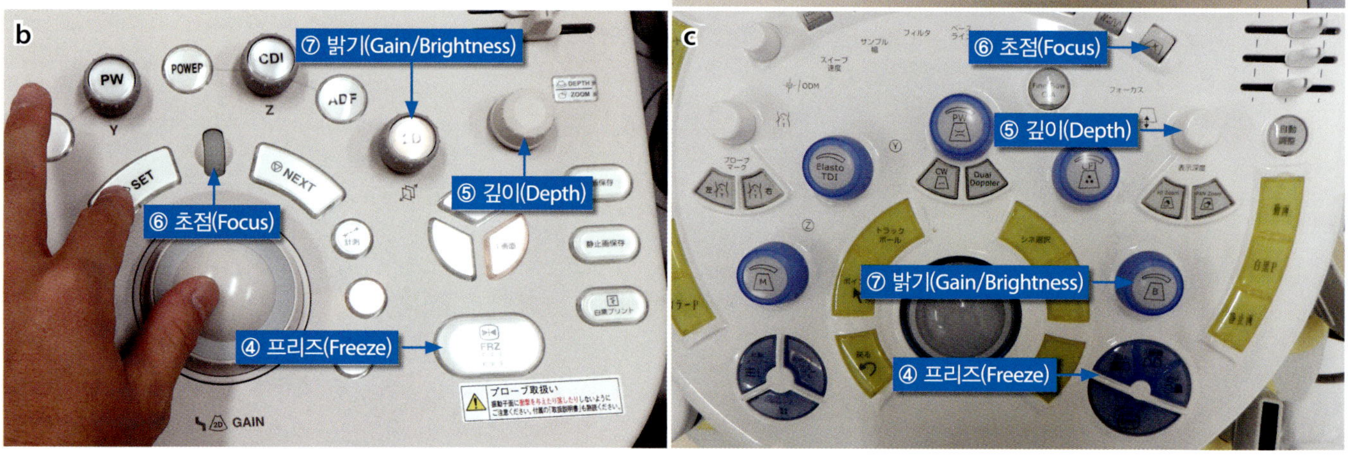

그림 6 **깊이 조절**

⑤ 깊이(Depth) 버튼, 다이얼을 이용하여 초음파 영상의 보이는 깊이를 조절할 수 있다.
a: 깊이가 너무 얕다(확대가 지나치게 되었음). b: 깊이가 너무 깊다(축소가 지나치게 되었음). c: 적당한 깊이의 확대율 영상

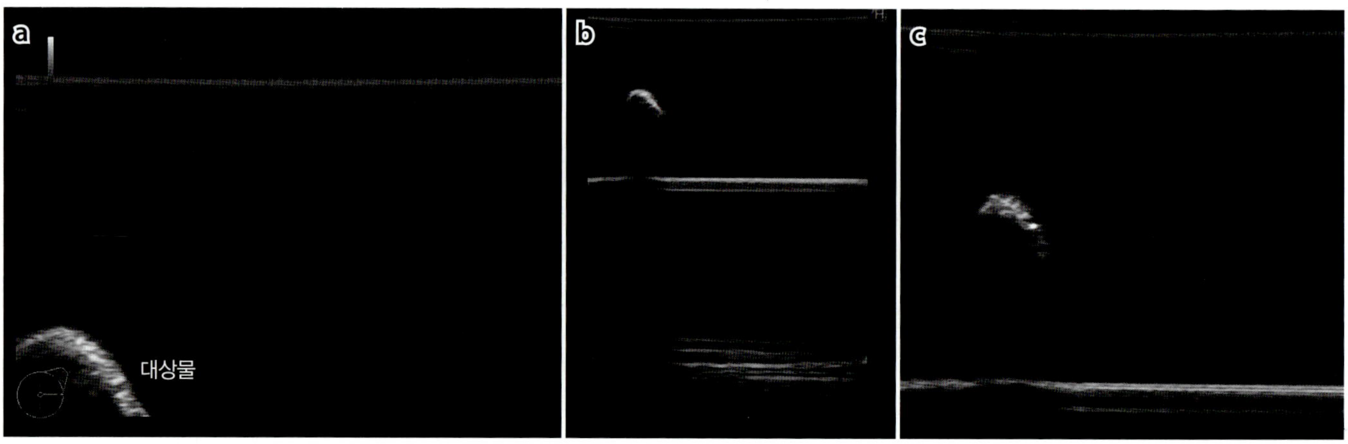

- **초점(Focus) 조절 버튼 · 다이얼**

  초점을 맞춰서 대상물의 윤곽이 확실히 드러나게 한다 **그림 7**.

- **밝기(Gain/Brightness) 조절 버튼 · 다이얼**

  본인의 취향에 맞춰서 밝기를 조절한다. 초음파 기기에 따라서 표시 되어있는 것이 "Gain"이나, "B(Brightness의 약자)"로 되어 있어서 혼동하기 쉽지만 일반적인 의미는 같다고 할 수 있다 **그림 8**.

필수적인 7개의 버튼 외에도 추가로 다른 버튼들을 사용하여 초음파 영상이 더 잘 보이게 하는 방법도 있지만, 시행하는 의사가 모든 버튼을 조절하는 것은 어렵다. 초음파 기기의 회사로부터 초기에 각각의 구조물에 대해 최적의 영상을 구현할 수 있도록 일부 튜닝 받는 것을 추천한다. 초음파 기기는 기타나 피아노같은 악기와 같다고 할 수 있다. 대상물을 더 보기 쉽게하기 위해서는 특수한 튜닝이 필요하다. 혼자 튜닝하려고 하면 영상이 뭉그러져서 오히려 보기 힘들어지기도 한다.

그림 7 밝기 조절

a: 초점이 대상물의 아래에 있어서 초점이 맞지 않아 대상물 주변이 희미하게 보인다.
b: 초점이 맞아서 대상물 주변이 선명하게 보인다.
⑥ 초점(Focus) 조절 버튼 · 다이얼로 초점을 맞춘다. 초점의 눈금(○ 표시)을 나타내는 표시는 화면의 오른쪽 끝이나 왼쪽 끝에 반드시 있다.

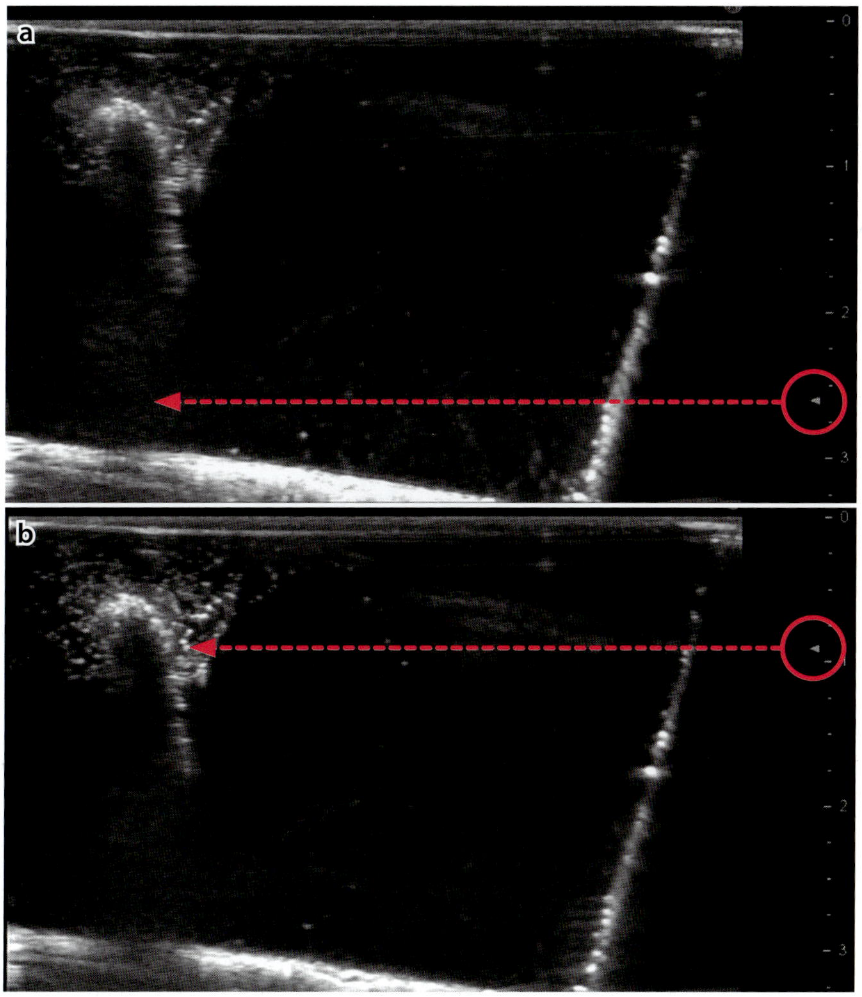

그림 8 **프로브**

a: 전체적으로 어둡다.
b: 전체적으로 너무 밝다.
c: 딱 적당한 밝기이다.
⑦ 밝기(Gain/Brightness) 조절 버튼 · 다이얼로 밝기를 조절한다. 적당한 밝기의 정도는 초음파를 시행하는 의사마다 개인에 맞춰 조절하는 것을 추천한다.

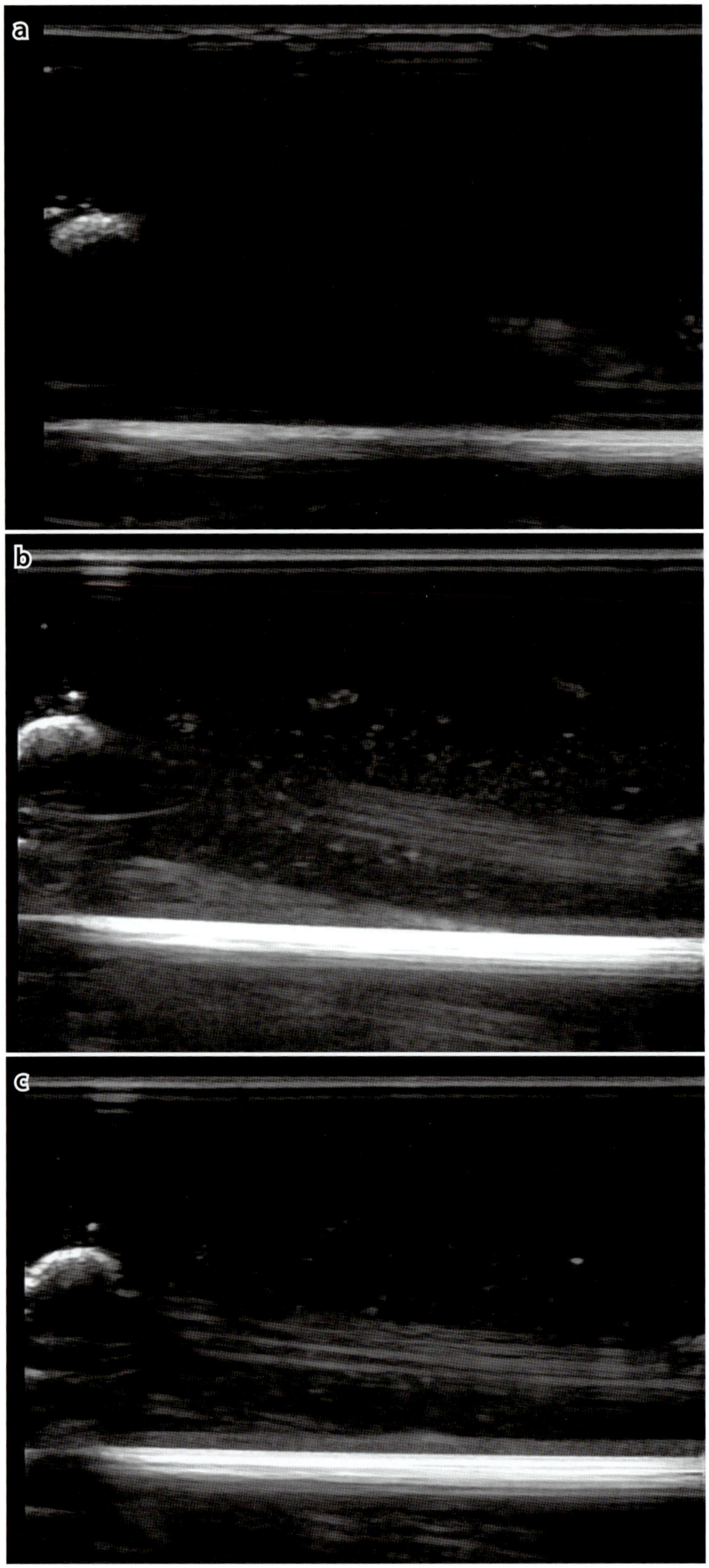

FOCUS

만지지 마세요.

초음파 검사를 시작하지 않는 평사시에 만지거나 조절해서는 안되는 것이 있다. 그것은 여러 개의 버튼이 줄로 나란히 나열되어 있는 손잡이 버튼이다 그림 9. 초보자는 초음파 영상이 잘 보이지 않을 때 이 손잡이(버튼)를 조절해서 영상을 만들어 보려고 하는 경우가 많다. 잘 보이지 않는 이유는 분명 깊이나 초점(Focus), 밝기 문제이다. 그림 9 일반적으로 초음파 기기의 (그림 9)의 손잡이들은 가능한 모두 한 가운데에 맞춰둘 것을 추천한다.

그림 9 만지면 안되는 스위치 버튼들

이 부분을 조절한다고 해서 좋은 초음파 영상을 얻을 수 없다. 좋은 영상을 얻으려면 ⑤ 깊이, ⑥ 초점, ⑦ 밝기 조절 버튼 등을 먼저 조절해 보아야 한다.

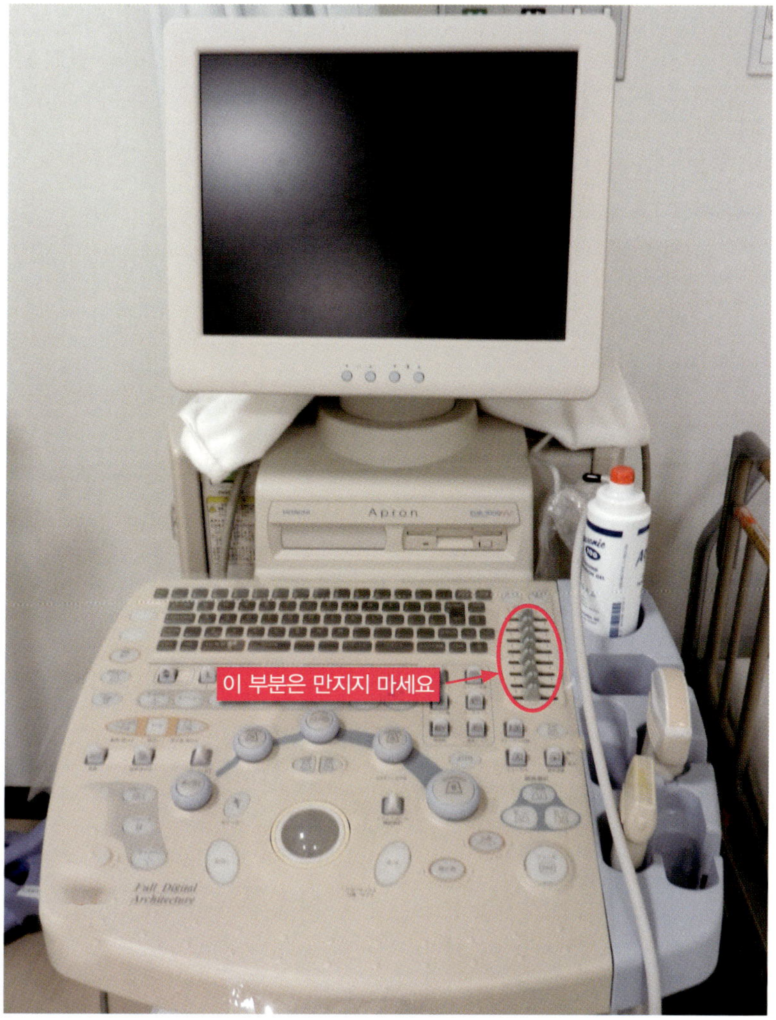

초음파 유도 하 신경블록을 할 때 테크닉

랜드마크(Land Mark)에 대해서

초음파를 이용한 일반적인 주사치료나 신경블록을 할 때 목표가 되는 대상물(신경, 근육, 인대 등)을 볼 때에는 각각의 랜드마크가 반드시 있다.

본 서적에서 소개하는 내용에서 일반적으로 경추부 신경근블록을 할 때에는 경동맥과 제7경추 횡돌기, 대후두 신경블록을 시행하는 경우는 제2경추 극돌기가 절대적인 랜드마크가 된다. 먼저 그 랜드마크를 잘 찾아야 다음 단계의 신경블록으로 진행 하기가 용이하다.

저에코와 고에코를 영상이 나타내는 것은?

이 책은 초음파 유도 하 신경블록에 특화된 서적이므로 초음파의 상세한 특징에 대해서는 구체적인 설명은 하지 않는다. 신경블록에 참조할 수 있는 요점만 기재하고자 한다.

● 저신호를 나타내는 것(저에코 영상 Hypoechoic)

내부가 균일한 것(수분등의 액체, 물주머니, 혈관, 지방, 경추 신경근 등)이다. 경추신경근은 정중신경이나 좌골신경과 다르게 초음파 영상에서 저에코로 나타난다.

● 고신호를 나타내는 것(고에코 영상 Hyperechoic)

내부가 균일하지 않은 것(골표면, 인대, 갑상선, 실질장기, 말초신경다발 등)이다. 초음파 영상은 CT나 MRI 같이 "하얗게 보이는 것은 ○○"라던가, "검게 보이는 것은 △△"이다 같은 일대일 대응으로 표현하는 것은 아니다. 프로브에서 나오는 초음파 빔의 각도에 따라 조직에 반사하는 빔의 강도에 따라 보이는 것이 다르기 때문이다[이 현상을 초음파의 이방성(異方性)이라고 한다]. 따라서 신경인지, 근막인지, 인대인지 판단하는 것은 프로브를 댄 그 지점의 한가지 화면으로 판단하는 것이 아니라 프로브를 여러방향으로 움직여(록킹, 틸팅 등) 그림 10 입체영상으로 판단하기를 추천한다 그림 11.

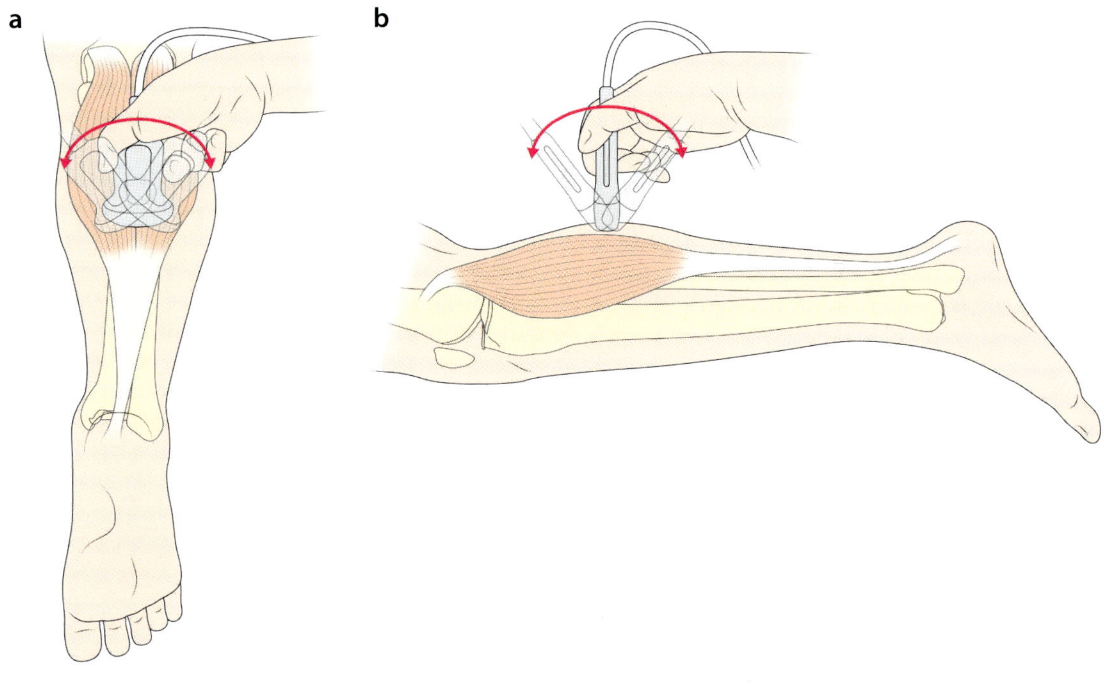

그림 10 프로브를 실제 움직이는 법

a: 록킹(locking). 프로브의 단축을 중심으로 기울인다.
b: 틸팅(tilting). 프로브의 장축을 중심으로 기울인다.

그림 11 **초음파 영상은 입체적으로 파악하는 것이 중요하다.**

리니어 프로브를 틸팅(tilting)할 때 같은 인대(그림에서 ↓ 표시), 같은 신경(그림에서 ▶표시)을 보이더라도 저에코로 보이기도 하고 고에코로 보이기도 한다. 따라서 한 화면으로 구조물을 판단 하지 말고 프로브를 여러방향으로 움직여서 인식한 후 구조물을 판단하는 것이 중요하다.

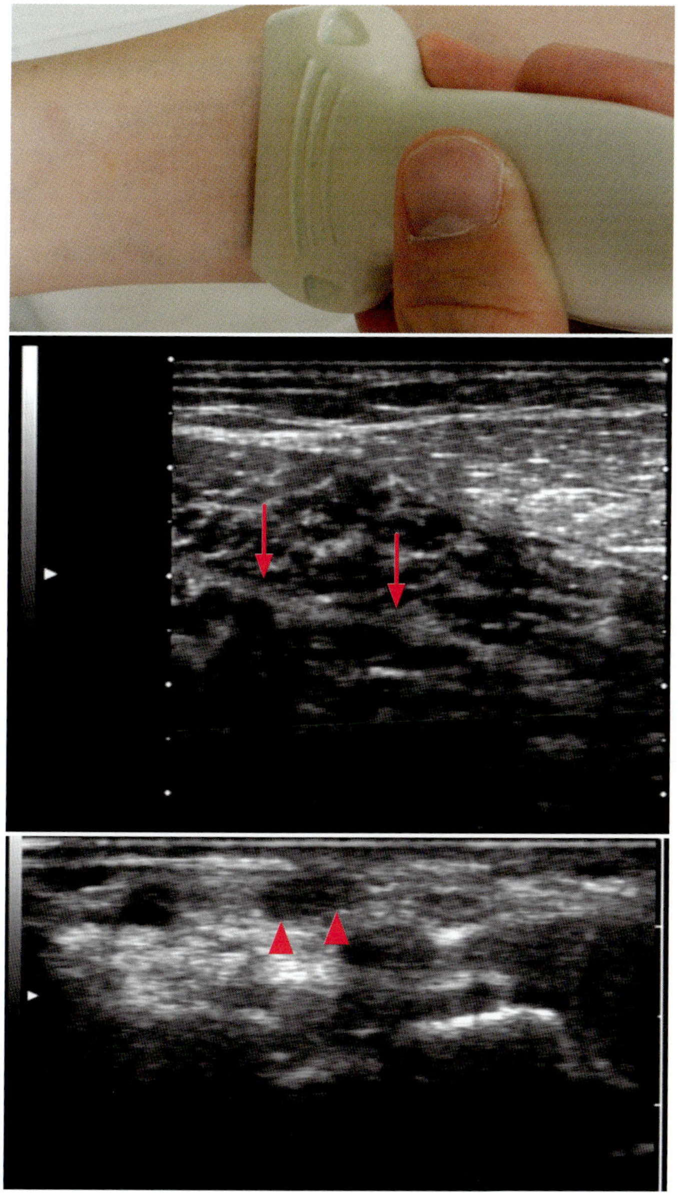

저에코

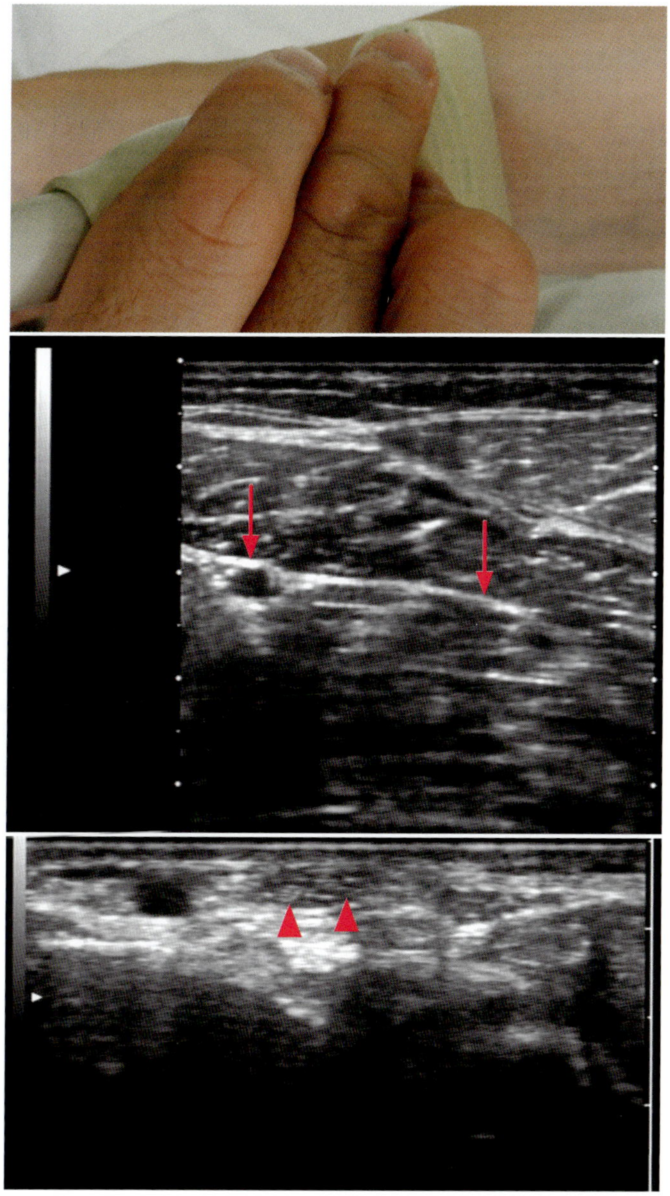

고에코

천자방법 그림 12

평행법(역자 주: in-plane technique)과 교차법(역자 주: out-of plane technique)의 두가지 방법이 있다.

- **평행법**(역자 주: in-plane technique)

블록 바늘을 진입부위부터 몸 전체를 다 관찰할 수 있어 바늘끝까지 시야에 확보가 가능하다.

- **교차법**(역자 주: out of-plane technique)

바늘의 끝이 어디인지 파악하기가 힘들다. 초음파 빔의 통하는 곳에 바늘의 끝이 오도록 위치시키는 것이 중요하다.

그림 12 평행법과 교차법

a: 평행법. 브로브의 장축과 바늘을 평행시키는 방법이다.

b: 교차법: 프로브의 장축과 바늘이 직각을 이루며 교차시키는 방법이다.

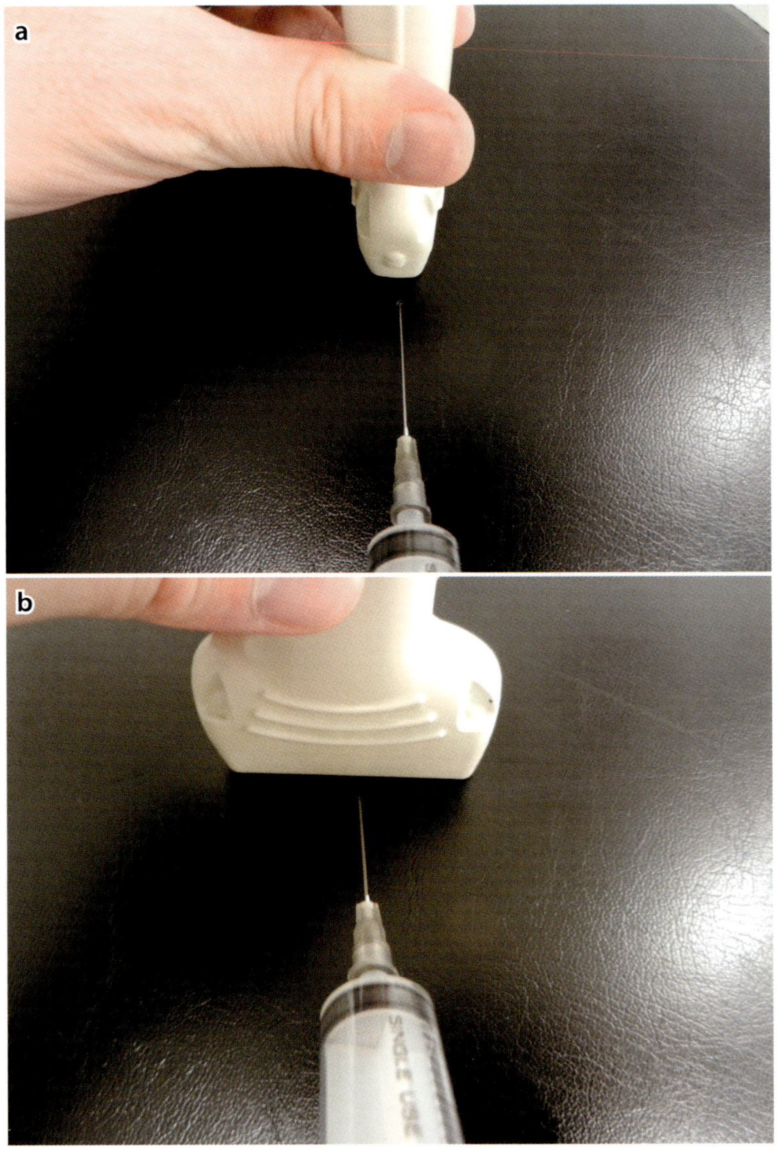

● **평행법을 이용한 바늘조작법**(역자 주: needle technique; 흡인하는 경우도 동일하게 적용가능)

- 초음파 빔과 바늘이 수직이 되도록 천자한다. 즉 바늘을 가능한 한 눕혀서 천자하는 것이 중요하다. 최단거리에서 노리면 바늘 끝을 확인할 수 없기 때문에 가능한 한 최장거리를 노리도록 유의한다 그림 13.
- 바늘 끝의 방향을 잃었을 때에는 프로브와 바늘의 방향이 평행이 되지 않았을 경우가 많다. 바로 손끝을 다시 확인하고 위치 조정할 것을 추천한다 그림 14.
- "이게 신경인가? 혈관? 근육?" 같이 헤매게 될 때에는 컬러 도플러를 해보면 좋다. 혈관이면 컬러로 확인할 수 있다. 일단 혈관을 천자하지 않으면 중대한 합병증을 일으킬 일은 없다.

그림 13 평행법의 천자 테크닉

a: 최단거리로 대상을 목표로 하는 경우. 대상물을 프로브의 바로 아래에 놓고 최단거리로 천자하려고 하면 초음파 빔과 바늘이 수직방향으로 평행에 가까워져(초음파의 반사가 없어지기 때문에) 바늘 끝이 보이지 않게 된다.

b: 최장거리로 대상을 목표로 하는 경우. 대상물을 프로브의 끝에 놓고 최장거리로 자입하는 것으로 초음파 빔이 수평방향으로 자입 된 바늘을 인식해서 바늘 끝의 방향을 잃어버릴 일이 없다.

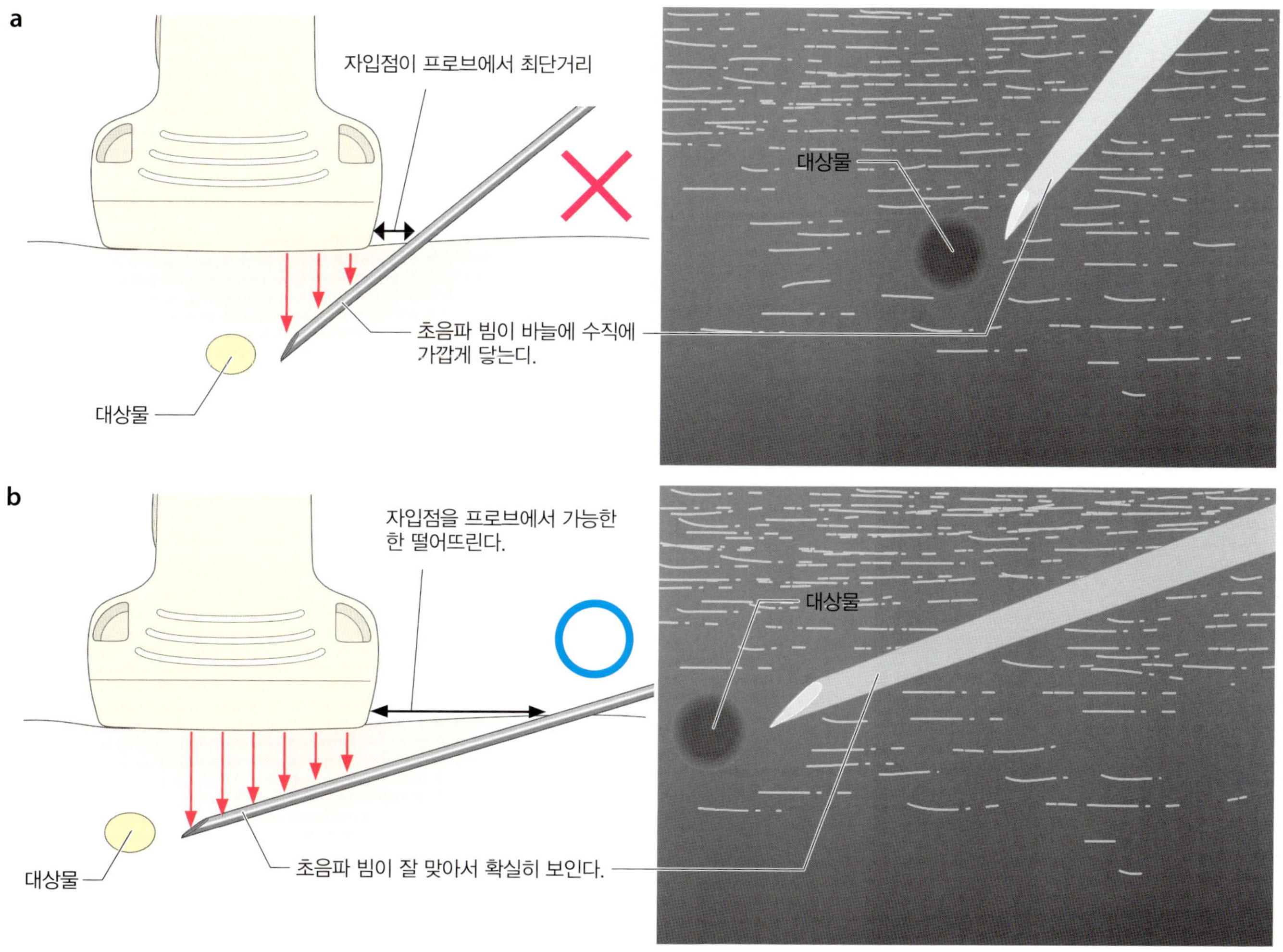

평행법을 이용한 바늘조작시 바늘끝이 보이지 않을 경우의 대처법

- 약을 조금(1 ml 정도) 주입해 본다. 그러면 바늘 끝이 있는 곳의 조직이 불룩해져서 바늘 끝을 확인할 수 있다.
- 주변 조직을 관찰한다. 바늘을 진입시키면 주변의 조직도 바늘과 같이 움직인다. 바늘끝 뿐만이 아니라 주변 조직의 움직임도 주목한다.
- 바늘 끝을 움직이는 것을 멈추고 프로브를 조금 움직여 본다. 그렇게 해 봄으로 바늘을 확인할 수 있다.

그림 14 평행법을 했을 때 바늘의 위치를 잃어버렸다면

화면에 집중한 나머지 무의식적으로 프로브와 바늘이 어긋났을 경우가 많다. 바늘 끝의 위치를 잃어버렸다면 손끝을 확인해 보고 재조정하면 도움이 된다.

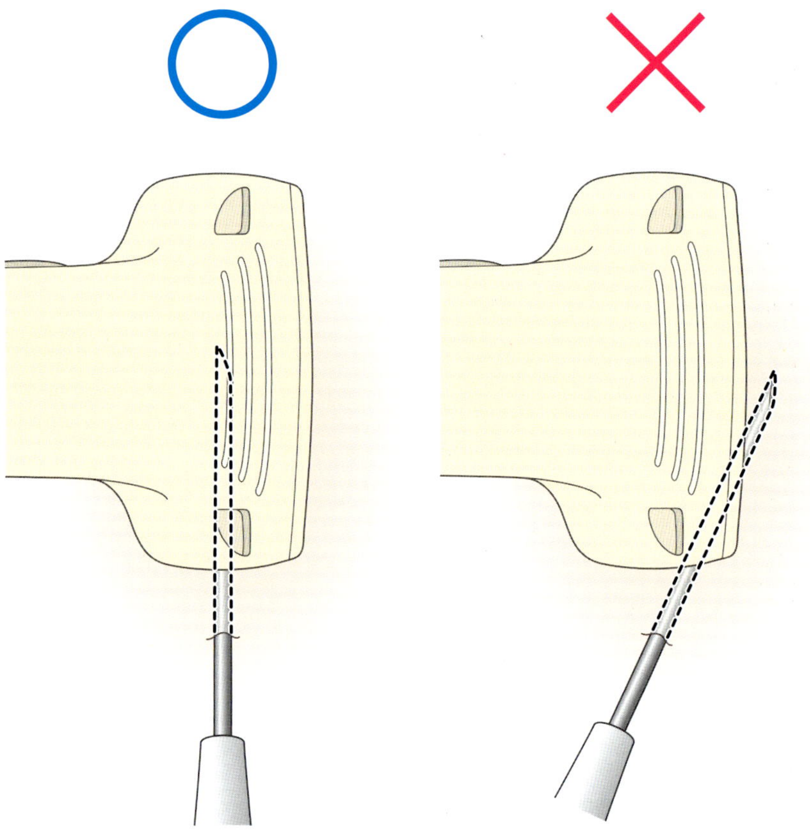

II

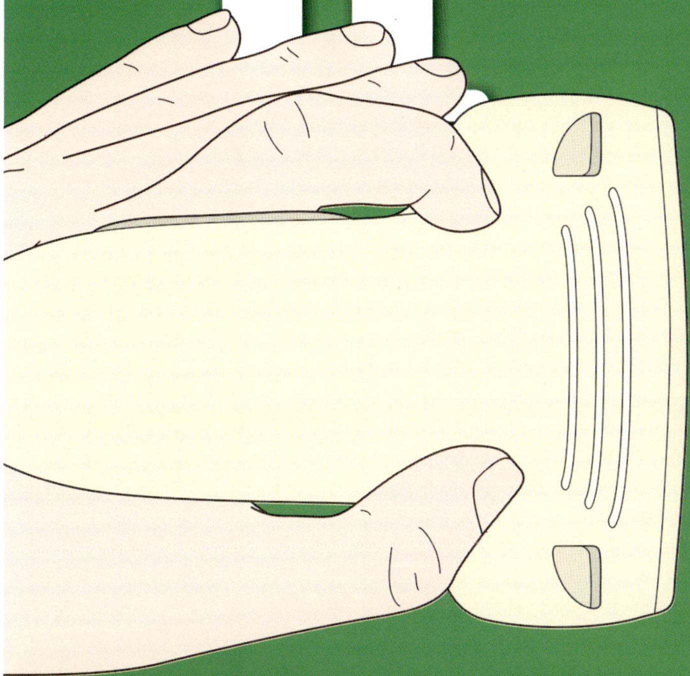

처음부터 시작하는

경추부 신경블록

Ⅱ 처음부터 시작하는 경추부 신경블록

대후두신경/제3후두신경블록법

해당 신경블록법은 두경부 수술후의 두통, 후두 신경통, 외상성 경부증후군, 근수축형 두통 등의 두통, 후경부의 통증이 있고 경구약 복용에 반응하지 않는 통증 조절을 목적으로 시행한다.

시작에 앞서

대후두신경블록은 원래 윗목덜미선(superior nuchal line) 후두동맥의 박동을 촉지하고, 바로 내측에 약물을 주입하는 신경블록법을 이용해 왔다. 최근에 이 방법을 초음파를 이용하여 시행하는 방법들이 소개되어 왔다[1]. 그러나 기존의 방법들은 중요한 랜드마크가 되는 후두동맥이 두피 바로 아래의 후두골의 사이에 존재하고, 게다가 머리카락이 프로브와 두피의 밀착을 방해하기 때문에 실제 찾아보기가 어렵다. 랜드마크가 되는 후두동맥을 찾아도 여러 갈래로 나뉘어진 대후두신경을 찾아내는 것이 어려운 경우가 많아 처음시작하는 초보자에게는 상당히 어렵다고 할 수 있다. 그러나 이 책에서 소개하는 방법은 대후두신경이 여러 갈래로 나뉘어지기 전에 즉 윗목덜미선(superior nuchal line) 보다 더 가운데 부분에 신경블록을 시행함으로 보다 간단하고 명확하게 시행할 수 있다.

알아두어야 할 주요 해부학적 구조물들

- **완신경총**(역자 주: 상완신경총 brachial plexus)

  제5~제8경신경(경부신경)으로 구성되어 있다.

- **경신경총**(역자 주: 경부 신경총 cervical plexus)

  제1~제4경부신경으로 구성되어 있다 표 1.

대상이 되는 대후두신경(C2), 제3후두신경(C3)은 양쪽 다 C2 극돌기 레벨에 위치하고, 두반극근(Semispinalis muscle)과 하두사근(Obliquus capitis inferior muscle)의 사이를 지난다 그림 1a.

리니어 프로브를 C2 극돌기에 대고 부착하는 머리반가시근(Semispinalis capitis)과 아랫머리빗근(Obliquus capitis inferior)을 초음파 영상에서 알아내는 것이 가장 중요한 핵심이다 그림 1b, 그림 1c. 머리반가시근과 아랫머리빗근의 사이에 약제를 주입하면 두 근육사이의 공간에 약제가 퍼지면서 신경블록이 이루어진다.

표 1 제1~4경부신경과 초음파 유도 하 블록의 적응증

경부신경	
제1경부신경(C1): 후두하신경	
제2경부신경(C2): 대 · 소후두신경	→ 초음파 유도 하 신경블록
제3경부신경(C3): 제3후두신경	→ 초음파 유도 하 신경블록
제4경부신경(C4)	

그림 1 **신경블록에 필요한 해부학**

a: 해부
b: 프로브를 대는 위치

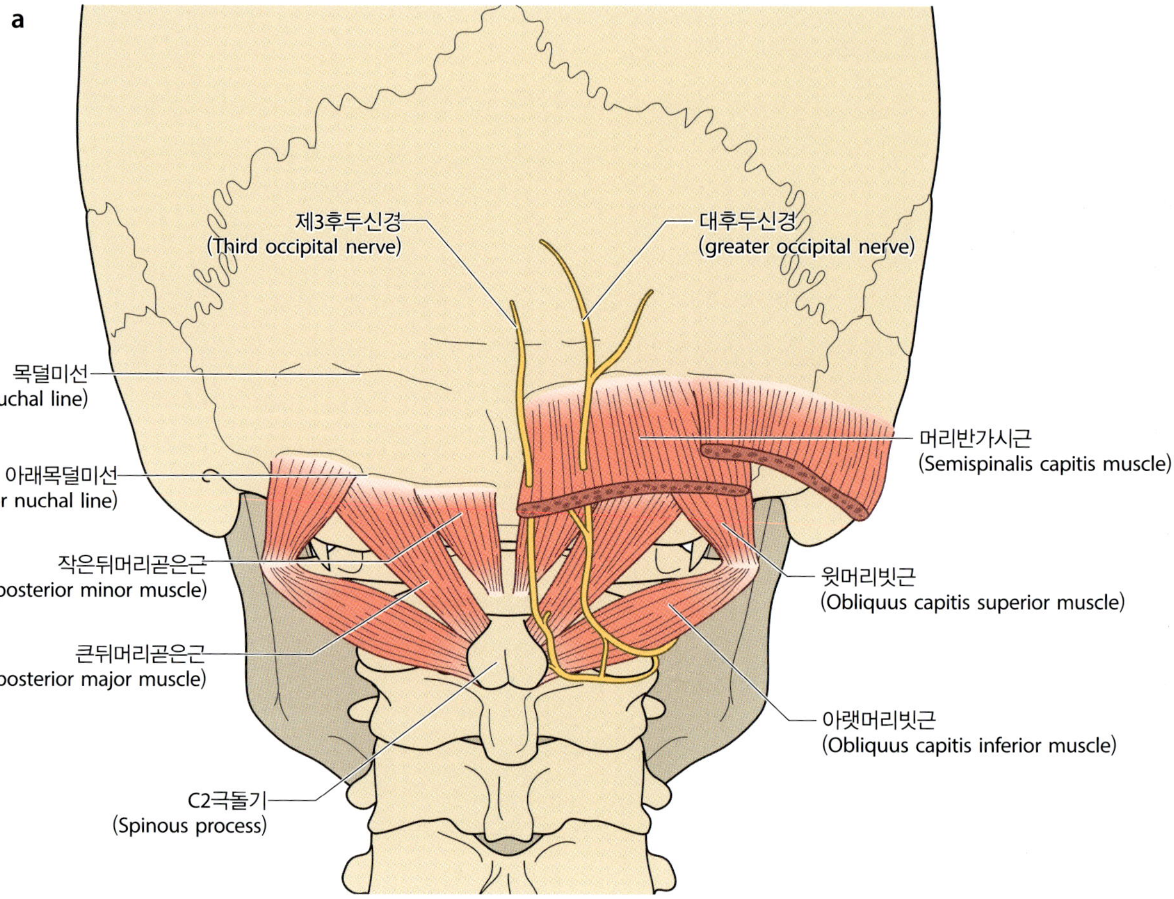

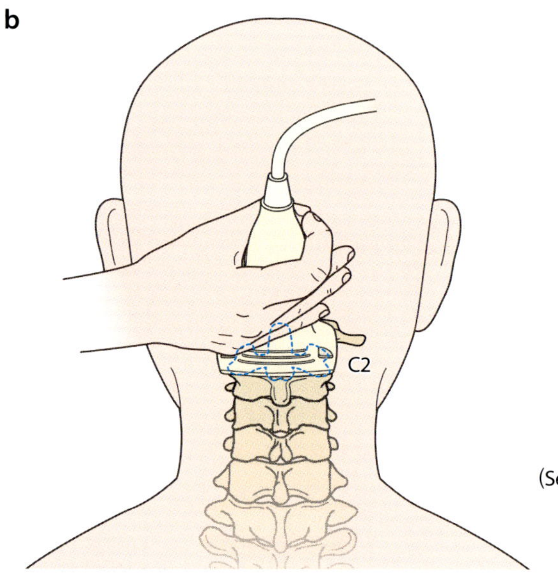

C2극돌기 바로 아래에 프로브를 목과 수직으로 댄다.
C2극돌기는 후두골 바로 아래에서 피부에서 가장 잘 만져지는 돌기이다.

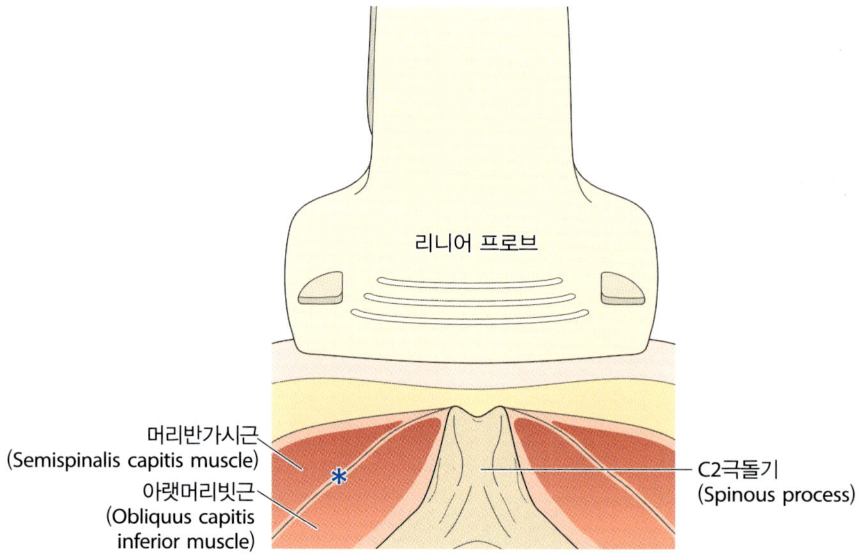

머리반가시근과 아랫머리빗근의 사이의 층(*)에 약제를 주입한다.

처음부터 시작해보기

시술 전 설명이 필요한 합병증과 동의서(대한통증학회 제공 표준 동의서 참조)

필자의 근무 병원에서는 각 신경블록을 시행할 때마다 문서로 된 동의서를 작성하고 있다. 환자에게 설명이 필요한 내용을 동의서에 기입할 내용은 다음과 같으므로 참고하기 바란다.

• **효과**

후두부, 후경부통증의 원인은 다양하기 때문에 본 신경블록으로 모든 것이 개선되는 것은 아니지만 두통, 후경부통증이 어느 정도는 조절될 수 있는 가능성은 충분히 있다는 것을 설명한다.

• **합병증**

초음파에서도 보이지 않는 동맥이나 정맥의 천자에 의한 경부의 부종, 일시적으로 생길 수 있는 두부, 후경부의 감각 마비(2~3시간이면 소실됨)가 일어날 가능성을 설명한다.

FOCUS 항 혈소판제, 항 응고제에 대해서는 말초 신경블록이므로 기본적으로 약을 끊지 않는다.

시술 시행 하기 전에 필요한 준비 그림 2

통상적으로 다음과 같이 준비해 둔다.

① 로피바카인(Ropivacaine) 7.5 mg/mL(1개)
② 생리식염수 20 mL(1개)
③ 스테로이드(betamethasone) 2 mg/0.5 mL
④ 18 G바늘
⑤ 22 G 카테터 바늘
⑥ 10 mL 주사기
⑦ 프로브 커버(랩으로도 가능)
⑧ 소독약
⑨ 거즈
⑩ 장갑

10 mL 시린지에 18 G 바늘을 결합한다. 로피바카인 5 mL, 생리식염수 4.5 mL, 린데론 주(betamethasone) 0.5 mL(1A)를 준비해서 0.375% 로피바카인 10 mL를 만든다(역자 주: 상기 약제는 일본 병원에서의 사용이므로 한국에서는 해당 의료기관의 상황에 따라 개별적인 선택할 수 있다).

● **시술 전 설명이 필요한 합병증과 동의서**(역자 주: 각병원에 맞는 한국내 동의서와 합병증에 대한 내용의 설명이 된 문서작성이 필요하다. 본서에서는 대한통증학회 홈페이지에 공개되어 있는 2009년도 제작 시술동의서를 소개한다. 시술동의서는 일반적인 사항을 기재하였으므로 각각의 시술시 구체적인 설명이 추가로 필요하리라 사료된다.

본 문서는 대한통증학회의 권고안에 따라 작성되었습니다.

시 술 동 의 서

등록번호		주민번호		성 별	
성 명		병 명		담당의사	

기 왕 력: 고 저 혈 압: 심 장 병:

당 뇨 병: 출 혈 소 인: 알 레 르 기:

특 이 체 질: 약으로 인한 사고:

( )

시술명: **시술의사:**

시술의 목적:

시술 후에 발생할 수 있는 합병증

1) 감염 및 주위조직 농양 발생: 항생제 치료가 필요할 수 있습니다.
2) 주위혈관 손상, 혈종
3) 신경손상, 무감각, 이상감각, 마비증상
4) 국소마취제 중독
5) 통증의 완화 후 개발 또는 통증의 지속 가능성

시술 후 안내사항

1) 시술 후 가벼운 일상생활이 가능하나 시술 당일은 안정을 취하시는 것이 좋습니다.
2) 시술 부위의 근육 수축이나 통증등은 시술 후 수일 동안 발생할 수 있으므로 담당의사의 지시대로 약을 복용하십시요.
3) 시술 후 심각한 이상증상(호흡곤란, 항문 · 회음부의 무감각, 요변실금 등)이 있을 경우 곧바로 ( )로 연락하여 주시길 바라며, 즉시 가까운 병원의 응급실을 내원하여야 합니다.

본인은 상기와 같이 본인(또는 환자)에 대한 현 상태와 검사결과와 시술의 필요성, 시술방법, 시술 전 · 후 및 시술 중에 발생할 수 있는 합볍증 및 후유증에 대하여 담당의사로부터 충분한 설명을 들었습니다. 이에 본인(또는 보호자)은(는) 위 시술과 관련하여 불가항력적으로 발생할 수 있는 합병증에 대하여 사전 설명을 충분히 듣고 이해하며, 이에 따른 의학적 처리를 담당의사의 판단에 위임하고 시술하는데 동의하며 결과에 대하여 병원이나 의사에게 책임을 묻지 않을 것을 서약하며 위 시술을 신청합니다.

년 월 일

환자 또는 대리인(환자의) 성명 (인)

주민등록번호

설명의사

________________**병원장 귀하**

* 상세한 설명은 이면지나, 면지를 사용할 수 있다.

본 동의서는 본인의 서명이나 날인으로 유효하나 본인이 서명하기 어려운 신체적, 정신적 지장이 있거나 또는 미성년자일 경우에는 보호자 또는 대리인이 이를 대행한다.

그림 2 **시술에 필요한 준비물 : 한국내 사용 실제**

초음파 커버는 아래와 같이 실제 소독 포장이 가능하며 산부인과용 프로브도 사용 가능하다(역자 주: 한국 실정에 맞게 비닐커버와 관련 사용 용품을 나열해 본다. 각 병원의 사정에 맞게 변형하여 사용 가능하다).

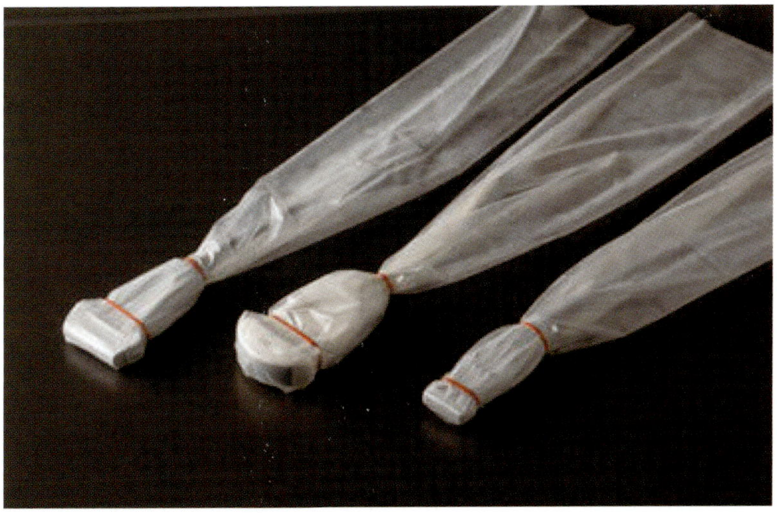

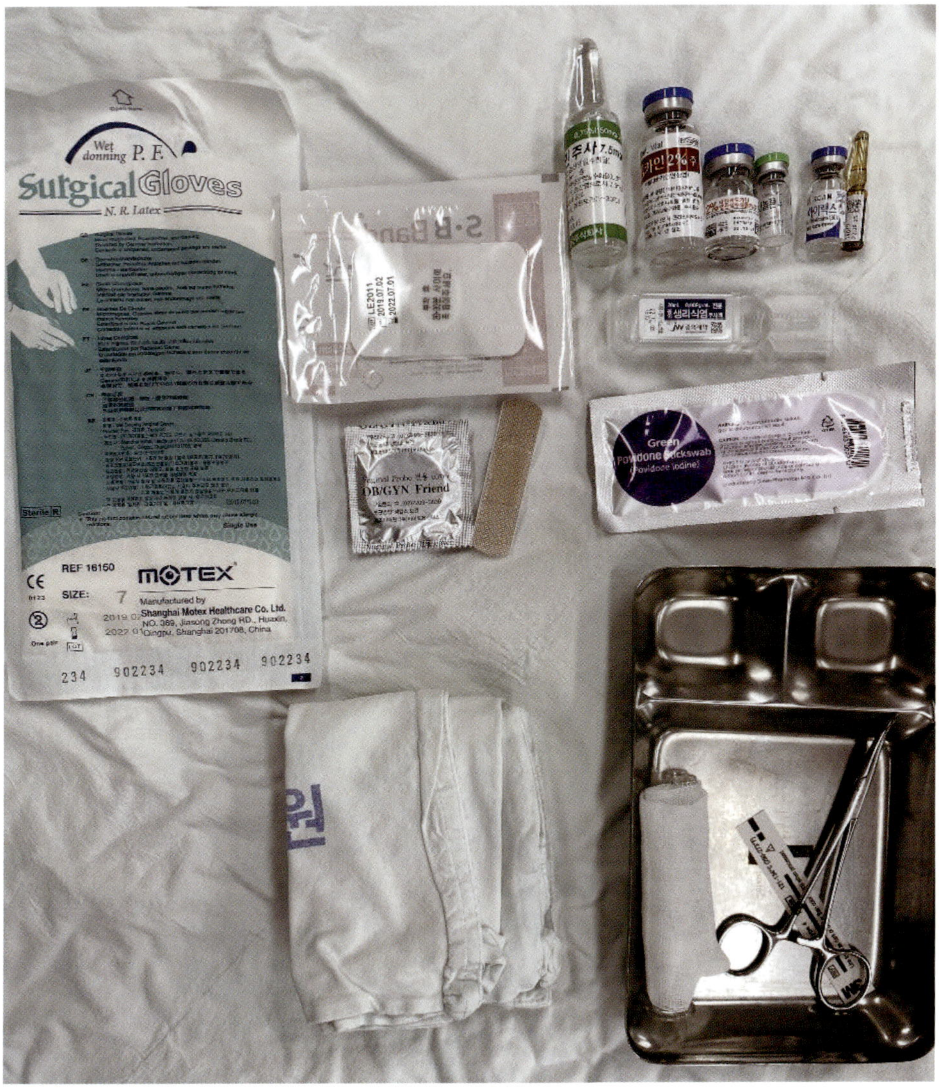

시술에 필요한 준비물 : 일본내 사용 실제

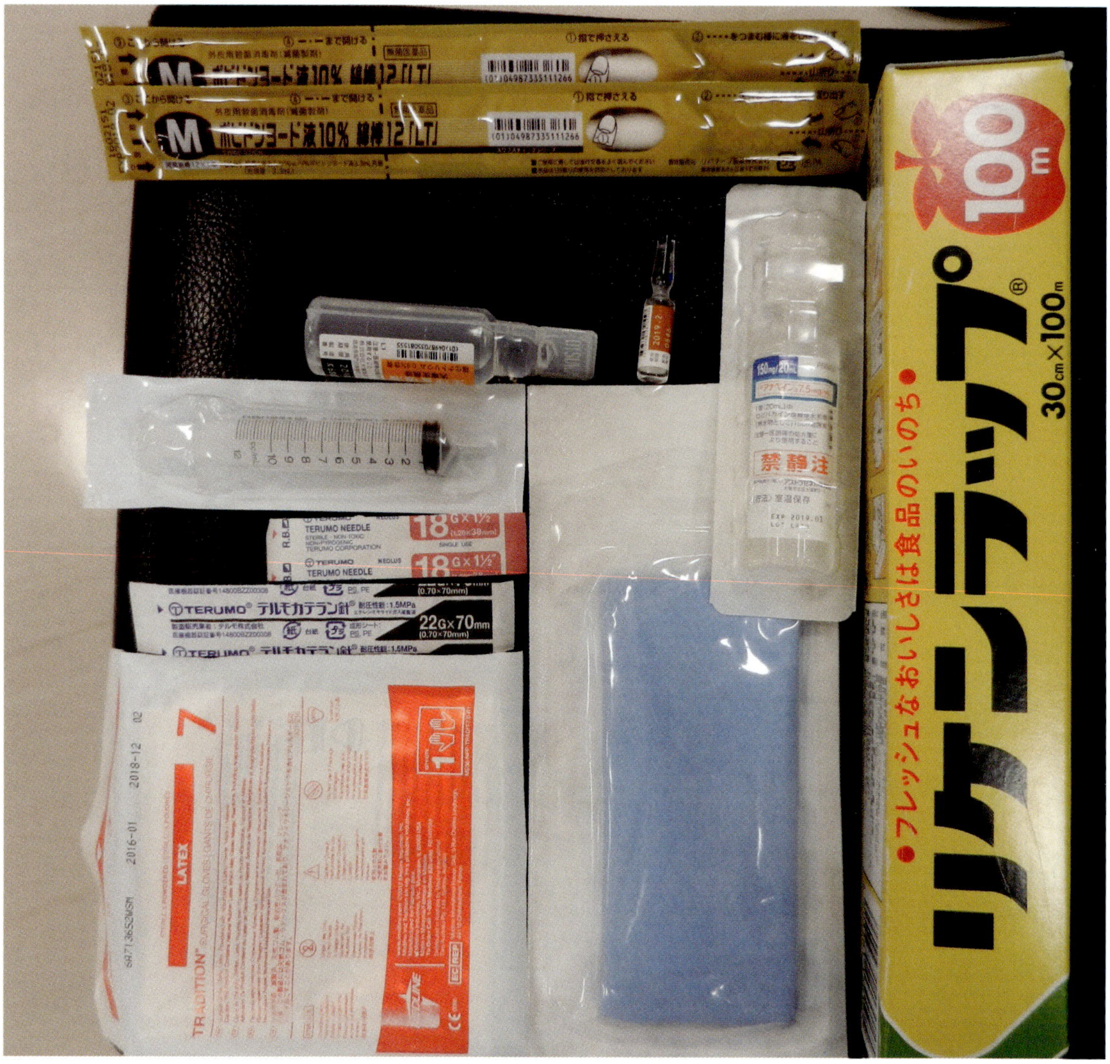

● 초음파 기기의 준비

총론(3p)에서 다룬 7개의 버튼, 다이얼을 순서대로 누르고 대상물을 결정한다. 필자들이 사용하고 있는 초음파 기기(Xario 100, 도시바, 일본)를 예를 들어 설명하겠다.

• 준비 영역의 셋팅 그림 3

전원을 넣는다 그림 3a → 그림 3b. ID 버튼을 누르고 환자의 ID를 입력한다 그림 3a → 그림 3dc. 프로브 버튼으로 리니아 프로브를 선택한다 그림 3a → 그림 3d. 본서에서는 고주파와 저주파의 중간층인 11L4 리니아 프로브를 사용했다.

> **FOCUS** 리니아 프로브가 여러 개 있을 경우 일단 중간층 고주파인 13 MHz 전후의 리니아 프로브를 사용해 보는 것이 좋다.

그림 3 초음파 기기(Xario 100, 도시바, 일본)의 준비

a: 준비 영역
b: 전원 버튼
c: 환자 ID입력
d: 프로브 선택

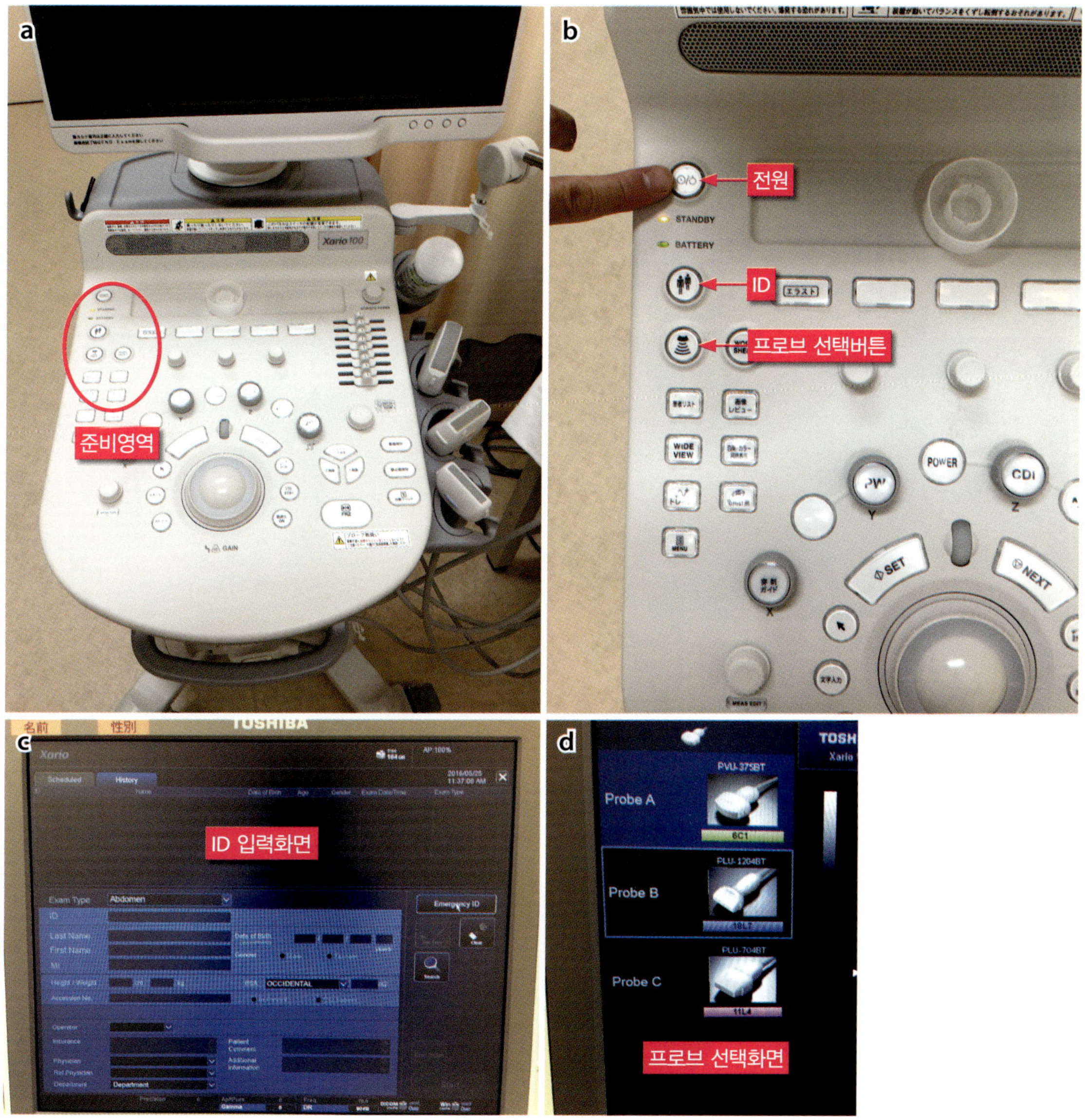

그림 7 랜드마크의 확인

a: 두반극근(Semispinalis capitis), 하두사근(inferior oblique capitis)을 확인한다(**그림 1a** 참조).

b: 프로브를 외측으로 움직여서(b–1) 추골동맥이 C2 외측종괴(Lateral Mass)의 외측에 있고 주행 기형이 없는것을 확인해 둔다(b–2).

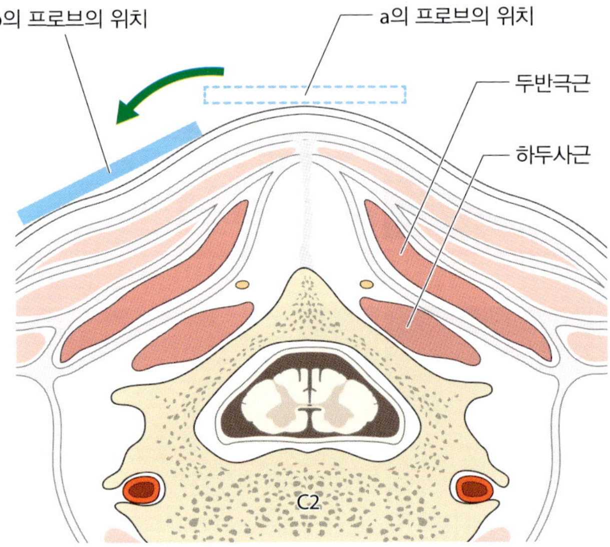

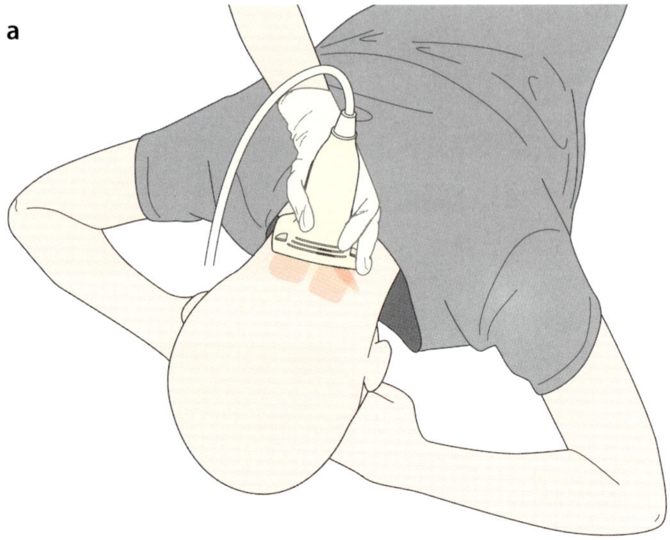

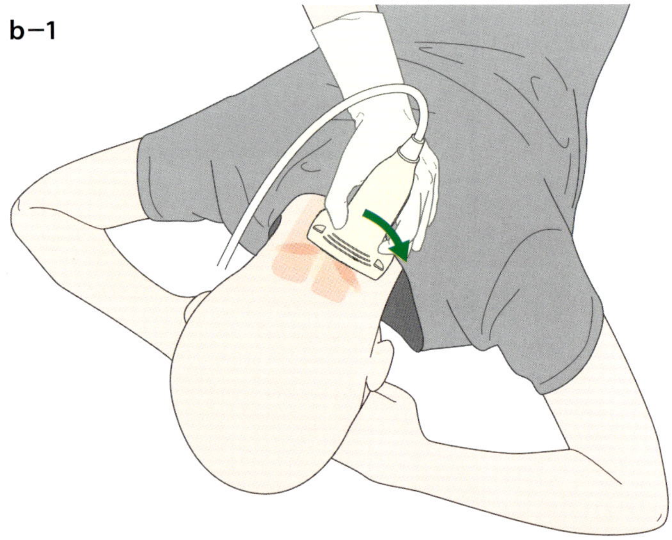

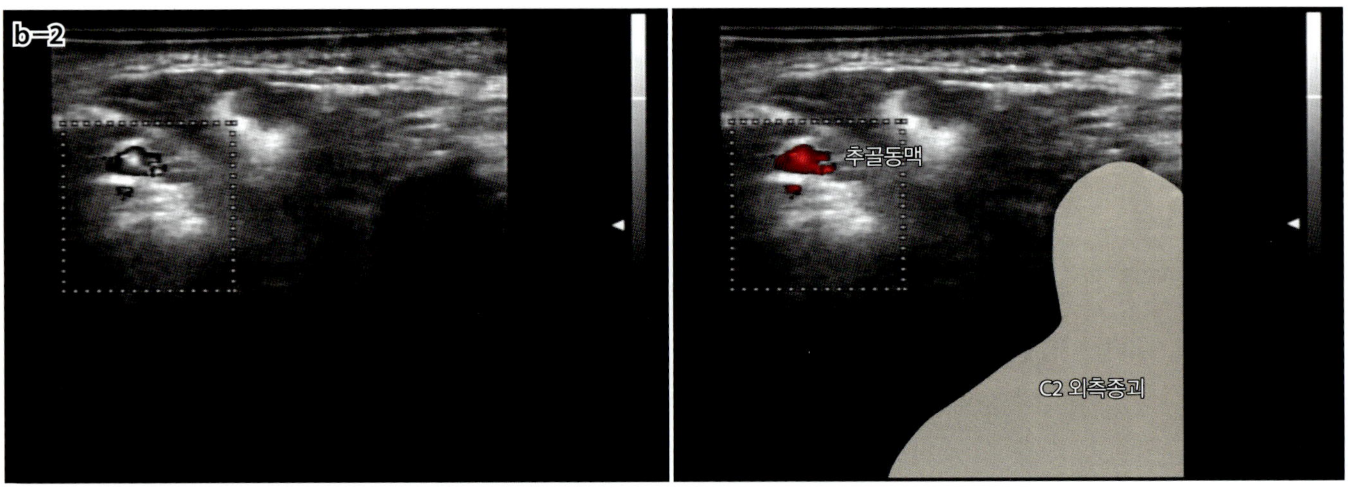

C2외측종괴 보다 외측에는 연부 조직 밖에 없고 랜드마크가 되는 근육은 없다.

처음부터 마스터까지

신경블록할 때의 환자 자세와 시술의사의 위치 그림 8, 신경블록의 순서 그림 9 를 나타낸다.

대후두신경, 제3후두신경이 주행하는 층(두반극근 – 하두사근의 사이)에 0.375% 로피바카인을 주입한다 그림 10.

FOCUS 제3후두신경은 C2/3 추간관절부터 출현하기 때문에 초음파로 C2/3 추간관절을 확인하고 그 부위에 초음파 유도 하 블록을 하는 방법도 있다.[2] 그러나 제3후두신경을 노린 C2/3 추간관절의 블록은 투시 하에 하는 것이 용이하므로 초음파 유도 하에 시행하는 것은 이점이 떨어질수도 있다. 효과는 초음파 유도 하와 투시 하가 같았다는 보고가 있다[3].

그림 8 신경블록 할 때의 환자 위치와 시술자(우측 예시)

시술자와 경부와 초음파(모니터)가 일직선이 되도록 배치한다.
환자는 복와위로 한다. 반대편을 시행할 때 자세와 위치는 반대로 한다.

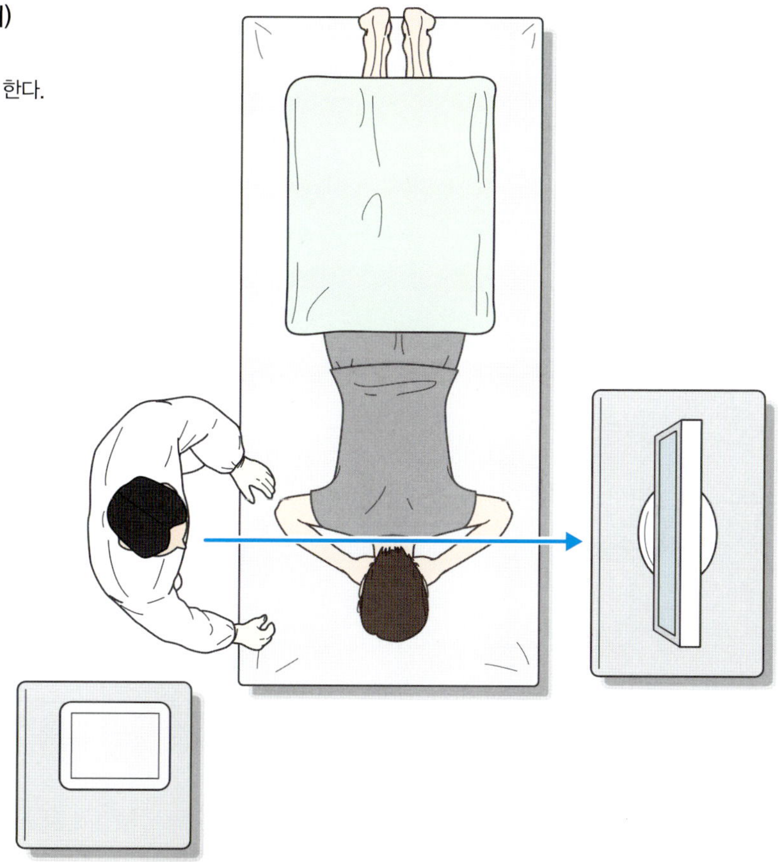

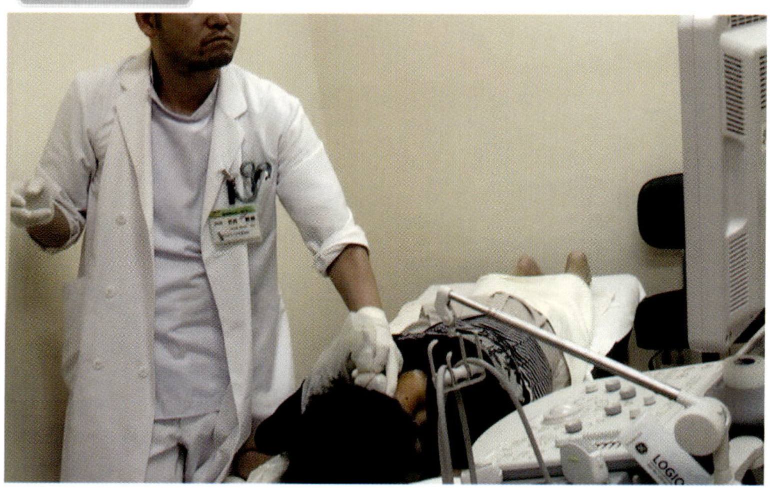

그림 9 **신경블록의 순서**

a: 경부의 소독
b: 청결하게 약을 준비한다.
c: 프로브에 커버를 씌운다.
d: 프로브에 젤리를 바른다.

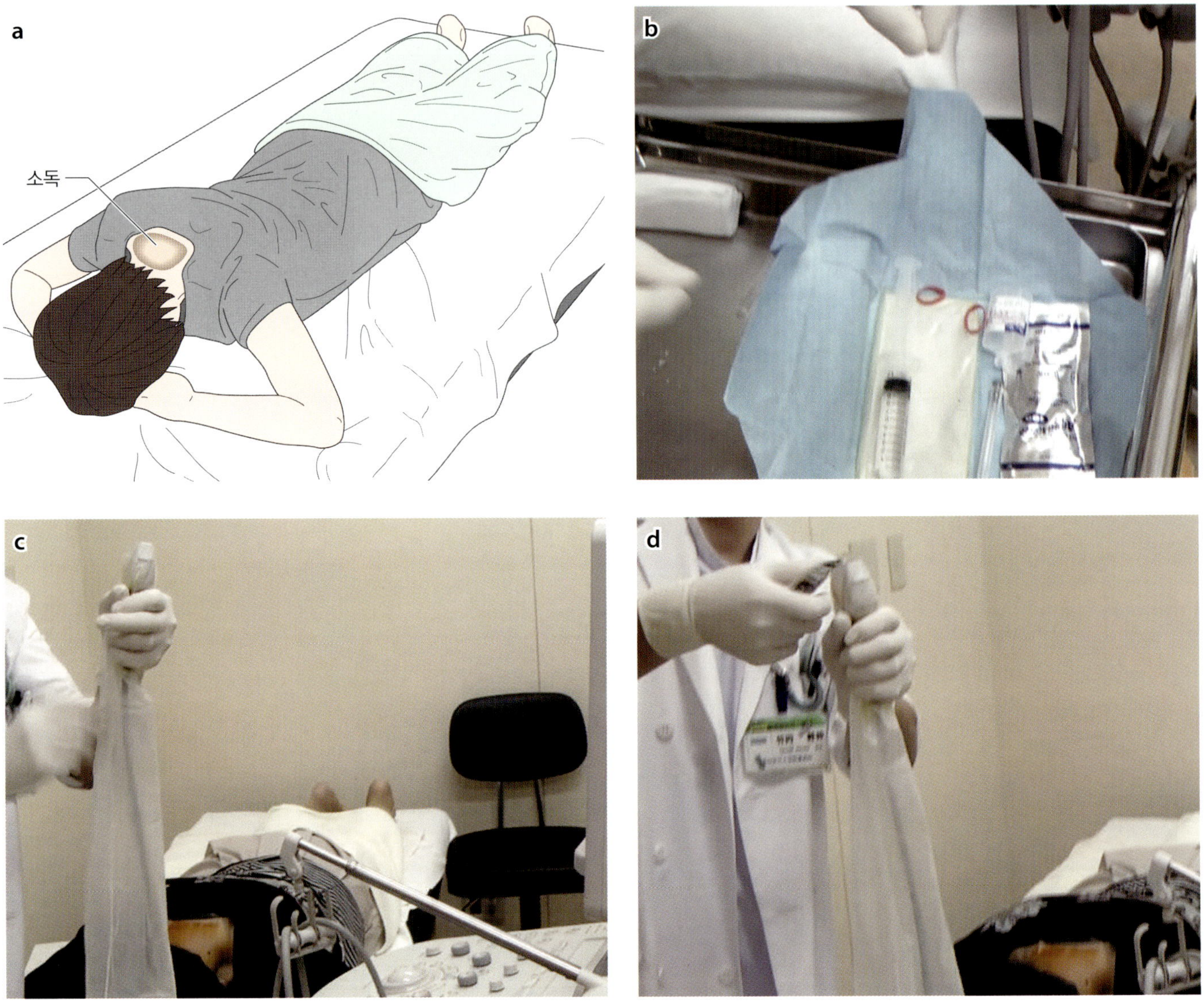

그림 9 계속

e: C2 극돌기부터 두반극근, 하두사근을 확인한다.
f: 평행법으로 천자를 시작한다.

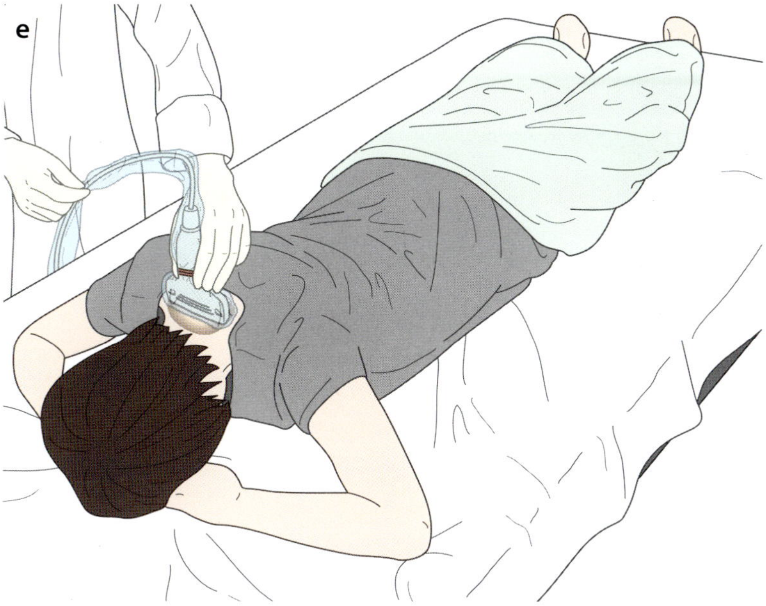

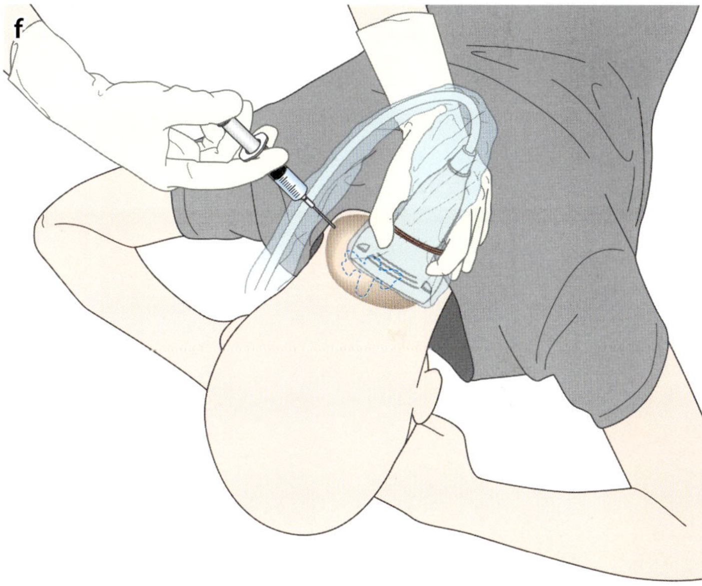

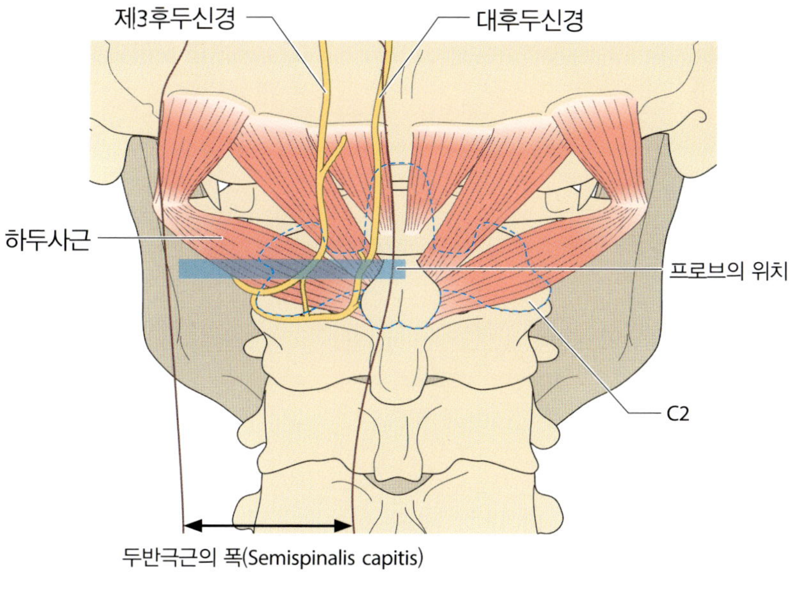

그림 10 약물의 주입

a: 블록 전

b: 블록 후

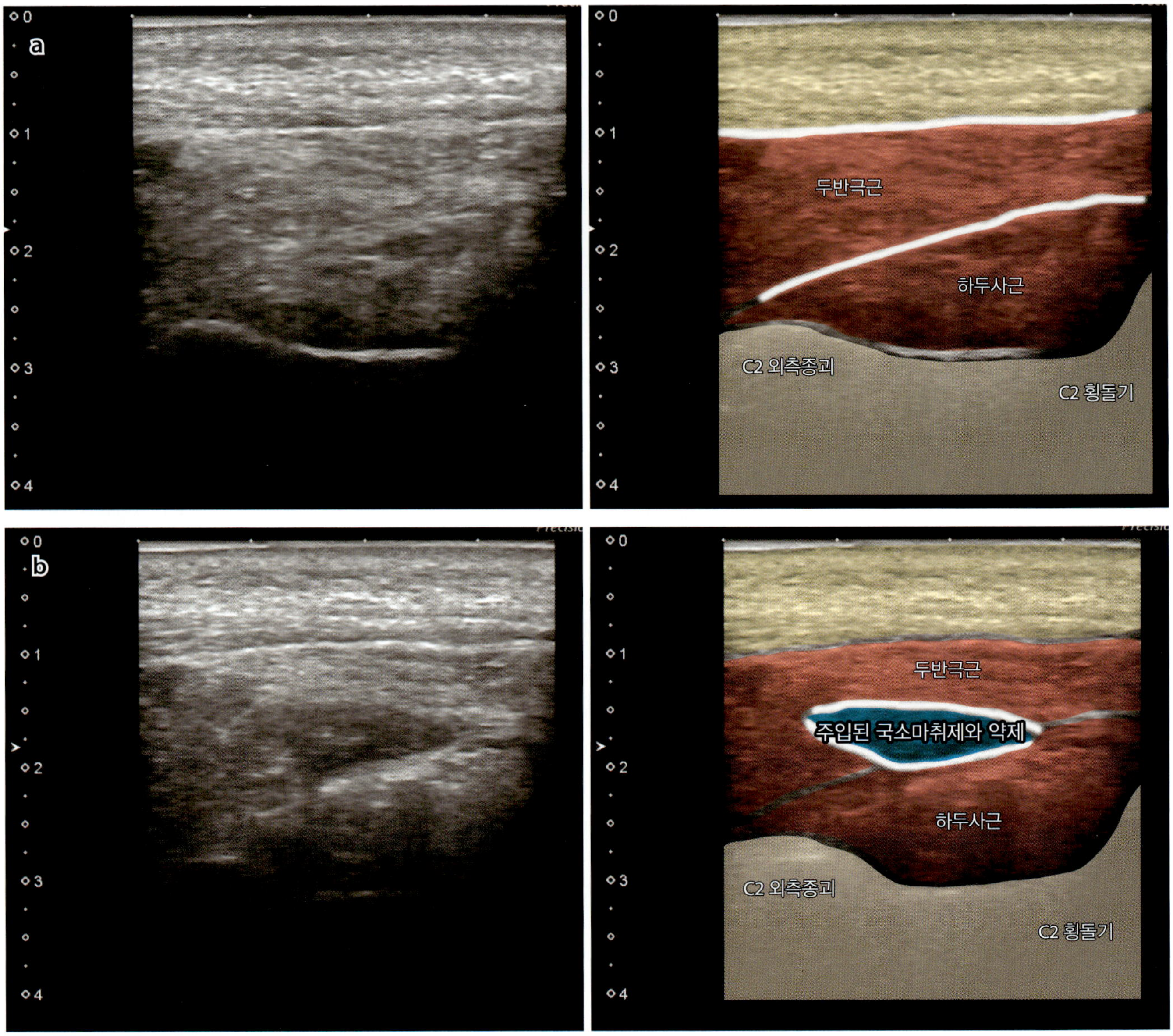

처음부터 끝까지

● 시술 후 처치

외래의 침대에서 최소 15분 정도 안정시킨 후 ADL(Activity of Daily Living) free를 확인하고(역자 주: 완전히 신경차단술에 의한 근력 저하가 회복된 후), 당일 귀가시키도록 한다. 시행 전에 환자에게 신경블록 측의 두피 감각 장애등이 2–3시간 동안 발생할 가능성에 대해 충분히 설명해 주도록 한다.

● 합병증에 대한 대책

상기의 방법으로 블록을 행하고 있지만 지금까지 심각한 합병증은 한번도 일어나지 않았다. 블록 시행 전에 추골 동맥의 위치 확인하고 혈관 천자나 혈관내 주입이 되지 않도록 주의하는 것이 중요하다.

참고문헌

1) Vanderhoek MD, Hoang HT, Goff B. Ultrasound–guided greater occipital nerve blocks and pulsed radiofrequency ablation for diagnosis and treatment of occipital neuralgia. Anesth Pain Med 2013; 3(2): 256–9.
2) Eichenberger U, Greher M, Kapral S, et al. Sonographic visualization and ultrasound–guided block of the third occipital nerve: prospective for a new method to diagnose C2–C3 zygapophysial joint pain. Anesthesiology 2006; 104(2): 303–8.
3) Finlayson RJ, Etheridge JP, Vieira L, Gupta G, Tran DQ. A randomized comparison between ultrasound– and fluoroscopy–guided third occipital nerve block. Reg Anesth Pain Med 2013; 38(3): 212–7.

참조 그림

(역자 주: 본장에서 소개한 두경부 블록에서 얻어야 할 전형적인 초음파 영상을 소개한다. 이러한 영상을 얻기 위한 연습이 주사 전 필요하다. GON: 대후두 신경, TON: 제3후두신경)

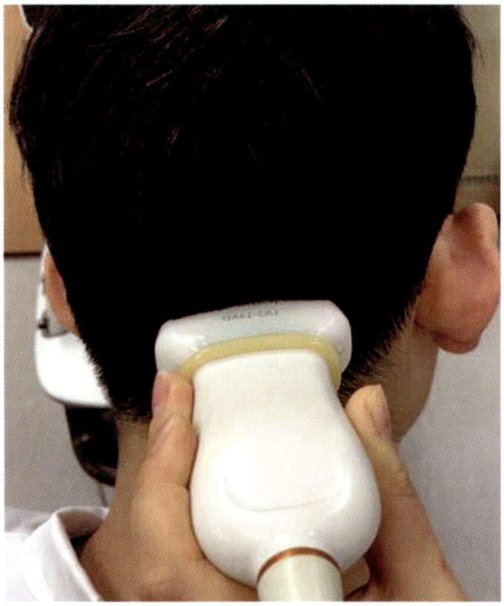

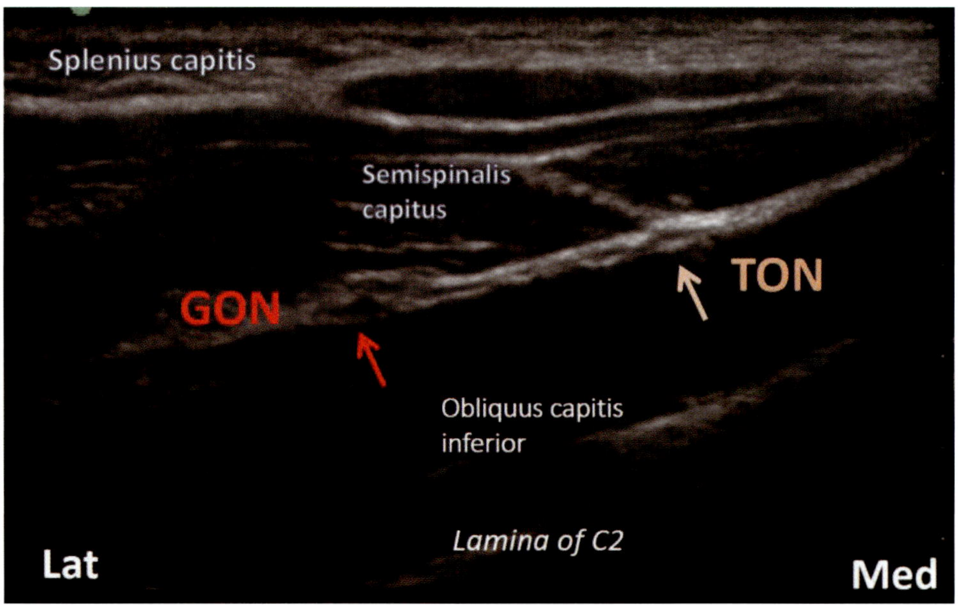

경부신경근 블록

대상질환은 어디까지나 약물 복용이나 스트레칭등의 보존치료에 반응하지 않는 경추증성 신경근증이며, 경추증성 척수증(myelopathy)은 치료 대상이 아니다. 경추증성 신경근증은 대부분 제6, 7경신경근 증상이기 때문에[1], 본서에는 제6, 7신경근블록을 중심으로 설명한다.

처음부터 시작하기

시술 전 필요한 합병증의 설명과 동의서

필자들의 시설에서는 블록마다 문서로 된 동의서를 받고 있다. 환자들에게 반드시 설명해야 하는 항목은 아래와 같다.

- **효과**

1~3회의 블록으로 60%정도의 사람들이 3개월 이상의 진통 효과를 얻을 수 있다.

- **합병증**

초음파에서도 보이지 않는 동정맥의 천자에 의한 경부의 부종, 일시적인 상지마비(2~3시간으로 소실됨)가 일어날 경우가 있다. 신경근에 수반하는 근동정맥에 천자할 경우 척추장애를 일으킬 위험성이 언제든지 존재한다.

> **FOCUS** 항혈소판제, 항응고제에 대해서는 말초 신경블록이기 때문에 기본적으로 약물 복용을 중단하지 않는다.

수기에 들어가기 전에 필요한 준비 그림 1

아래의 물건들을 준비해 둔다.

① 로피바카인(아네페인® – 상품명) 7.5 mg/mL (1개)

② 생리식염수 20 mL(1개)

③ 스테로이드(린데론® 주 2 mg/0.5 mL)

(역자 주: 한국에서는 덱사메타손이나 트리암시놀론을 사용한다.)

④ 18 G 바늘

⑤ 22 G 카테터 바늘

⑥ 5 mL(혹은 2.5 mL) 실린지

⑦ 프로브 커버(랩도 가능)

⑧ 소독약

⑨ 거즈

⑩ 장갑

5 mL(혹은 2.5 mL)실린지에 18 G 바늘을 붙여서 로피바카인, 생리식염수, 린데브론® 주를 충전하여 0.25~0.375% 로피바카인을 만든다(익숙해질 때 까지는 5 mL실린지를 사용하는 편이 편리하다).

- **0.25% 로피바카인 만들기**
  로피바카인 1 mL + 린데론® 1A + 생리식염수 1.5 mL
  혹은 로피바카인 2 mL + 린데론® 1A + 생리식염수 3.5 mL
- **0.5% 로피바카인 만들기**
  로피바카인 2 mL + 린데론® 1A + 생리식염수 1.5 mL

그림 1 **경부신경블록에 필요한 물품 목록: 한국내 사용 실제**

(역자 주: 한국 실정에 맞게 관련 사용 용품을 나열해 본다. 각 병원의 사정에 맞게 변형하여 사용가능하며 별도의 1회용 소독 키트를 사용하기도 한다.)

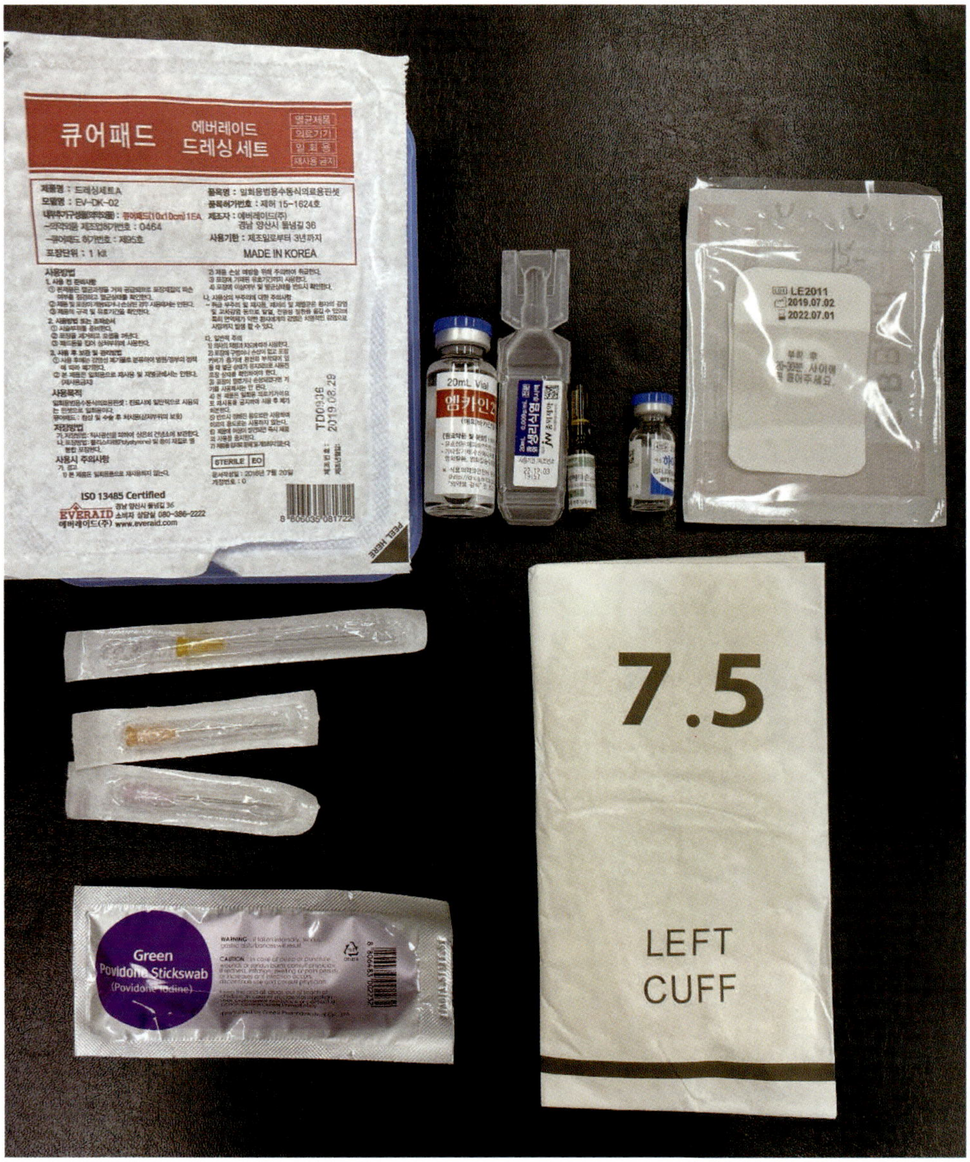

경부 신경블록에 필요한 물품 목록: 일본내 사용 실제

초음파 프로브 커버는 랩 등으로도 대용 가능

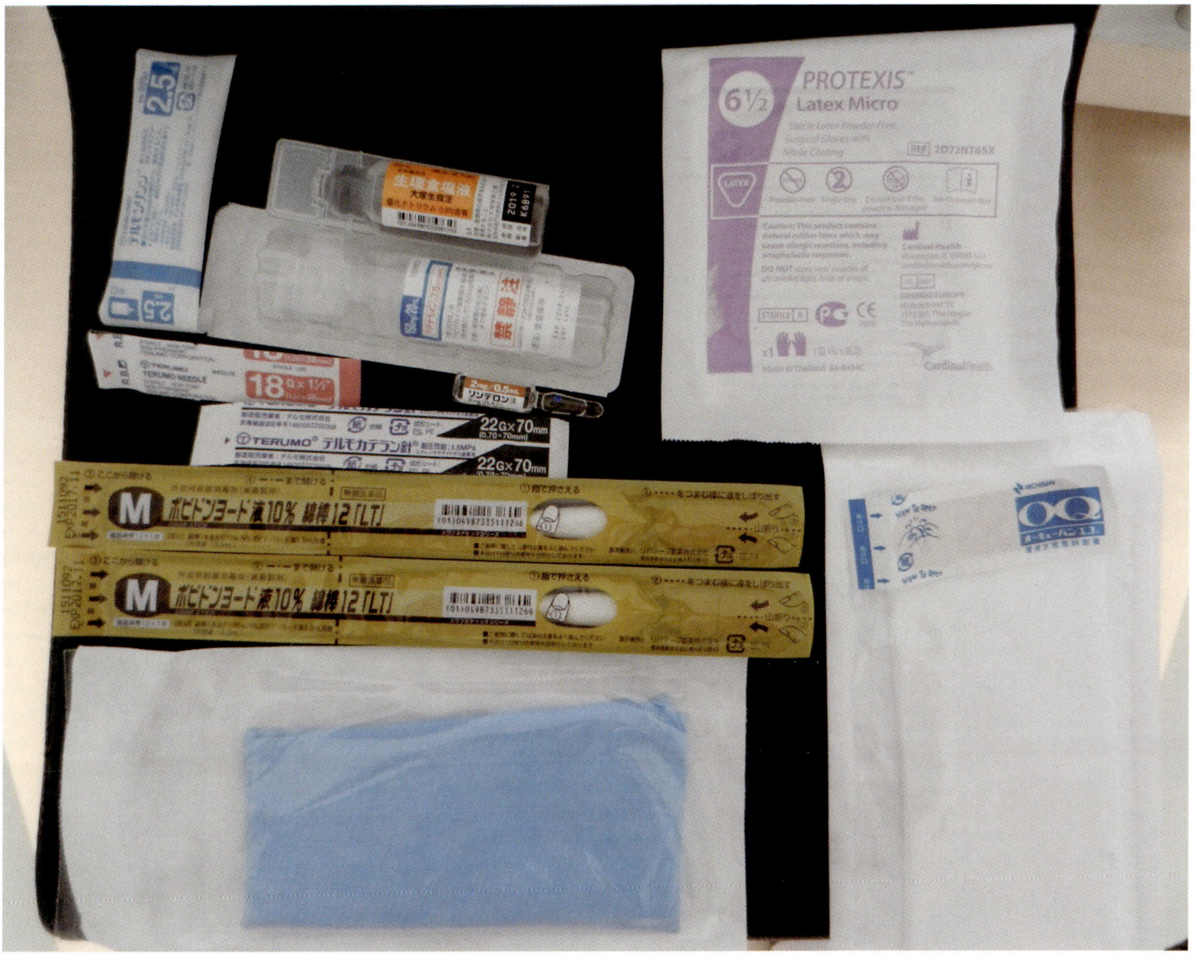

● 초음파 기기의 준비

총론(3p)에도 기재한 7개의 포인트 버튼을 순서대로 누르고 대상물을 확인한다. 필자들이 사용하고 있는 초음파 기기(Apron EUB, 히타치 메디코사)를 사용해서 설명하겠다.

- **준비 영역에서의 셋팅** 그림 2

전원을 켠다.

(본 기계와 같은 오래된 기종은 전원이 준비 영역에 없는 경우가 있다 그림 2a → 그림 2b). ID버튼을 누르고 환자의 ID를 입력한다(그림 2c → 그림 2d).

프로브 버튼으로 리니어 프로브를 선택한다(그림 2c → 그림 2e, 그림 3).

그림 2 초음파 기기 다루기

a: Apron EUB-7000 HV(일본 히타치 메디코)
b: 전원버튼(①)을 on으로 한 후.
c: 준비영역의 확대그림. ID입력 버튼(②), 프로브 선택 버튼(③).
d: ID입력 버튼(②)를 누른 후, 화면에 환자 ID를 넣는다.
e: 프로브 선택버튼(③)을 누르고, 화면으로 리니어 프로브 13-5 MHz(○)를 선택한다. 라운드 프로브(×)를 선택하면 안된다.

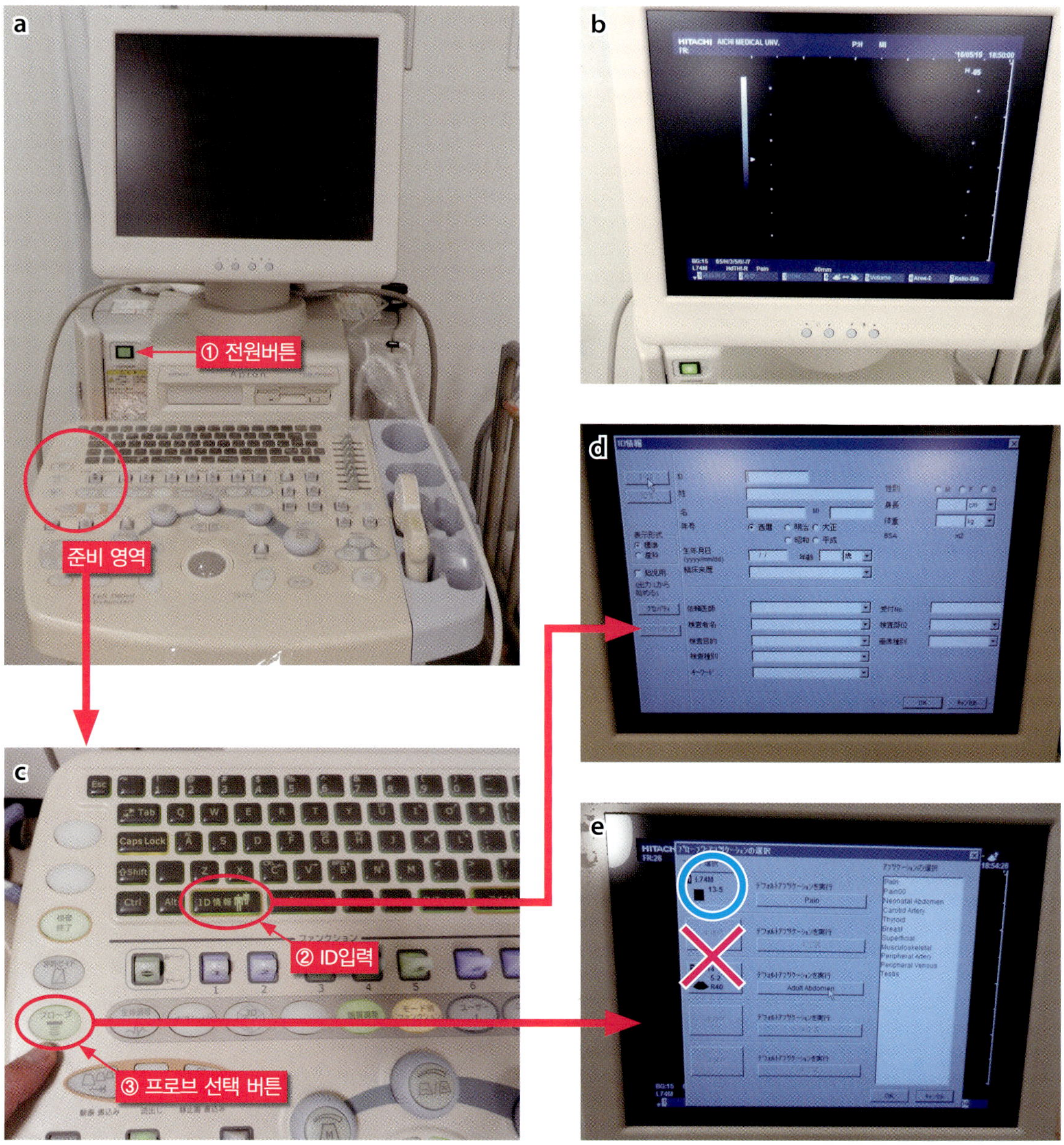

그림 3 프로브

경부 신경블록에서 사용하는 프로브는 리니어 프로브이고, 라운드 프로브가 아니다. 끝부분이 둥근 프로브가 라운드 프로브, 끝부분이 직선인 것이 리니어 프로브이다.

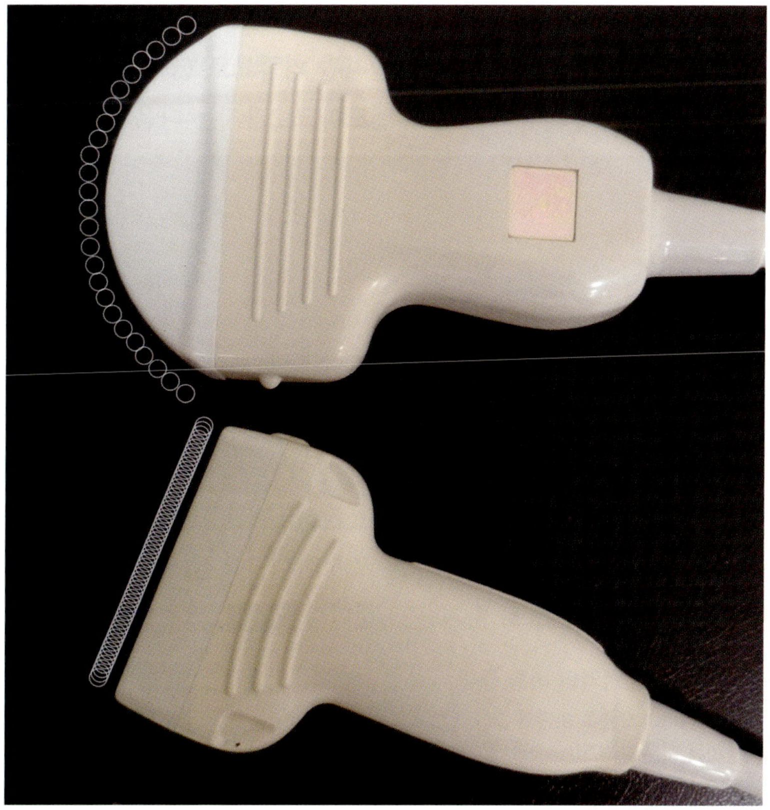

FOCUS 리니어 프로브가 여러개가 있는 경우, 고주파(18 Hz 정도)와 저주파(9 Hz)사이의 리니어 프로브가 좋다 그림 4. 그래도 잘 모를 경우에는 초음파 기사에게 경동맥 에코를 할 때 사용하는 프로브는 어떤 것인지 물어봐서 프로브를 사용한다. 경동맥과 경부 신경근의 깊이는 거의 같다고 생각해도 괜찮으므로 시설에서 사용하고 있는 경동맥용 프로브가 적당하다.

그림 4 리니어 프로브의 종류(각각 주파수가 다르다.)

a: 9–4 MHz(심부관찰용)
b: 13–5 MHz(중간층의 확인용, 경동맥 등)
c: 18–5 MHz(표층관찰용, 갑상선 등)
어떤 프로브라도 경부 신경근을 확인할 수 있지만 13–5 MHz 프로브는 더 보기 쉽다.

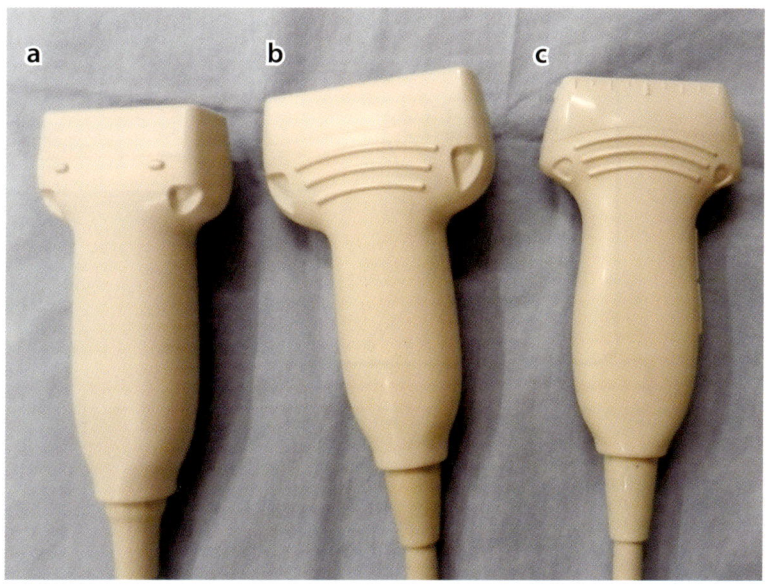

그림 7 신경근의 확인 ①

a: 목빗근을 넘기는 것처럼 리니어 프로브를 목에 수직으로 댄다. 그렇게 하면 중앙에 총경동맥(CA)이 보인다.

a

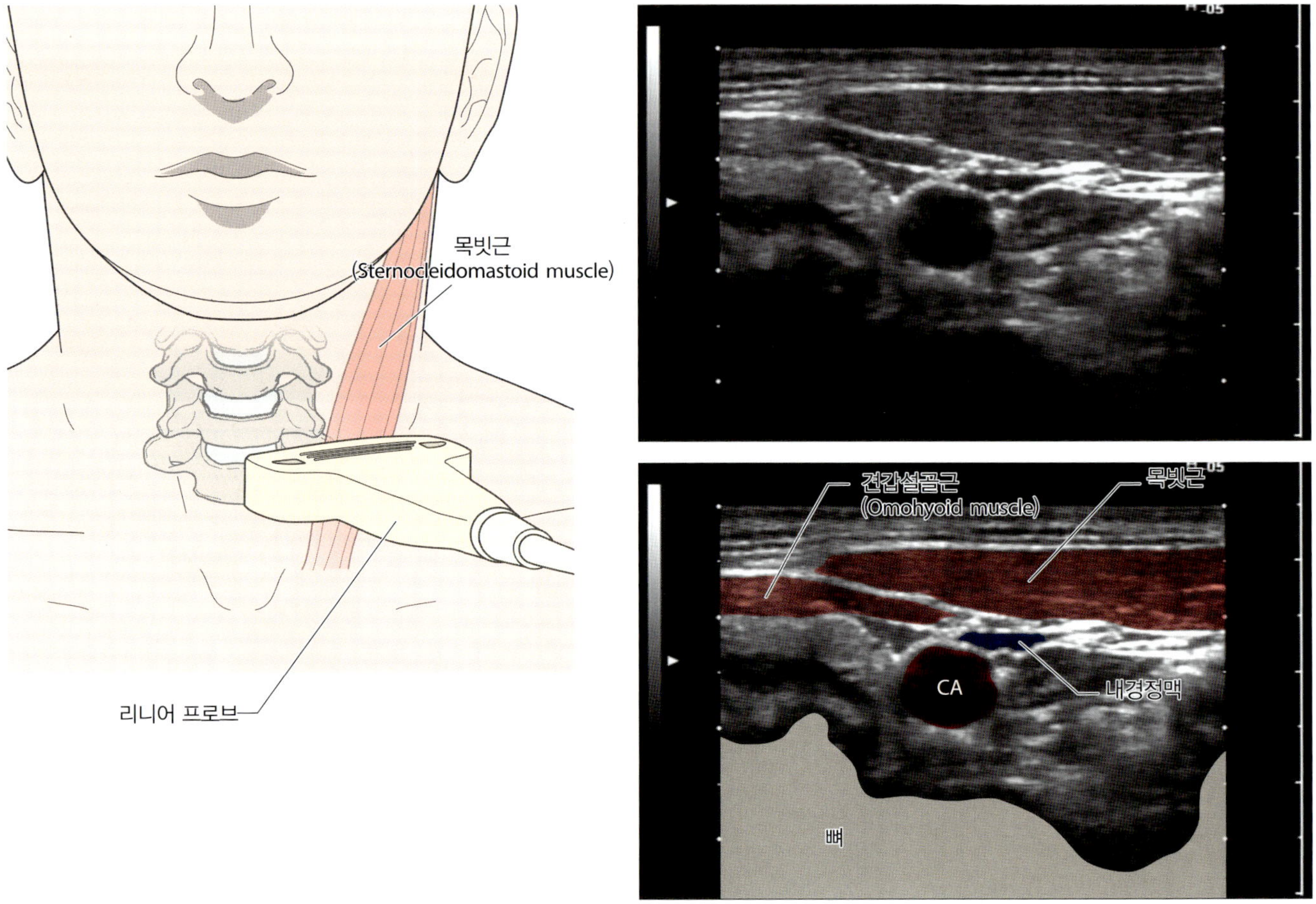

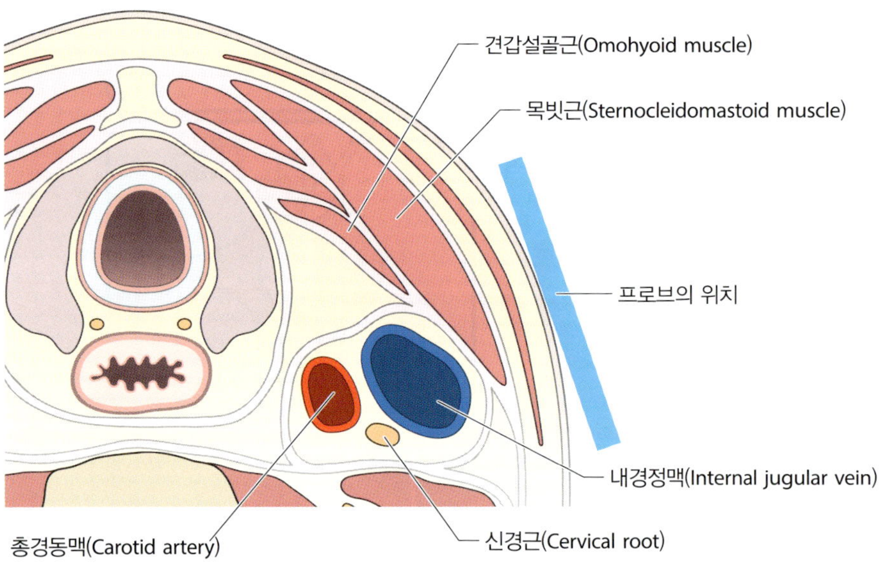

그림 7 (그림 6에 이어서)

b: 리니어 프로브를 바깥쪽으로 이동시켜 랜드마크가 되는 총경동맥(CA)을 화면 끝으로 가져오면 신경근(N)이 자연스럽게 화면의 중앙에 온다.

b

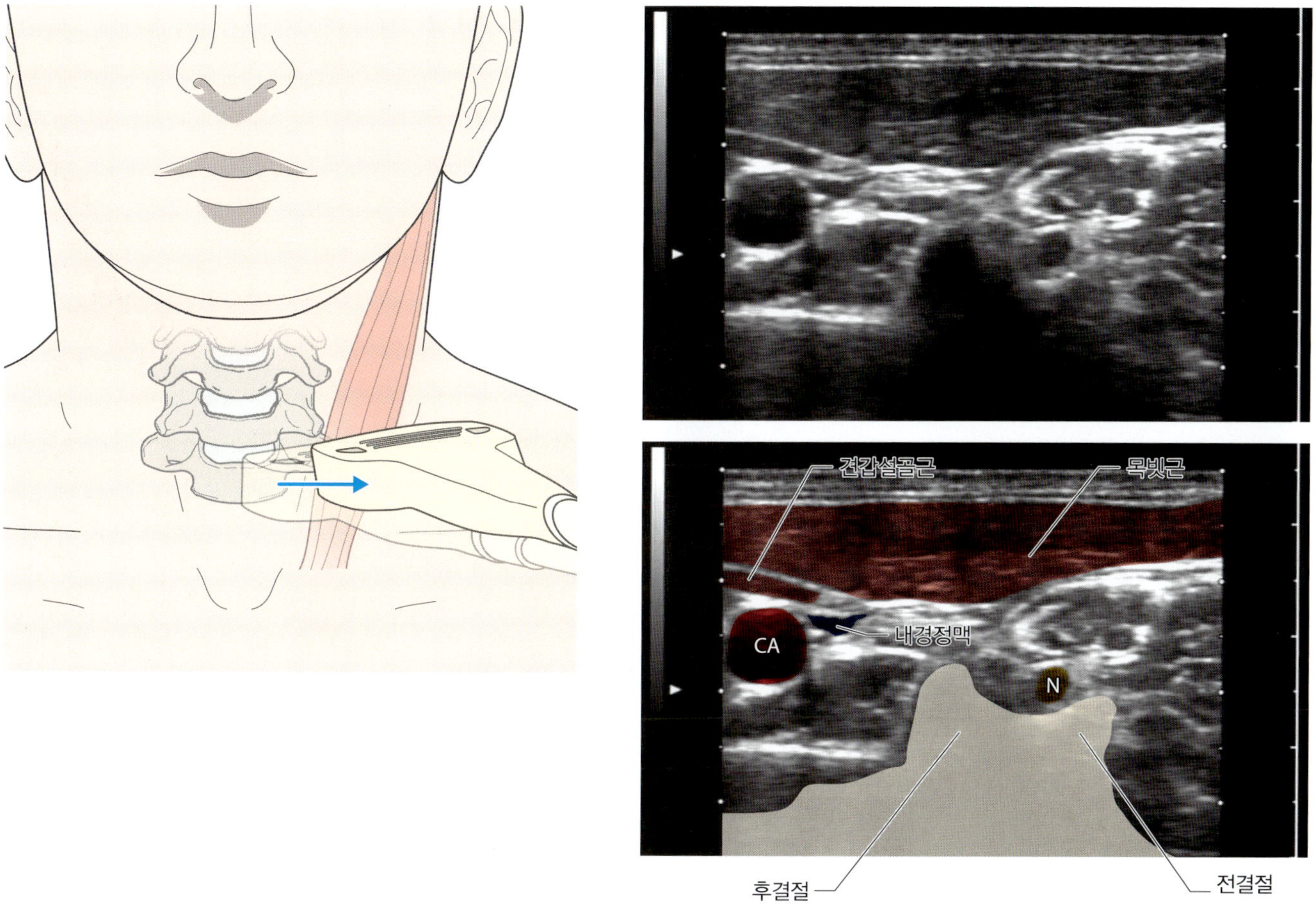

그림 8 **신경근의 확인 ②**

총경동맥(CA)을 화면의 끝에 유지한 채 프로브를 두미측으로 움직여서 우선 랜드마크가 되는 제7경신경근(a)을 확인한다. 제7신경근은 후결절과 추골동맥의 사이에 나타나는 특징적인 형태를 취한다.

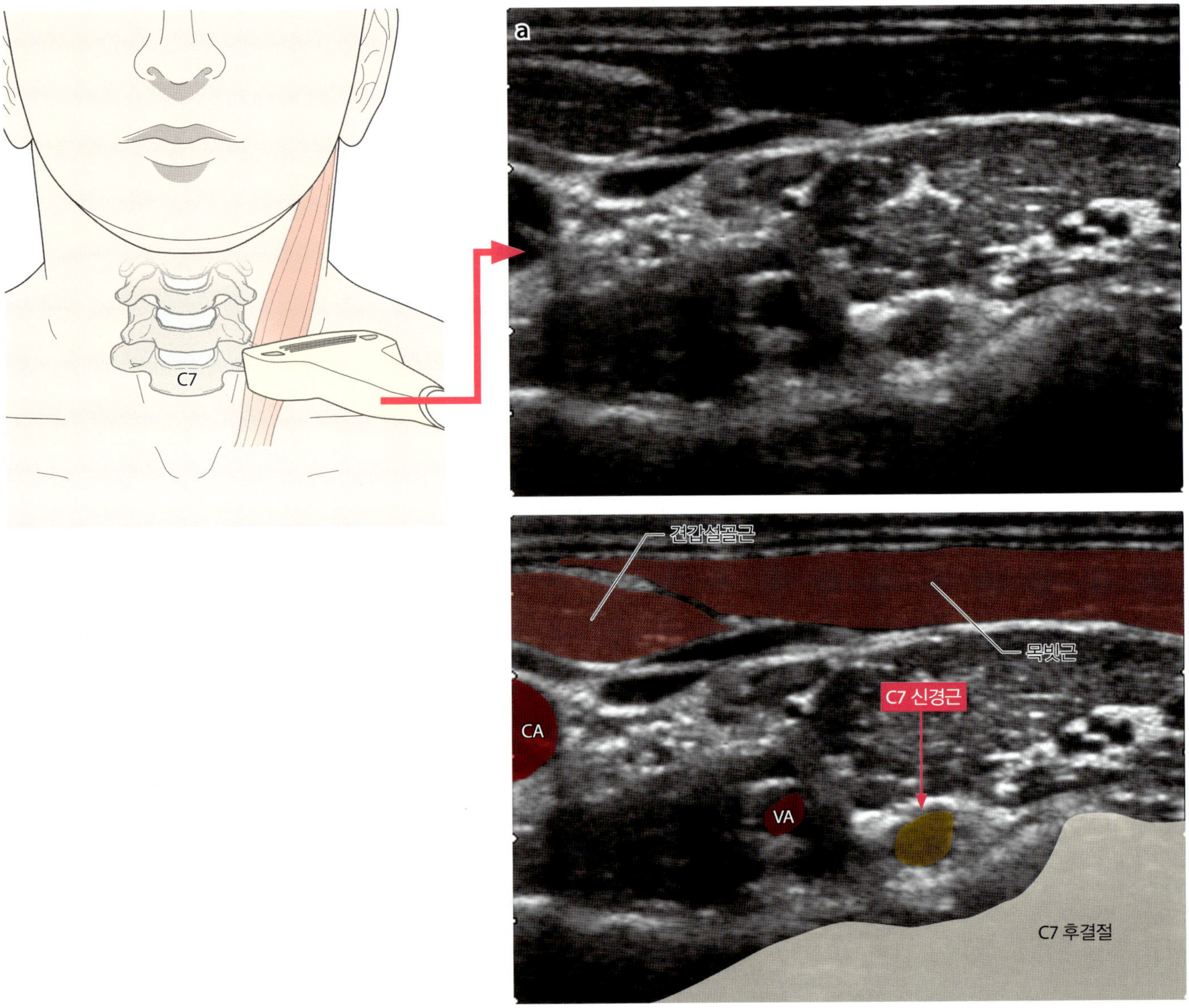

그림 8 **(그림 7에 이어서)**

필요한 해부(랜드마크)만 찾으면 초음파 유도 하 신경블록은 가능하다.

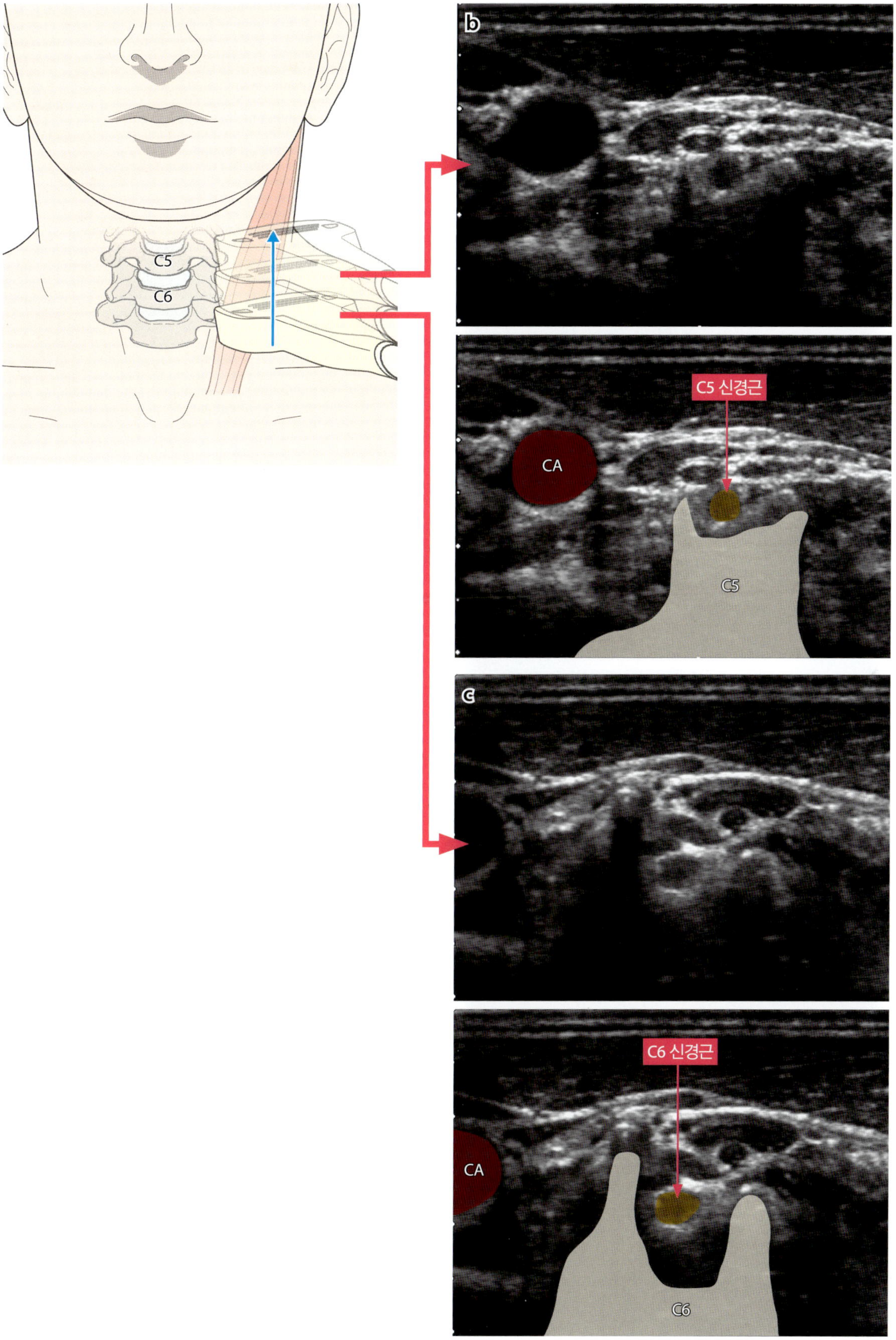

그림 9 깊이 · 초점 · 밝기 조절

a: 깊이 조절
b: 초점 조절
c: 밝기 조절
d: 완성

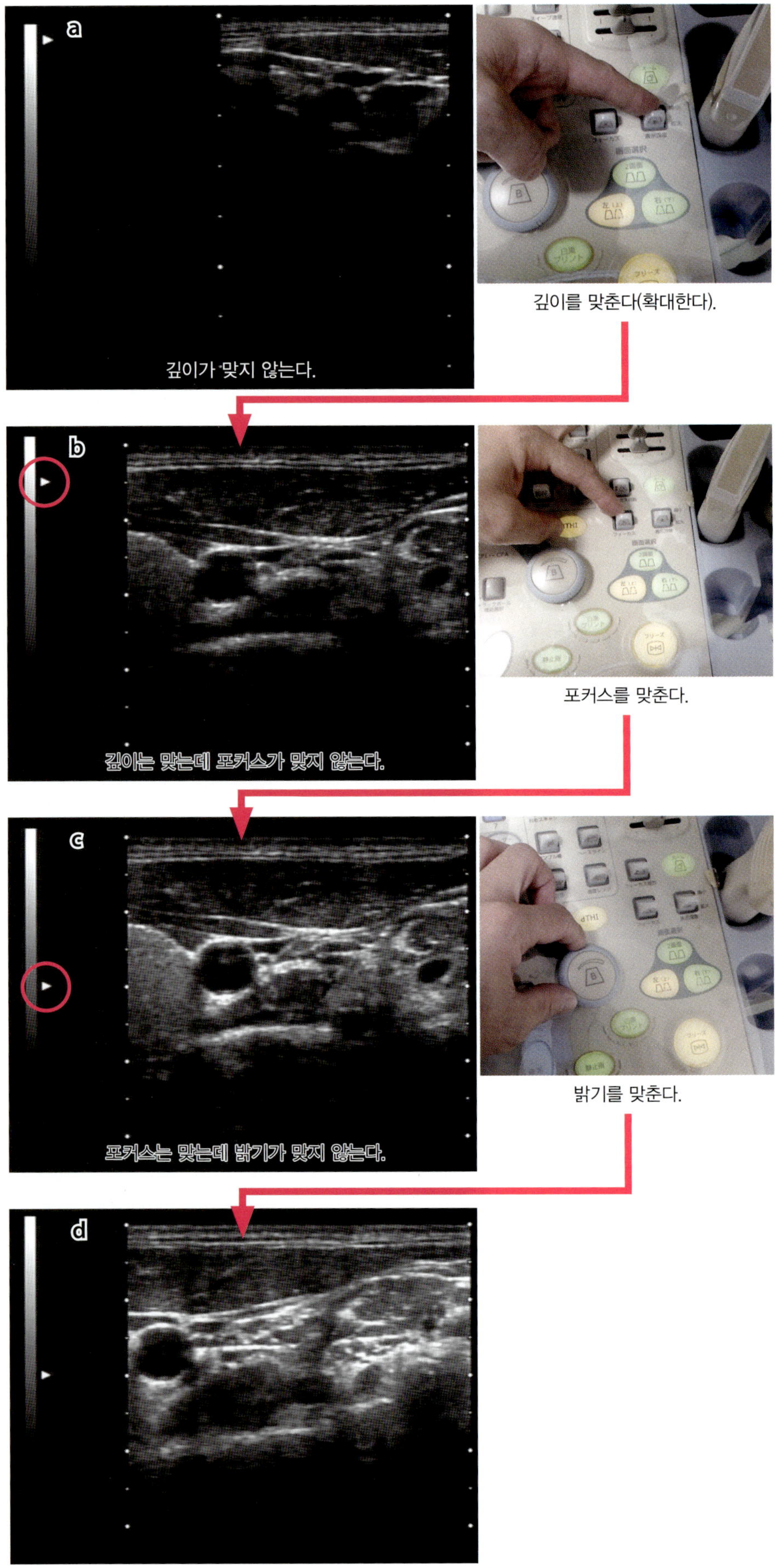

처음부터 마스터까지

블록을 할 때 환자와 시술자의 위치 그림 10a, 블록의 순서 그림 10b를 설명하겠다.

그림 10 블록시행시의 환자, 시술자의 위치(좌측 예)

a: 시술자와 경부와 초음파 모니터가 일직선이 되도록 배치한다. 환자는 블록하는 쪽을 위로 한 측와위로 한다. 우측 블록의 경우는 자세를 전부 반대로 한다.

a

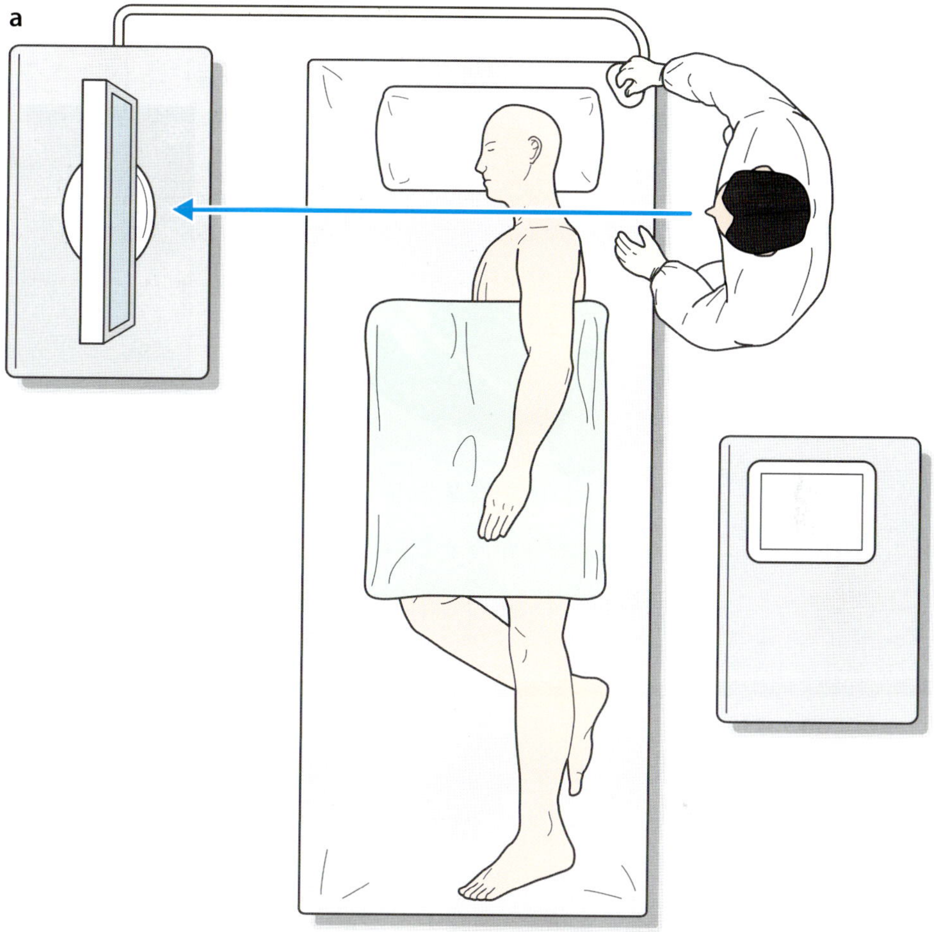

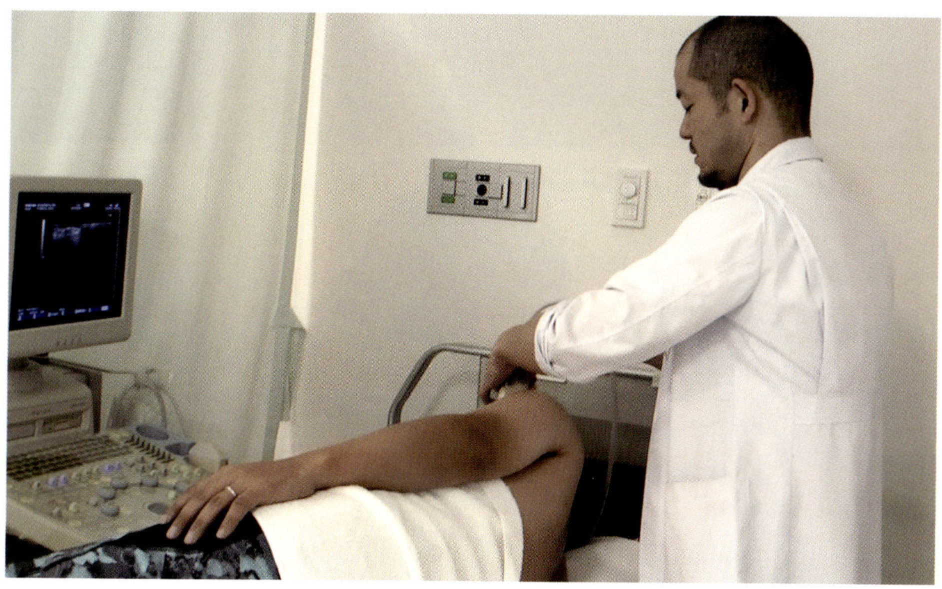

그림 11 이어서

b: 천자점. 천자점은 프로브 바깥 가장자리 끝 보다 3~5cm 외측에 하는 편이 바늘 각도를 자유롭게 조절할 수 있어서 좋다.

c: 천자할 때. c–1의 천자각도에서는 초음파 빔이 바늘에 수직으로 닿지 않기 때문에 바늘 끝은 보이지 않는다. 블록 주사는 최단 거리에서 행하는 것이 아니다.

블록 대상의 신경을 화면의 끝 쪽으로 가지고 가서(c–2), 가능한 한 긴 거리를 찔러 블록을 한다. 이것에 의하여 바늘에 초음파 빔이 맞아 바늘 끝이 잘 보인다.

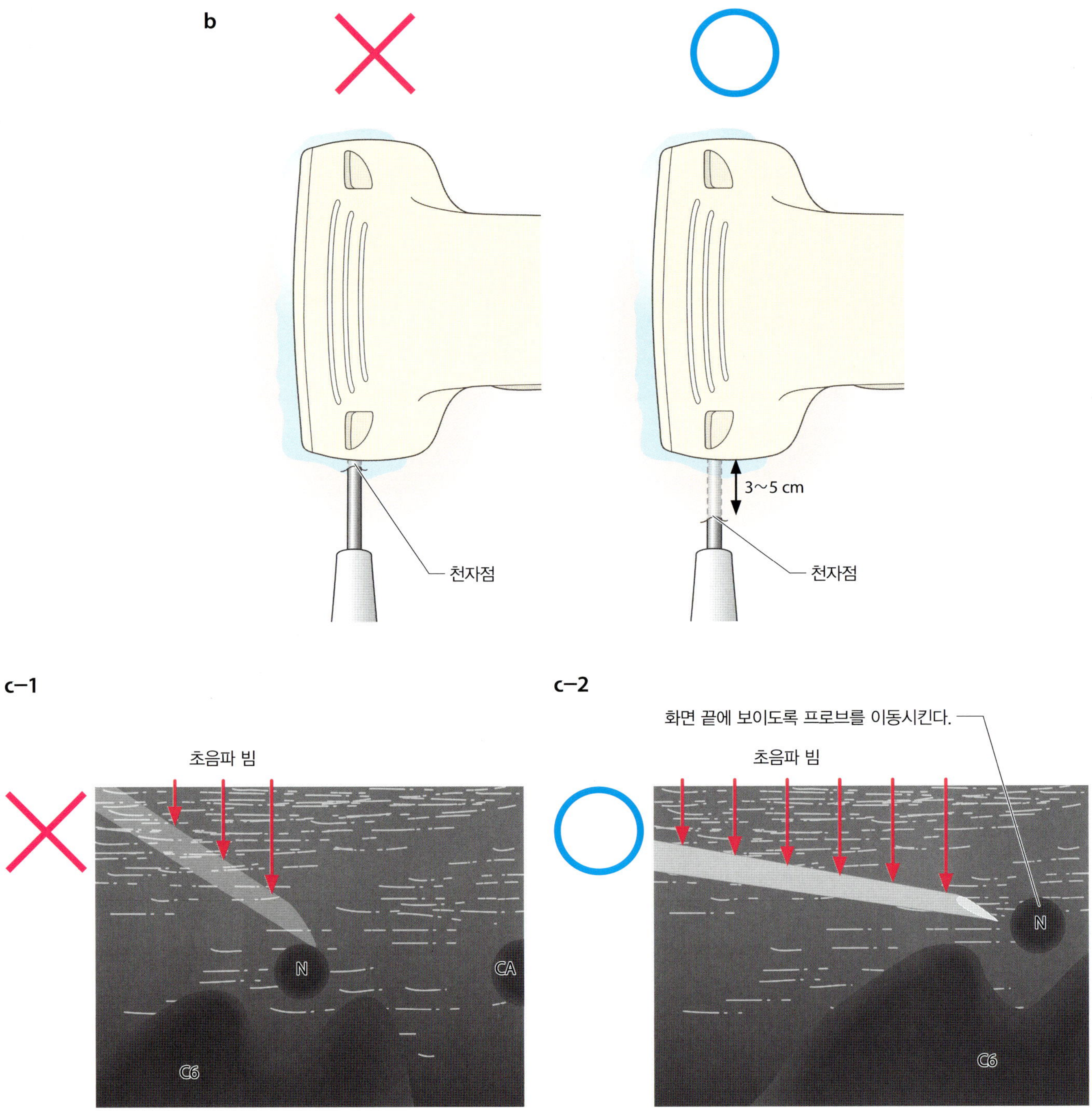

그림 11 이어서

d: 실제 초음파 영상. 통증이 재현되는지 볼 경우 등에는 경부 신경근을 관통해도 문제가 없다고 여겨지고 있다. 그것에 의한 영구적인 신경 장애가 남은 적은 없다. 아마 신경실질이 아니라 신경 다발사이에 약이 들어간 것일지도 모른다. 그러나 가능하면 신경근 주위, 즉 신경막 주위에 약을 주입하는 것이 바람직하다.

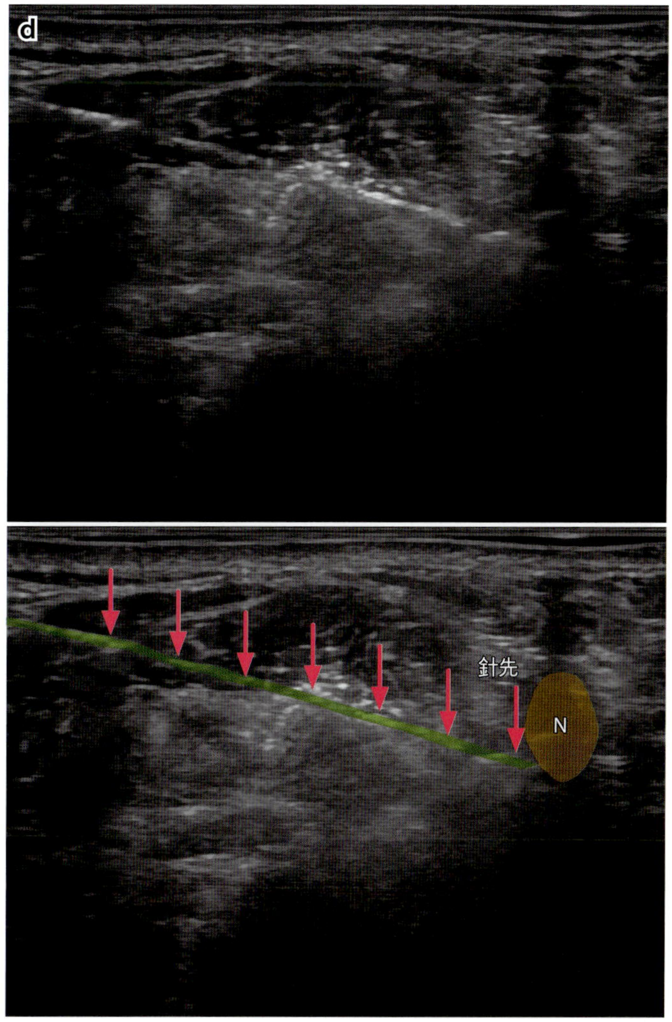

처음부터 끝까지

● 시술 후 케어

외래 침대에서 15분간 안정 후 일상에 문제가 없는 것이 확인되면 귀가시키도록 한다. 입원은 하지 않는다. 시행 전에는 반드시 블록을 한 쪽에 일과성 마비(손가락이 움직이기 어려움, 팔이 올라가지 않음)가 나타나는 것을 잘 이야기 해 둔다. 블록 후에 갑자기 팔이 올라가지 않게 되면 환자들은 상당히 놀란다.

● 합병증 대응

상기의 방법으로 블록을 하고 있지만 지금까지 심각한 합병증은 한번도 일어나지 않았다. 경부에 경도의 종창이나 부종이 있으면 압박하면 증상은 개선 된다.

참고문헌

1) Takeuchi M, Kamiya M, Wakao N, et al. A simple, 10-minute procedure for transforaminal injection under ultrasonic guidance to effect cervical selective nerve root block. Neurol Med Chir (Tokyo). 2014; 54(9): 746-51.

2) Takeuchi M, Aoyama M, Wakao N, et al. Prevalence of C7 level anomalies at the C7 level: an important landmark for cervical nerve ultrasonography. Acta Radiol 2016; 57(3): 318-24.

참조 그림

(역자 주: 본장에서 소개한 경부 신경근 블록에서 얻어야 할 전형적인 초음파 영상을 소개한다. 이러한 영상을 얻기 위한 연습이 주사 전 필요하다. C6 신경근과 C7 신경근)

C6 cervical root

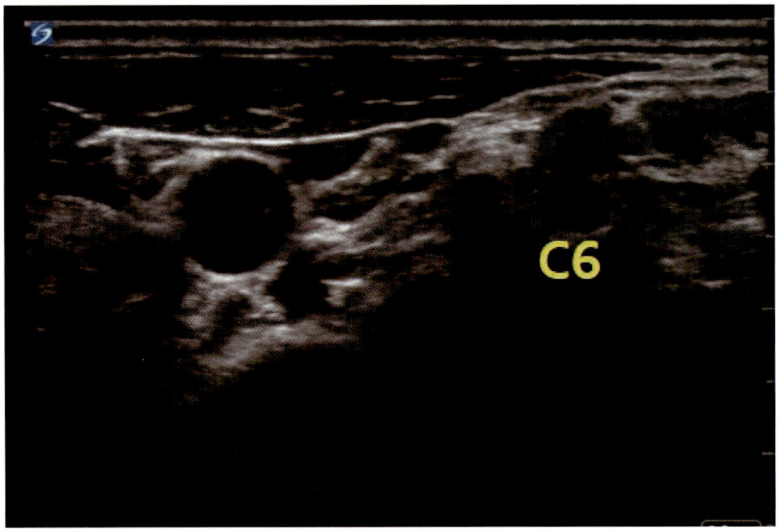

C7 cervical root

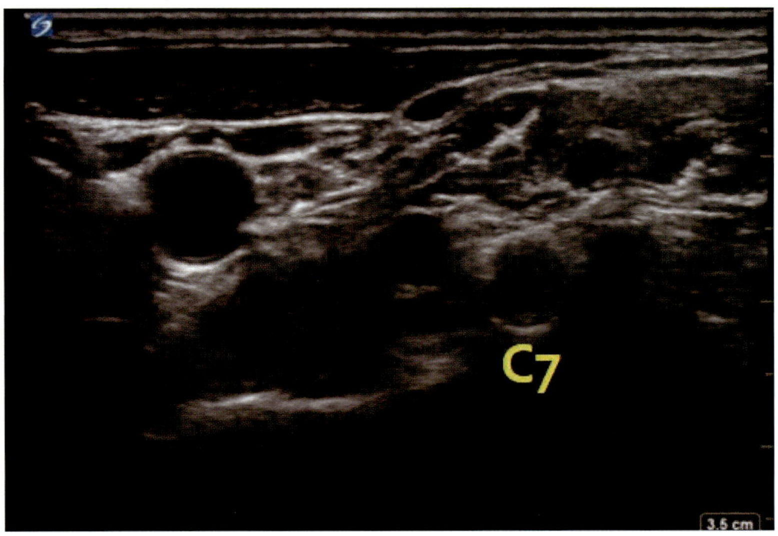

성상신경절 블록

처음부터 시작하기

성상신경절은 상지, 경부 및 두부의 교감신경 활동을 맡고 있다. 성상신경절 블록(stellate ganglion block; SGB)은 이 교감신경 활동을 일시적으로 블록 해서 상지 또는 두경부의 만성통증을 개선하는 것을 목적으로 행하는 경우가 많다[1, 2].

초음파 유도 하 성상신경절 블록(ultrasonography guided stellate ganglion block; US-SGB)을 시행하기 전에 준비해야 하는 항목에 대하여 기술하면 다음과 같다.

● 초음파기기에 대하여

본서에서는 후지 필름 메디컬사 제조 SonoSite S-Nerve를 예로들어 설명한다. 그림 1①의 전원 스위치를 넣어 기기를 작동시킨다. 프로브는 10 kHz정도인 고주파 리니어 프로브 그림 1②를 사용한다. 신경블록을 할 때에는 프로브 커버를 장착하여 청결을 유지할 필요가 있는데, 그 전에 미리 스캔해 본다. 스캔을 할 때는 타겟이 되는 경장근(longus colli muscle)을 확실히 보이게 하기 위해서 초음파 기기의 설정, 초음파의 밝기(Gain), 영상의 깊이 등을 조정한다. 그림 1③ 버튼을 눌러 초음파기기의 설정에서 신경 혹은 근골격용 설정을 선택한다. 프로브를 환자에게 대고 그림 1④ 버튼을 눌러 밝기(Gain)를 자동 조절한다. 화면의 밝기를 더 미세하게 조절하려면 그림 1⑤ 다이얼을 사용한다. 근육내의 근섬유가 보일 정도의 밝기가 좋다고 생각한다. 화면의 깊이는 그림 1⑥의 다이얼로 조정한다.

그림 1 초음파 기기

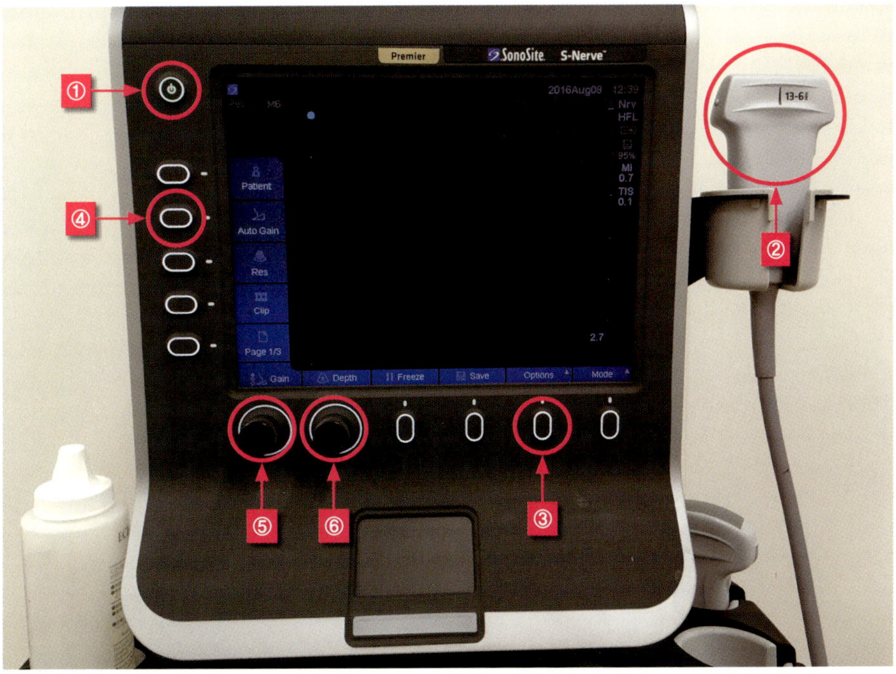

FOCUS US-SGB의 경우 경추횡돌기를 확실히 확인할 수 있는 깊이로 한다.

● 시술자와 기기의 위치

천자 중에 초음파 화면을 보기 쉽게하기 위하여 시술자가 환자 측에 서고 반대면에 초음파 기기를 놓는다.

● 블록 준비

미리 스캔을 한 후 경부를 0.5% 클로로헥시딘 알콜로 소독한다. 천자바늘은 보통 이용하는 정맥 천자바늘 24 G. 25 mm를 사용하고, 가는 연장 튜브를 접속하여 보조하는 사람이 약을 주입할 수 있도록 한다. 블록의 약은 1% 리도카인 또는 메피바카인 5 mL 정도를 사용한다. 목이 잠기는 등의 합병증의 빈도가 높기 때문에 장시간 작용하는 국소마취제 사용은 피하는 편이 좋다.

프로브커버는 프로브와 케이블을 커버할 수 있는 타입을 사용한다. 프로브 커버를 장착하고 천자바늘과 연장 튜브를 약으로 채우면 천자 준비는 완료한 것이다.

● 사전동의

성상신경절 블록은 심경부의 블록이며, 합병증에 대해서는 충분히 주의 해야 할 필요가 있다. 술전에 항응고제, 항혈소판제 내복의 유무를 확인하고, 내복 중지가 불가능한 경우에는 블록을 시행하지 않는다. 혈액검사를 해서 혈소판 수치와 혈액 응고 기능을 미리 확인한다.

블록에 동반하는 일과성 반회신경마비는 높은 비율로 나타나기 때문에 시술 전에 설명해 놓을 필요가 있다. 또 Horner 징후로 블록을 한 후 안검 하수, 결막 충혈, 코막힘도 설명한다. 주입한 약이 상완신경총(Brachial plexus) 퍼져서 어깨나 상지에 일과성 저림, 마비가 나타나는 경우도 있다. 그 외에 드물지만 심각한 합병증으로 혈종, 농양, 혈관내 주입에 의한 의식소실, 경련 등에 대해 설명한다. 설명한 내용은 동의서에 기재한다.

처음부터 마스터까지

● 환자의 자세

환자의 체위는 앙와위 혹은 측와위로 한다. 경부를 블록과 반대 측으로 약간 돌리고, 사지는 몸에 붙인다. 블록하는 경부는 최대한 신전시킨 체위로 한다.

● US-SGB의 초음파 해부 그림 2

초음파 프로브를 윤상연골의 높이(제6경추 〈C6〉레벨)로 놓고 경부횡단상을 본다 그림 3[3]. 프로브를 바깥쪽으로 움직여서 갑상선, 총경동맥, C6 횡돌기 전결절을 확인할 수 있도록 프로브의 위치를 미세하게 조정한다 그림 4. 내경정맥은 프로브에 의한 압박으로 쉽게 눌린다 그림 5. 천자할 때에는 내경정맥이 보이지 않는 편이하기 쉽다.

윤상연골의 높이로 프로브를 정가운데에서 바깥쪽에 움직였을 때 보이는 경추횡돌기는 통상적으로 C6 횡돌기이지만, 확인을 위해 미측으로 이동해서 C7 횡돌기를 본다 그림 6. 그때는 추골동맥이 C6 횡돌기의 미측으로 보인다 그림 7.

> **FOCUS** 추골동맥을 블록 바늘로 천자하지 않도록 반드시 확인해 둔다.

그림 2 경부의 해부

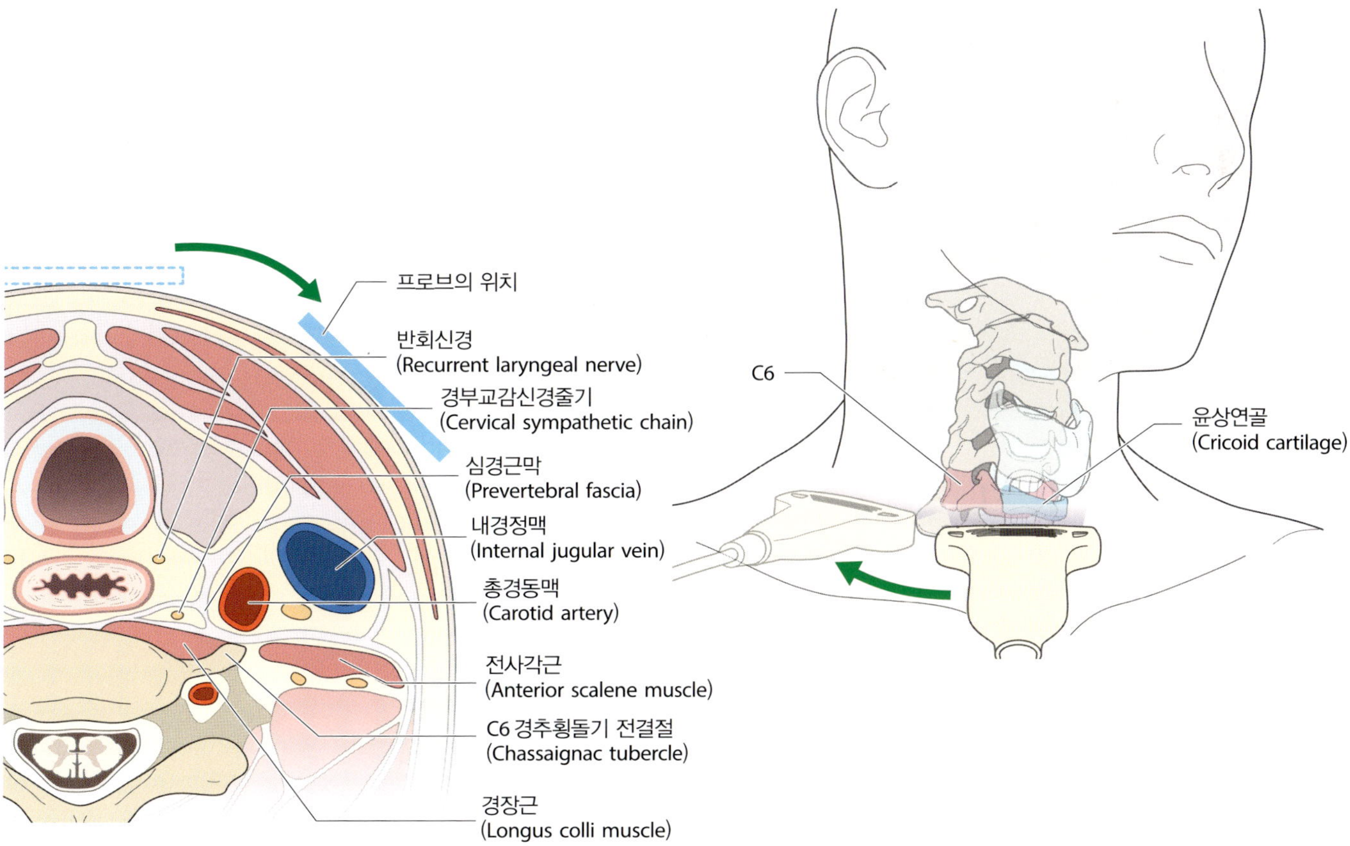

그림 3 **C6 경부횡단상**

C6 레벨에서 경부 횡단면 영상을 확인한다.

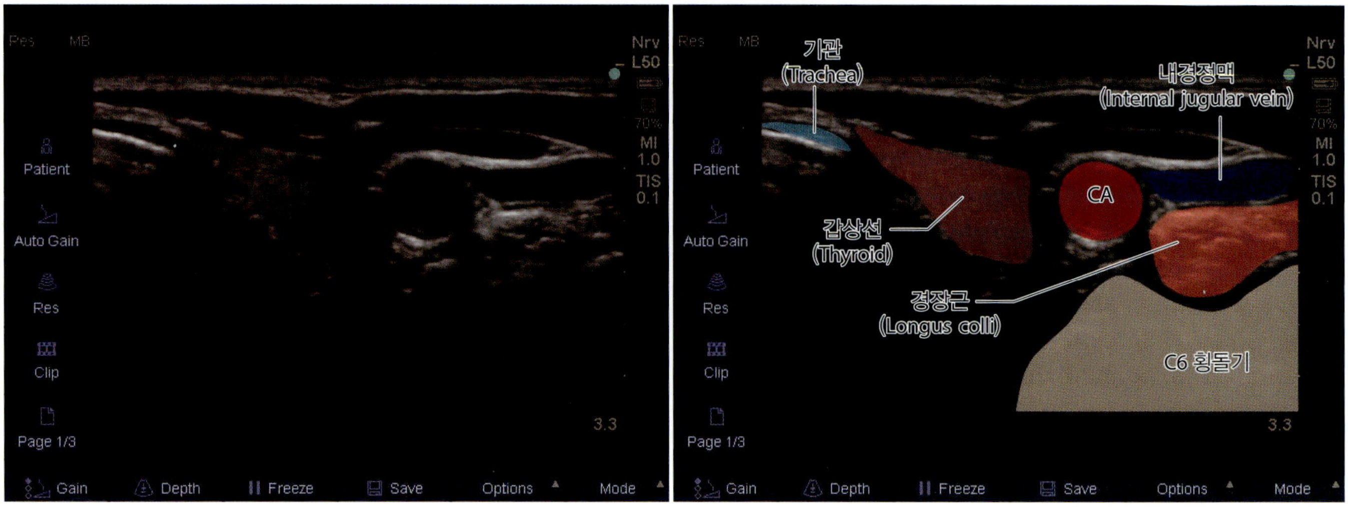

그림 4 **C6 횡돌기상**

그림 3에서 프로브를 측방향으로 이동시켜 C6 횡돌기를 확인한다.

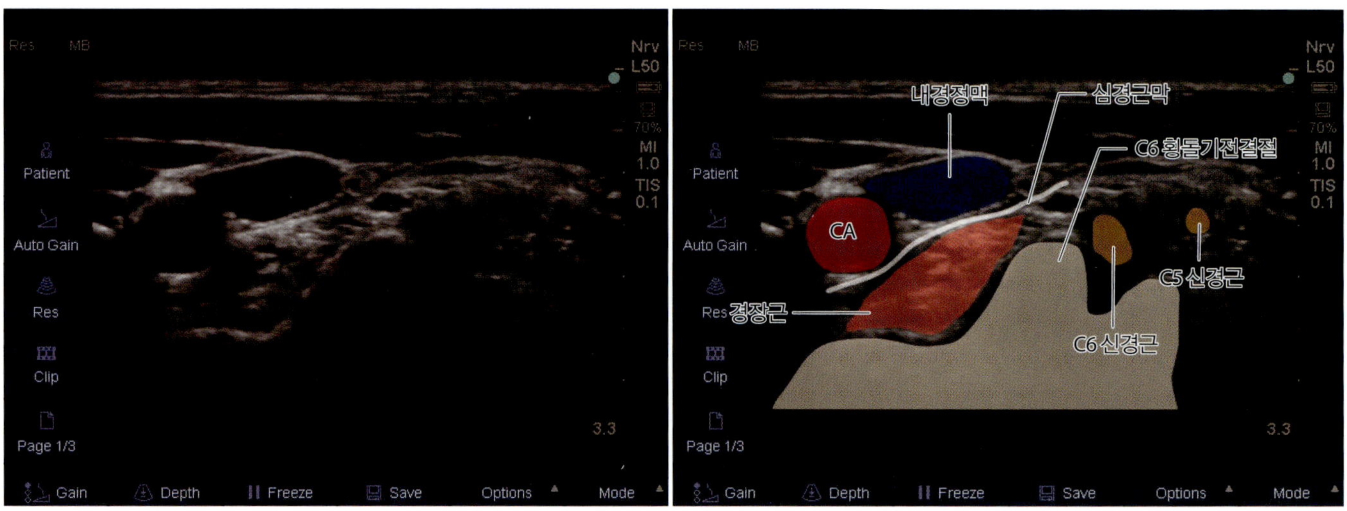

그림 5 내경정맥 압박상

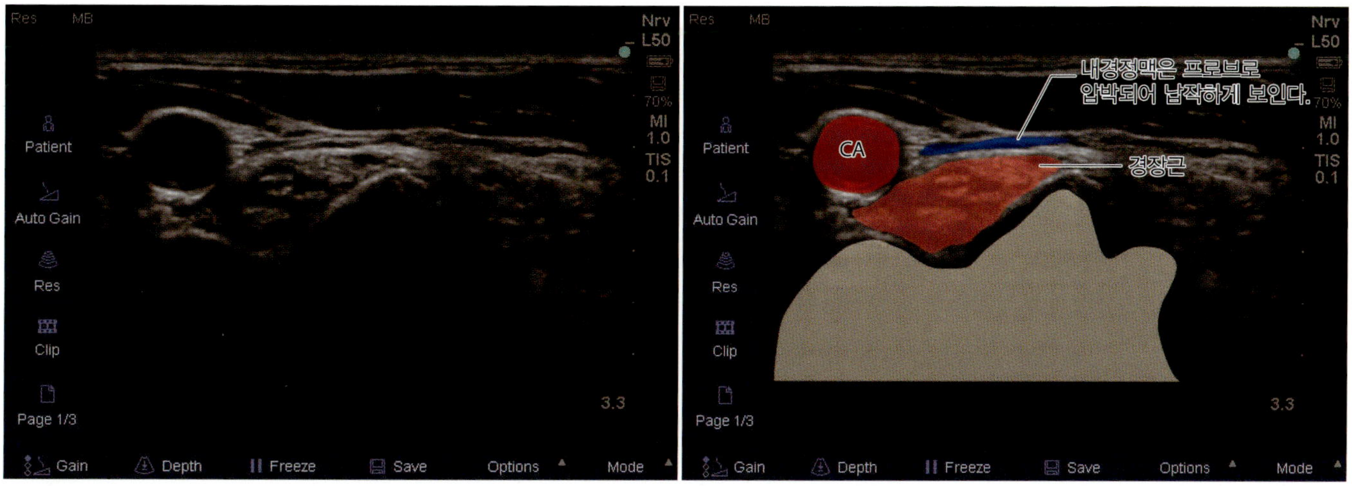

그림 6 C7 횡돌기상

그림 5 보다 미측으로 C7 횡돌기를 확인한다.

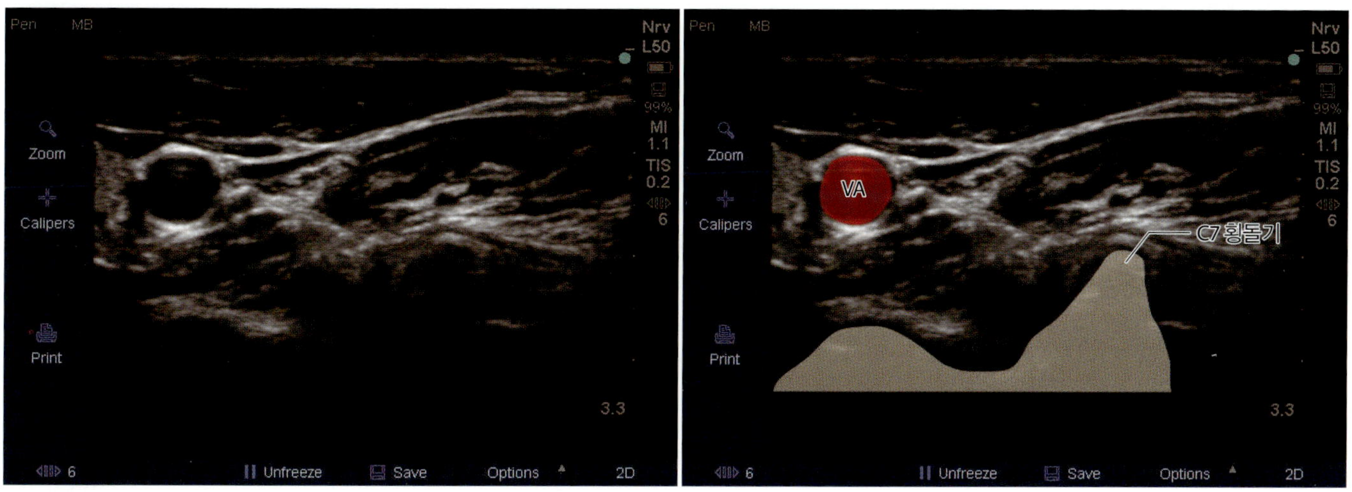

그림 7 추골동맥상

그림 6 의 컬러 도플러로부터 추골동맥을 확인한다.

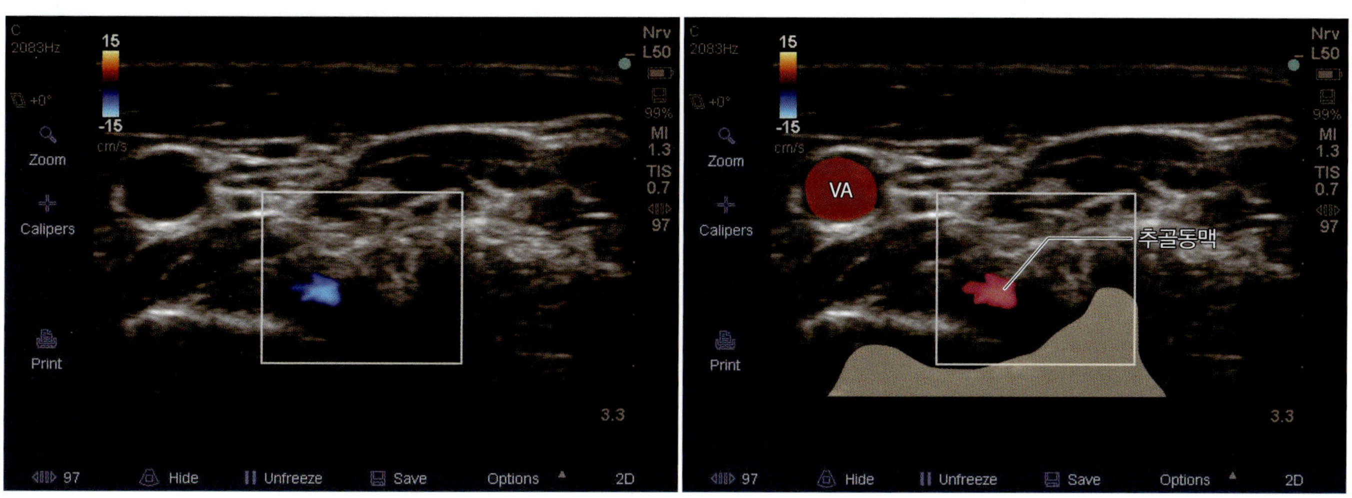

처음부터 끝까지

안정시간

블록 후 에는 30분간 앙와위로 경과를 관찰한다. 처음 5분간은 자입부를 가볍게 압박하여 지혈하도록 한다. 교감신경블록의 효과로 Horner 징후(축동, 안검하수, 결막충혈)가 나타나는 경우가 많다. 가벼운 혈압 저하가 생기는 경우도 있지만 처치가 필요로 하는 일은 적다.

합병증

- **반회신경마비**

국소마취제가 반회신경에 퍼져 블록된 경우 생긴다. 쉰 목소리가 계속 나올 때에는 수분 섭취를 피하도록 지시하고 귀가시킨 후 경과 관찰을 해도 좋다.

- **피하출혈**

압박지혈을 한다. 동맥성 출혈은 경부 혈종에 의한 기도 폐색의 위험이 있기 때문에 유심히 감시한다.

- **상완신경총 블록**

국소마취제가 전사각근과 중사각근의 사이에 퍼진 경우에 생기기 쉽다. 상지의 감각저하에서 근력저하까지 증상은 여러가지 있지만 경과 관찰로 좋아진다. 블록 바늘을 천자 중에 상지에 이상 감각이나 찌릿함을 호소한 경우에는 신경근을 천자했을 가능성도 있기 때문에 유심히 경과 관찰을 한다.

- **경련, 의식소실**

국소마취제의 혈관내 주입으로 인하여 생긴다. 경동맥이나 추골동맥에 주입한 경우 빠르게 발증하기 때문에 주의가 필요하다. 중추신경증상과 동시에 부정맥이나 혈압저하등의 순환기 증상도 나타나기 때문에 그 부분도 주의한다. 입원하여 경과 관찰을 하는 것이 좋다.

- **그 외**

지주막하블록, 경막외블록, 식도천자 등 식도는 통상 좌측에서 확인되는 경우가 많으며, 초음파에서도 관찰 가능하다[7]. 경장근의 얕은층에 기관과 경계가 있으므로 주의한다.

참고문헌

1) McDonnell JG, Finnerty O, Laffey JG. Stellate ganglion blockade for analgesia following upper limb surgery. Anaesthesia 2011; 66(7): 611.
2) Bantel C, Trapp S. The role of the autonomic nervous system in acute surgical pain processing – what do we know?. Anaesthesia 2011; 66(7): 539.
3) Peng PWH. Ultrasound-Guided Cervical Sympathetic Block. Atlas of Ultrasound-Guided Procedures in Interventional Pain Management, Springer Science + Business Media, 2011: 273.
4) Narouze S. Beware of the "Serpentine" Inferior Thyroid Artery While Performing Stellate Ganglion Block Anesth Analg 2009; 109(1): 289-90.
5) Nix CM, Harmon DC. Avoiding intravascular injection during ultrasound-guided stellate ganglion block. Anaesthesia 2011; 66(2): 132.
6) Gofeld M, Bhatia A, Abbas S, et al. Development and Validation of a New Technique for Ultrasound-Guided Stellate Ganglion Block. Reg Anesth Pain Med 2009; 34(5): 475.
7) Narouze S, Vydyanathan A, Patel N. Ultrasound-guided Stellate Ganglion Block Successfully Prevented Esophageal Puncture. Pain Physician 2007; 10(11): 747-52.

III

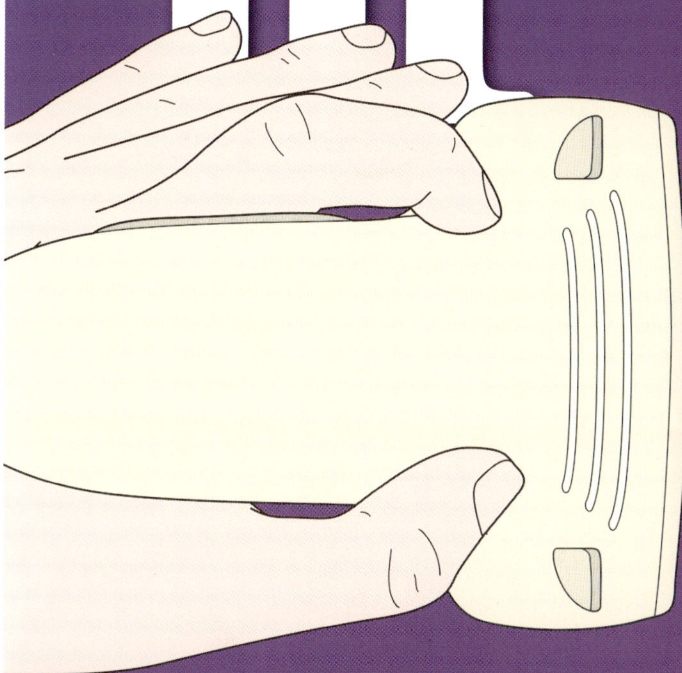

처음부터 시작하는

미추부블록

미추부 경막외블록

처음부터 시작하기

● 초음파 유도 하 블록의 매력

본 서에서는 미추부 경막외블록(Caudal epidural block) 성공을 "주사 바늘 끝이 천미인대(Sacrococcygeal ligament)를 관통하여 천골 경막 외강에 들어가 약이 경막외강에 주입되는 것"으로 정의한다.

요추추간판 탈출증이나 요부 척주관 협착증의 성인환자의 요하지통을 경감시키기 위하여 외래에서 싱글 블록을 하는 것을 전제로 하겠다. 소아 수술 시의 마취는 언급하지 않는다.

초음파 유도 하 미추부 경막외블록은 일반적으로 행해지는 랜드마크법, 즉 손가락으로 천골 열공(Sacral hiatus)을 찾아서 바늘을 찌르는 맹목적 미추부 경막외블록에 비해 성공률이 압도적으로 높다. 초음파 유도 하 성공률은 Chen[1], 카미시마[2]등은 100%로 보고 있다. 필자의 예[3]에서 성공률은 98.2%였다. 반면 랜드마크법에서는 숙련된 시술자라 해도 그 성공률은 75%라고 보고되어 있으며, 문헌에[5] 따라 성공률은 62%인 것도 있다.

초음파 유도 하 미추부 경막외블록은 성공률이 높고 초음파 영상으로 블록이 성공했는지를 확인할 수 있으므로 시술자의 만족도가 상당히 높다. 또한 피부를 바늘로 관통시킨 후 초음파 영상의 시각적 확인 과정이 있기 때문에 바늘 끝으로 천미 인대를 찾는일 없이 경막 외강에 도달할 수 있을 때가 많다. 그래서 환자들이 주사 시 통증을 호소하는 경우가 적다. 성공률이 높아지면 술 후 통증이 완화되는 경우가 많으므로 환자 만족도도 높다.

초음파 유도 하 미추부 경막외블록은 처음엔 시도하기 어렵지만 한번 익숙해지면 매우 간단하다.

> **FOCUS** Chen 등은[1] 초심자라도 약 2시간이면 습득 가능하다고 한다. 필자는 초음파 유도 하 미추부 경막외블록 익숙해진 후에는 다시 랜드마크법을 이용한 시술법은 잘 사용하지 않는다.

필자는 2012년 초음파 유도 하 신경블록의 강연회를 듣고 초음파 유도 하 미추부 경막외블록을 시작했다. 이후에 미추부 경막외블록은 전부 초음파 유도 하로 시행하고 있다. 감염 예를 포함하여 심각한 합병증은 지금까지 발생하지 않았다. 학회에서 초음파 유도 하 블록에 대해 여러차례 보고하고 있는데, 학회장에서 질문은 받지만 아직 주위의 정형외과의가 초음파 유도 하 미추부 경막외블록을 시행했다고 하는 이야기는 많이 들어보지 못했다(필자는 정형외과 개업의이다). 여기에는 몇가지 원인이 있다고 생각한다.

그 첫번째로 일본에서는 정형외과의가 초음파 기기에 익숙하지 않다는 점을 들 수 있다. 필자는 1995년에 의사 면허를 취득했는데 학생시절 강의에서 초음파 유도 하 블록 이야기를 들은 기억이 없었다. 그래서 초음파 유도 하 미추 블록을 "처음부터 마스터"하는 것을 목표로 하는 본서의 취지가 무척 재미있다고 느꼈다(역자 주 : 한국에서도 의과대학 정규 수업 과정에서는 초음파 유도 하 신경블록에 대한 실질적인 교육과정은 존재하지 않고 전공의 수련 과정에서 일부 진료과목에서만 시행되고 있다).

● 초음파 유도 하 블록을 시작하기 전에

다음 점들을 고려하여 기기, 재료를 선정한다.

- 청결 조작을 유지하기 쉬운 것
- 조작이 간편하고 보조자가 번거롭지 않은 것

초음파 유도 하 미추부 경막외블록은 랜드마크법에 의한 블록과 비교하여 수기가 약간 번거롭다. 또 필자의 병원도 그렇지만 임상 현장에서는 일손 부족이 심각하다. 이하 술자(의사)와 보조자 둘이서 초음파 유도 하 블록을 시행하는 것을 전제로 기술하겠다. 보조자는 간호사이면 더 좋지만 간호사가 아니어도 시행 가능하다고 생각한다.

● 준비해야 하는 것(역자 주 : 일본의 의료상황에서 준비하는 것으로 한국에서 사용은 상황에 따라 변형가능하고 참고로 제시된 내용이다.)

- **초음파 기기**

평범한 기기로 시작하는 것이 좋다. 최신 기기가 아니어도 상관없다. 초음파 유도 하 미추부 경막외블록은 2003년 Klocke의 보고가 최초이다[6]. 즉 10년이상 오래된 초음파 기기라도 시행할 수 있다. 초음파 유도 하 미추부 경막외블록은 다른 신경블록과 근본적으로 다른 점이 있다. 기본적으로 신경을 보지 않고 경막외강을 보고 시행하는 블록이라는 점이다. 즉 신경을 보는 기기의 해상도가 낮아도 시행 가능한 것이다. 필자는 2011부터 후지 필름 메디컬사의 SonoSite M-Turbo를 사용하고 있는데 천골 경막외강을 볼 때 불편함을 느낀 점은 없다. 아마 1세대, 혹은 2세대 전의 초음파 기기라도 시행할 수 있다고 생각한다.

FOCUS 필자가 처음으로 초음파 유도 하 미추부 경막외블록을 시행한 기기는 히타치 아로카메디컬사의 에코 카메라 SSD-500이며 그 인증. 승인 년도는 1989년이다! 최신 초음파 기기가 아니어도 충분히 가능하다.

독자가 근무하고 있는 시설의 검사실, 내과 외래 등에 오래된 초음파 기기가 있으면 그것을 사용하여 초음파 유도 하 미추부 경막외블록을 하는 것도 가능하다고 생각한다.

- **초음파 프로브**

리니어 프로브가 필요하다. 천골 경막외강을 한번에 볼 필요가 있어서 천골각과 천골각 사이의 거리 이상의 폭을 가진 리니어 프로브가 바람직하다.

폭이 4 cm 정도 이상이면 좋다고 생각한다. 주파수는 5 MHz면 충분하다. 더 주파수가 낮아도 괜찮을지도 모른다(나중에 언급하겠지만 천골 경막외강의 중앙을 확인하는 것이 중요하지 해상도는 그다지 중요하지 않다고 생각하기 때문이다. 물론 해상도는 높으면 높을수록 좋지만). 참고로 필자는 저주파수 13-6 MHz 고주파 리니어 프로브 HFL38x/13-6을 사용하고 있다.

> **FOCUS** 아주 드물게 비만 환자 중에서 리니어 프로브로는 천골경막외강이 보이지 않는 경우가 있다. 그때에는 컨벡스 프로브를 사용하여 지방층 안쪽에 있는 천골 경막외강을 보고 블록을 시행하고 있다. 고도 비만 환자는 미추부 경막외블록 랜드마크법으로는 어려운 경우가 많다. 초음파 유도 하의 유용성을 가장 잘 발휘할 수 있는 순간이다.

- **초음파 검사용 젤**

소독한 피부 영역의 소독액과 섞이지 않도록 하드 타입이 좋다. 프로브에 부착한 젤과 소독액이 섞이면 바늘의 자입부의 청결 조작을 유지할 수 없게 된다. 초음파 유도 하 미추부 경막외블록은 랜드마크법에 의한 블록과 비교해서 수기가 약간 번잡하다. 감염 위험은 세세한 점도 신경써서 가능한 위험성을 낮추는 방침으로 한다.

- **스왑스틱 포비돈 요오드 S사이즈(리바테프 제약주식회사)**

면봉이 달린 이소딘® 제제이다(역자 주: 포타딘 용액이 발라진 소독 스틱이다). 천골 열공 부의 피부를 소독할 때 필요하다. 면봉의 크기와 포비돈 요오드제의 양(1.6 mL)이 딱 적당해서 애용하고 있다. 초음파 유도 하 미추부 경막외블록은 시술자(의사)와 보조자의 호흡을 잘 맞춰서 해야하는 수기이다. 수기가 느리면 잘 되지 않아서 개별포장, 일회용 제제를 많이 사용하고 있다. 타사에서도 이런 제품들이 나오는 거 같으므로 취향에 맞춰 선택하면 좋다고 생각한다(역자 주: 구입이 불가능한 경우에는 포타딘 용액등으로 적당량을 사용하여 소독하여도 무방하다).

- **티슈 페이퍼**

보통 쓰는 것으로 좋다. 보습성이 높은 티슈 페이퍼, 소위 로션 티슈는 초음파 검사용 젤을 닦아낼 때 젤의 흡수가 나빠 젤이 남는다는 인상이 있어서 추천하지 않는다. 여분의 젤을 확실히 닦아내는 것이 청결 조작을 유지하기 위해서 매우 중요하다.

- **반창고**

주사부를 덮기 위해 필요하다. 필자는 제일 주식회사의 츄샤방 TM L을 사용하고 있다. 이 제품은 패드부가 20 × 20 mm로 크며 여유를 가지고 주사부를 덮을 수 있어서 사용하기 쉽다. 참고로 메디팔 그룹의 주사 패치 L은 츄샤방 TM L의 프라이빗 브랜드이고 츄샤방 TM L과 같은 제품이다(역자 주: 병원 사정에 따라 바늘 자입부에 멸균 반창고를 부착하는 것을 추천한다).

- **타이머**

블록 후의 시간을 측정하기 위해 필요하다. 설정한 시간이 되면 소리가 울리는 게 좋다.

- **키시로카인®주 시린지 0.5%(아스트라제네가 사)**

블록에 사용하는 국소 마취제이다. 0.5% 리도카인 10 mL가 주사기에 채워져 있으며, 개개의 블리스터 포장에 멸균된 것이다. 캡을 쉽게 벗기기 어렵다는 점이 있다. 필자는 개별 포장된 제제가 좋아서 사용하고 있지만 키시로카인® 앰플에서 주사기에 채우는 방법도 나쁘다고 생각하지 않는다(역자 주: 국내에서는 구입이 불가능하여 각각의 병원 사정에 맞추어 국소마취제를 선택한다).

- **데키사트® 주사액 3.3 mg(후지제약 공업주식회사)**

블록에 사용하는 부신피질 스테로이드 이다. 용량은 1.0 mL이며, 덱사메타손을 3.3 mg을 포함한다. 데카드론®과 동일 성분이지만 데카드론®은 서늘한 곳에 보관해야 하는데, 데키사트®은 실온 보관이므로 냉장고까지 가지러 가는 수고를 덜 수 있으므로 데키사트®을 사용하고 있다(역자 주: 국내에서는 덱사메타손과 트리암시놀론 제재를 사용할 수 있다).

- **주사 바늘**

22 G바늘. 길이 32 mm. 필자는 니프로 주식회사의 후로막스® 22G × 1 1/4 S.B를 사용하고 있다. 약을 흡인할 때도, 환자를 찌르는 바늘도 22 G 바늘을 사용하고 있다. 앰플에서 약을 흡인할 때 사용하는 바늘은 반드시 교체하여 환자를 찌르지 않도록 한다. 감염 위험을 낮추기 위한 것이자 바늘 끝이 휘어서 주사할 때 환자가 아픈 것을 막기 위한 것이다. 필자는 바늘이 천미 인대를 관통할 때 터지는 느낌을 얻기 쉬운 22 G를 사용하고 있다(역자 주: 주사시 통증 때문에 좀더 가는 굵기의 바늘을 사용하는 것도 가능한다).

● 시술 전 합병증의 설명

- **술 후 일과성 신경마비, 이로 인한 전도, 골절 위험성의 설명, 뇨폐, 뇨실감**

초음파 유도 하 미추 블록은 거의 전례에서 블록이 성공하므로 일과성 신경마비로 인한 하지 근력 저하와 뇨폐가 일어나기 쉽다. 시술 전에 충분한 설명이 필요하다.

- **경막외혈종, 경막천자, 지주막하주입, 혈관내 주입, 국소 마취제 중독**

지주막하강이나 혈관 내에 국소마취제가 주입될 때가 있다. 초음파 유도 하 법에서는 약의 주입을 관찰할 수 있으므로 비교적 적게 일어난다고 생각한다. 그러나 지주막하 주입에 반해 천골열공에서 경막낭하단까지 거리는 통상 4~5 cm라는 것에 유의하는 것이 중요하다[7]. 혈관내 주입에 관해서는 역류 테스트를 하는 것과 약을 조금씩 주입하는 것이 중요하다.

- **감염**

본서에서는 멸균 커버를 사용하지 않는 방법을 언급하겠다. 감염에는 최대한 유의해야 한다.

- **금기**

출혈 경향이 있는 환자, 항 응고제를 내복하고 있는 환자에게는 금기이다.

처음부터 마스터까지

● 초음파 유도 하 블록의 시작

먼저 전원을 넣는다. 화면은 B모드(조직을 평면으로 확인할 수 있는 일반적인 모드)로 한다. 환자를 복와위로 하고 하지를 20°정도 밖으로 뻗게하며, 발은 안쪽으로 향하게 하여 둔근을 완화시킨다 그림 1. 이 자세를 잘 취하게 되면 골반 아래에 베개를 끼우지 않아도 블록을 시행하기 쉽게 된다. 골반 아래에 베개를 넣어 천골부를 높게하는 것을 많이 추천하기도 하지만, 필자는 배게를 사용하지 않고 하고 있다. 비만환자라도 불편함을 느낀적은 없다. 오히려 체위가 안정되어 블록을 하기 쉽다고 느낀다. 초음파 유도 하 천골 열공 블록에서는 측와위 보다 압도적으로 복와위가 쉽다고 생각된다[8]. 초음파 프로브의 위치가 안정되기 때문이다. 장루(스토마)가 있어서 복와위를 할 수 없는 경우에는 측와위로 블록하기도 한다.

FOCUS 환자의 의복은 둔열이 확인되는 위치까지 충분히 내린다. 수기 중에 의복이 올라가면 청결 조작을 유지할 수 없다.

오른손 잡이 시술자(의사)의 경우 시술자는 복와위를 한 환자의 왼쪽에 위치를 잡고, 보조자는 환자의 오른쪽에 위치를 잡는다. 즉 환자와 침대를 사이에 두고 시술자와 보조자가 마주본다 그림 2.

시술자는 손가락 끝으로 체표에서 천골 열공을 촉지할 수 있는지 확인한다. 좌우 천골각을 체표의 랜드 마크로 한다 그림 3.

그림 1 초음파 유도 하 미추 블록의 체위

복와위로 시행한다. 환자의 양측 엄지발가락이 안쪽을 보게하면 둔근이 이완되어 초음파 프로브를 대기 쉽다.

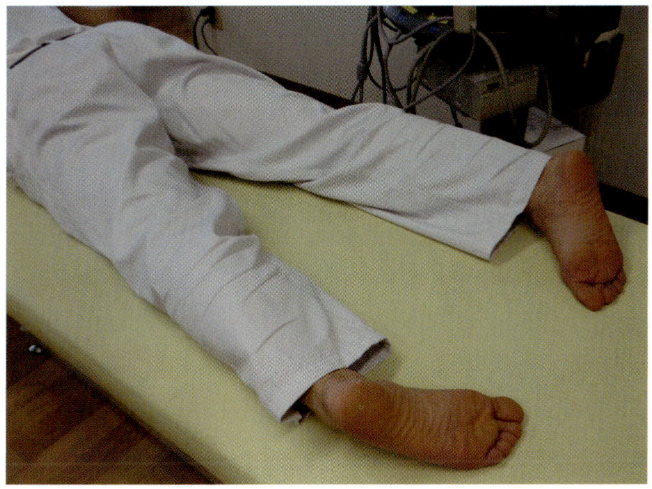

그림 2 시술자, 보조자, 환자의 위치 관계

오른손 잡이 시술자(의사)의 경우, 시술자는 복와위를 한 환자의 왼쪽에 자리를 잡고, 보조자는 환자의 오른쪽에 위치한다. 즉 환자와 침대를 사이에 두고 시술자와 보조자가 마주본다.

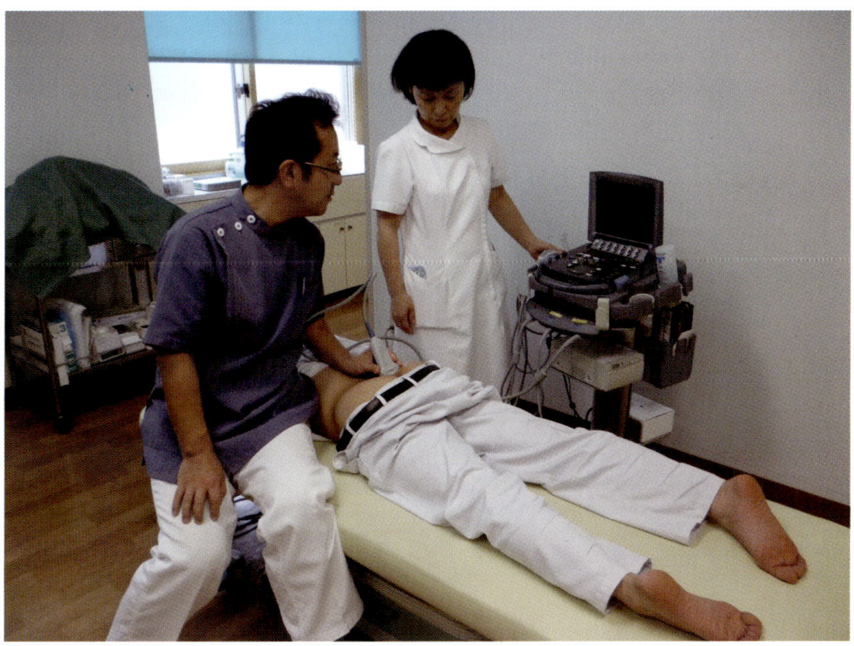

● 천골 경막 외강을 찾는다.

초음파 젤을 바르거나 리니아 프로브를 대서, 천골경막외강의 횡단면을 본다. 시술자가 침대에 앉아서 가능한 환자 옆에 위치한다. 리니아 프로브는 왼손으로 감싸듯이 부드럽게 들고, 약지가 음향방사면의 높이가 되도록 한다 그림 4. 왼쪽 새끼손가락을 환자의 몸에 가볍게 대서 초음파 프로브를 고정한다 그림 5. 즉 초음파 프로브, 약지, 새끼손가락 3부분을 고정시키는 것이다. 이렇게 함으로 초음파 프로브의 위치가 안정되고, 또 프로브를 정밀하게 움직여 천골 경막외강을 찾을 수 있다.

그림 3 천골 열공 촉지

랜드마크법과 마찬가지로 천골 열공(○)을 손가락으로 찾아서 대강의 위치를 가늠해 본다

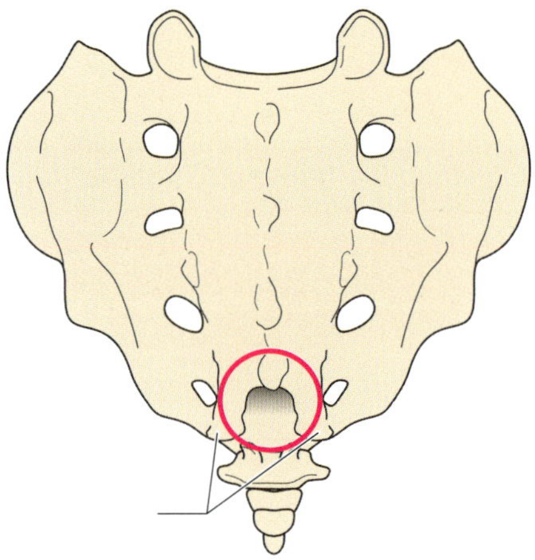

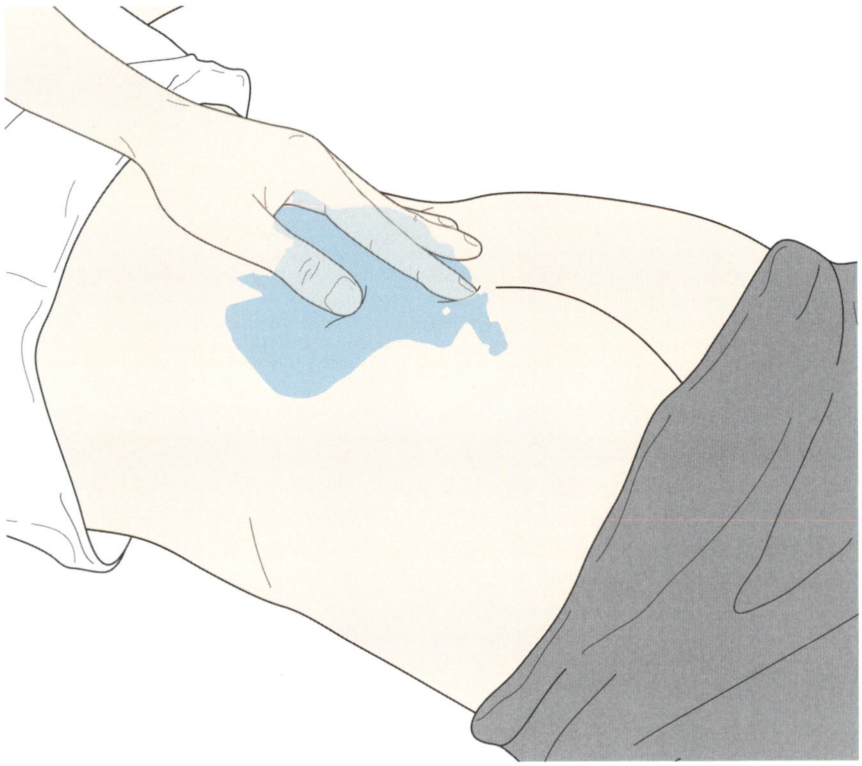

그림 4 초음파 프로브를 잡는 법

리니아 프로브를 왼쪽에 감싸는 것처럼 부드럽게 쥐고, 약지가 음향방사면의 높이가 되도록 한다(←).

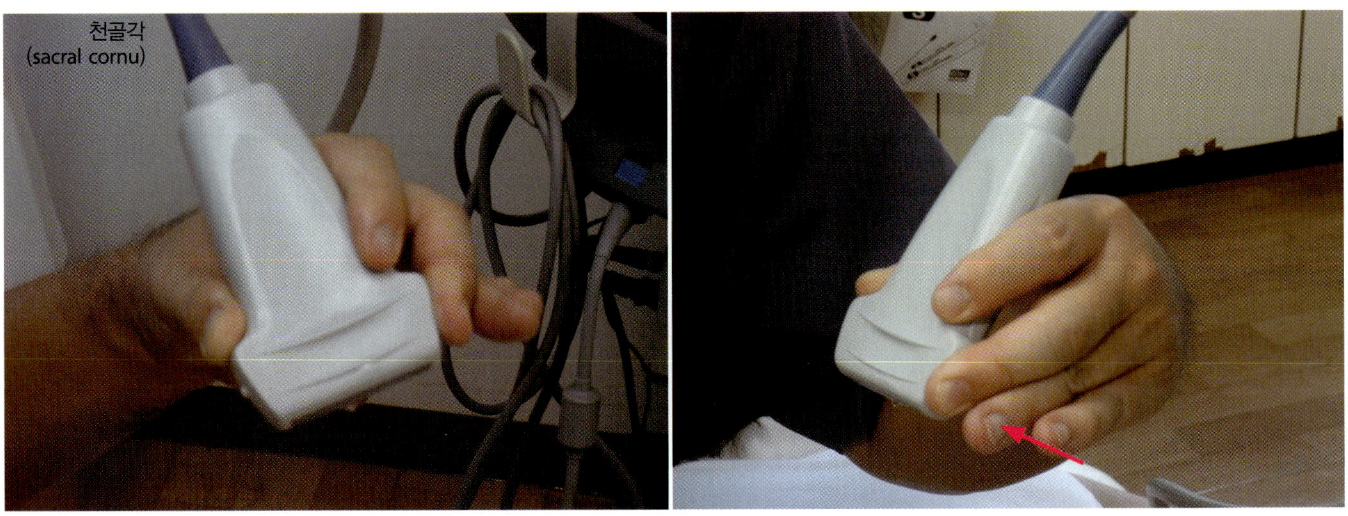

FOCUS

- 초음파 영상은 프로브의 방향을 조금 기울이는것 만으로도 영상이 전혀 달라지는 경우가 있다(이방성). 프로브를 미세하게 움직여서 최적의 프로브의 위치와 방향을 찾는 것을 확인할 필요가 있다. 그렇게 하기 위해서는 부드럽게 프로브를 조작하는 것이 매우 중요하다 그림 6.
- 시술자는 될 수 있으면 환자 가까이에 앉는 것이 중요하다. 시술 부위와 몸을 가깝게 하는 것으로 초음파 프로브 조작이 쉬워지며, 영상이 흔들리는 것도 줄어든다. 겨드랑이를 좁히는 것도 중요하다 그림 7.

그림 5 초음파 프로브 고정법

왼손의 새끼손가락을 환자의 몸에 살짝 대서 초음파 프로브를 고정시킨다. 즉 초음파 프로브, 약지, 새끼손가락 3부분을 고정시키는 것이다. 이렇게 함으로 초음파 프로브의 위치가 안정되고 또 프로브를 정밀하게 움직여 천골경막외강을 찾을 수 있다.

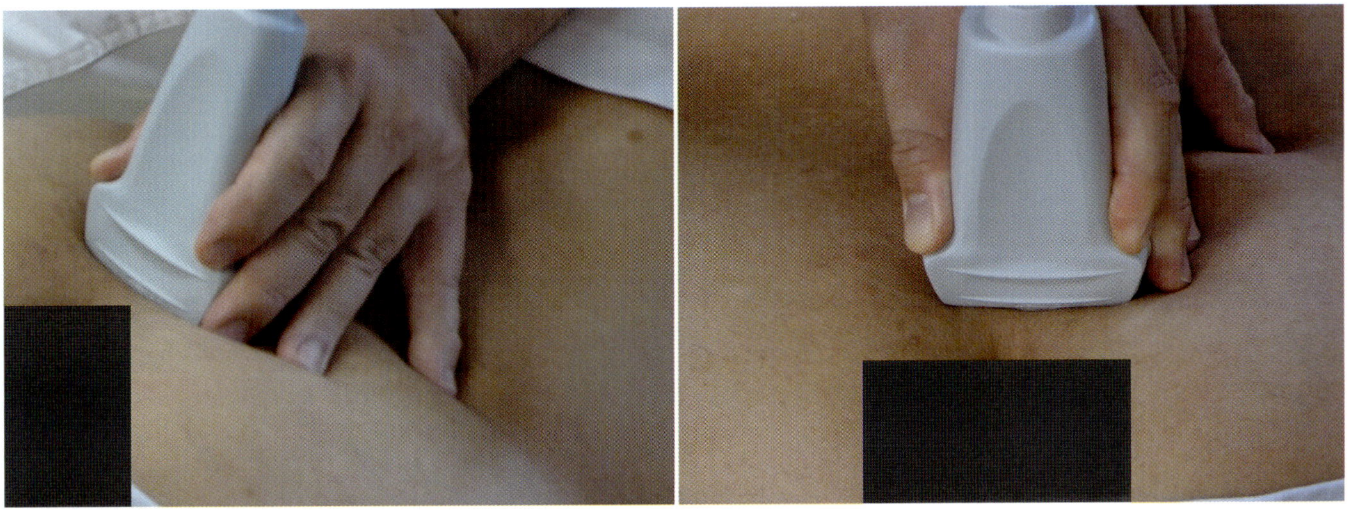

그림 6 초음파의 이방성

초음파 영상은 프로브의 방향을 조금 기울이는 것만으로도 영상이 전혀 달라지는 경우가 있다(이방성). 프로브를 미세하게 움직여서 가장 좋은 프로브의 위치와 방향을 확인하는 것이 필요하다. 그렇게 하기 위해서는 프로브의 조작을 부드럽게 하는 것이 매우 중요하다.

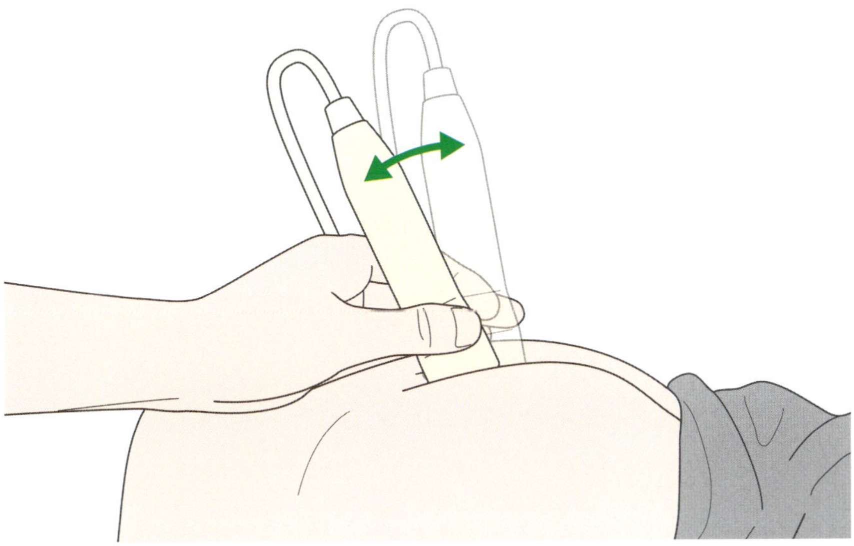

그림 7 시술 부위와 몸을 가깝게 한다.

시술자는 될 수 있으면 환자 가까이에 앉는 것이 중요하다. 시술 부위와 몸을 가깝게 함으로 초음파 프로브의 조작이 쉬워지며, 영상의 흔들림도 적어진다. 겨드랑이를 붙이는 것도 중요하다.
a: 좋은 예. 시술자가 환자에 가깝게 있다. 겨드랑이도 붙였다.
b: 나쁜 예. 시술자가 환자로부터 떨어져 있다. 겨드랑이를 뗐다.

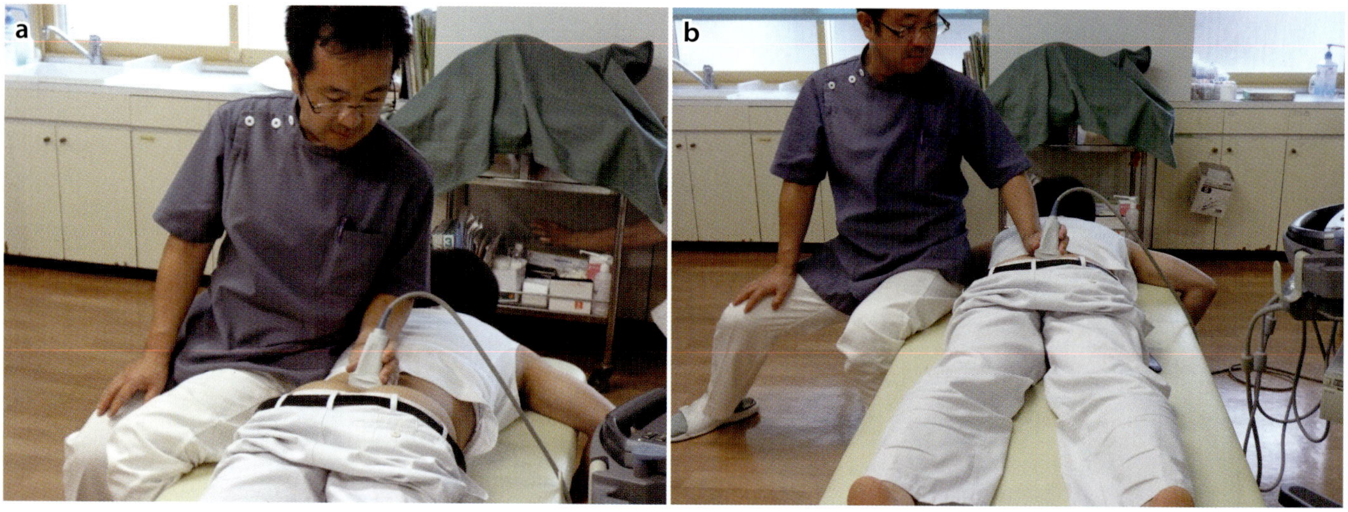

좌우 천골각(Sacral cornu)을 잇는 라인에 프로브를 댄다[9]. 초음파 횡단면 영상을 확인한다 그림 8 미측에서 두측을 본다. 영상에 나타난 것이 표면, 표면을 향해 오른쪽이 우측이다. 먼저 표면에서 가까운 위치에 좌우 천골각이 고에코성으로 영상이 관찰된다. 천골각에 낀 부위가 천골열공이다. 천미인대는 천골각에 끼여서 화면에 나타난다. 천골의 뒷면은 천미인대 보다 깊은 부위에 고에코성으로 관찰된다. 천미인대와 천골 뒷면 사이에 천골 경막외강이 존재한다. 천골 열공은 형태 이상이 많아서 5~10%가 자입 불가능이라고 하기도 하지만[7], 시술 전에 초음파 기기로 천골 열공을 확인해서 형태 이상으로 인해 블록을 단념하는 경우는 적다[2].

중요한 것은 경막외강을 초음파 횡단상의 중앙에 두는 것이다 그림 9. 필자의 시험에 의하면 천골 경막외강의 중앙과 둔열(Gluteal fold)은 일치하지 않는다. 대부분 어긋나 있다. 천골경막외강이 둔열보다 오른쪽에 치우친 경우가 많다는 인상이 있다. 증례에 의하면 1 cm이상 어긋난 경우도 있다 그림 10. 프로브 끝을 약간 꼬리쪽(미측)으로 기울여서 초음파 단축상(횡단상)에 천골경막외강이 확인되면 약간 그 미측에 블록 대상이 있다(그림 18에서 확인).

필자는 보조자와 둘이서 초음파 유도 하 미추부 경막외블록을 시행하고 있다. 감염을 막기 위해서는 약은 시술자 자신이 미리 만들어 두지 않고, 즉시 주사해야 한다고 생각한다. 이하 그 방법을 설명하겠다(직원 수의 여유가 있다면 간호사가 약을 채워 의사에게 주는 방법도 가능할 것으로 생각된다).

그림 8 초음파 단축상에 의한 미추부경막외강

a: 미측에서 두측을 본다. 화면상이 표면이다. 먼저 표면에서 가까운 위치에 좌우 천골각이 고에코성으로 관찰된다. 천골각에 끼인 부위가 천골 열공이다. 천미인대는 천골각에 끼여서 나타나고 천골의 뒷면은 천미인대 보다 깊은 부위에 고에코성으로 화면에서 관찰된다. 천미인대와 천골뒷면 사이에 천골경막외강이 존재한다.

b: 블록성공시. 천골경막외강이 넓어진다.

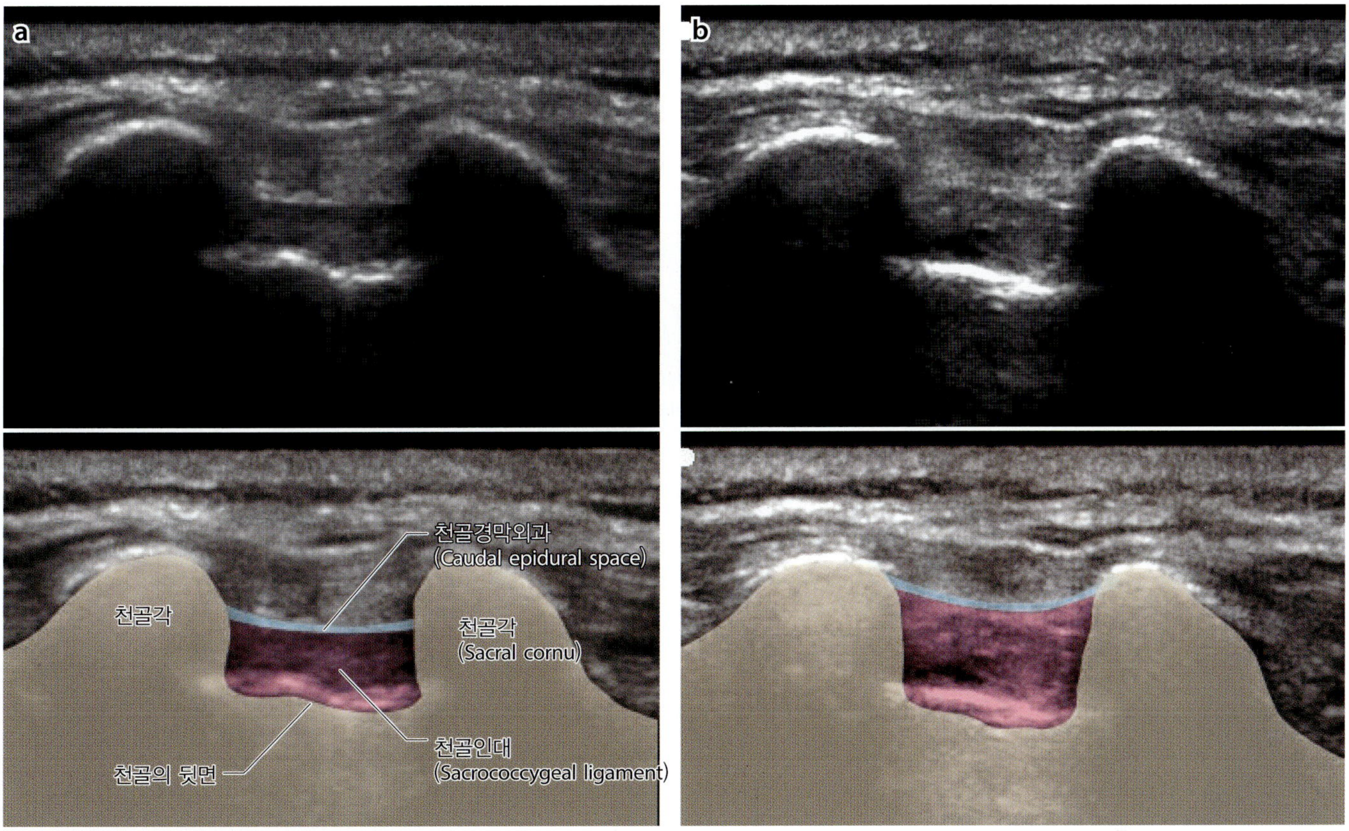

그림 9 **경막외강의 좋은 영상 만들기**

초음파 단축상에 천골경막외강을 한가운데로 가져오는 것이 중요하다.

a: 좋은 예

b, c: 나쁜 예. 오른쪽(b)이나 왼쪽(c)으로 어긋나 있다. 실패할 때가 많다.

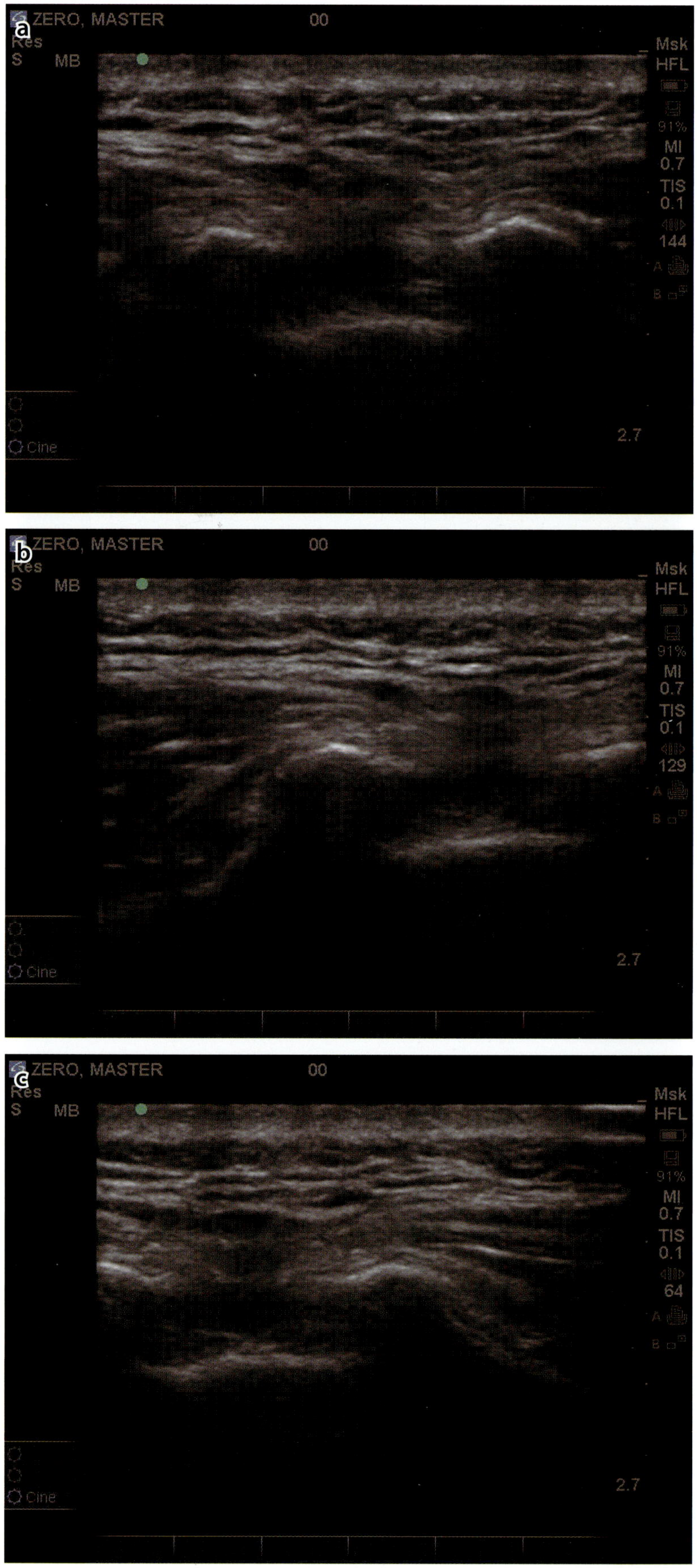

그림 10 천골경막외강의 중앙과 둔열의(gluteal cleft, fold) 불일치

천골경막외강의 중앙과 둔열은 일치하지 않는다. 천골경막외강이 둔열보다 오른쪽에 어긋나 위치한 경우가 많다고 생각한다. 증례에 따라서는 1 cm 이상 기울어진 경우도 있다.

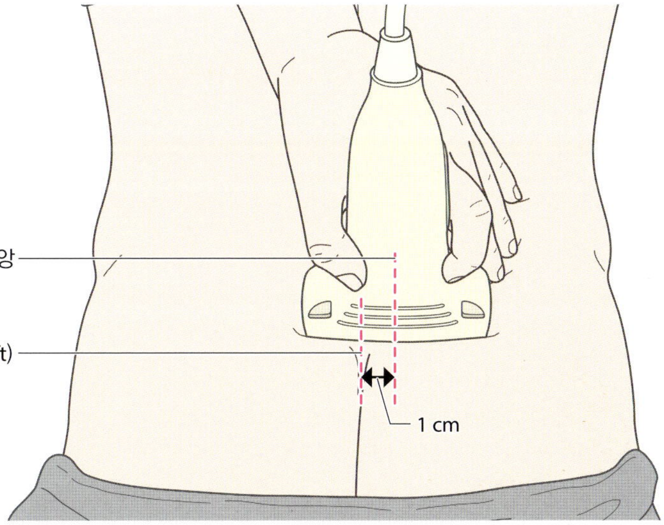

> **FOCUS** 랜드마크법에 의한 천골 열공 블록의 성공률은 숙련된 시술자도 75%에 불과하다고 한다[4]. 랜드마크법의 실패 예의 이유는 아마 바늘 끝이 좌, 우 어딘가로 어긋나 경막 외강을 벗어난 것이라고 추정된다. 초음파 영상에서 천골 경막외강의 중심을 확인하면 블록의 반은 성공한 것과 마찬가지라고 여겨진다(세로방향으로 바늘 끝이 어긋나는 경우는 적다고 생각한다).

● 주사준비(역자 주: 일본에서의 사용약제이므로 한국에서는 다른 약제를 사용한다.)

초음파 단축상으로 천골 열공, 천골 경막외강을 확인하면 초음파 프로브 미측에 삐져나온 젤을 티슈페이퍼로 닦아낸다 그림 11. 그후 프로브를 환자에게서 떼면, 프로브의 음향방사면에 묻은 젤이 환자의 피부에 소량 남아 지표가 된다 그림 12.

일단 환자로부터 떨어진다. 알콜 소독제를 양손에 발라 충분히 소독한다. 먼저 데키사트® 앰플을 알콜소독 한다. 다음 키시로카인®주 시린지 0.5%를 플리스터 포장에서 떼어 캡을 벗긴다. 캡은 멸균한 섭자로 벗긴다 그림 13. 실린지에 22 G 바늘을 장착하여 데키서트® 앰플을 잘라 흡인한다. 키시로카인®주 시린지 0.5% 용량은 거의 10 mL이므로, 키시로카인®을 0.5 mL정도 버린다. 일단 22 G 바늘을 뺀 후 새로운 22 G바늘을 장착한다. 이러한 일련의 수기에서 시린지와 22 G 바늘의 조인트 부분의 2 cm는 일체 만지지 않도록 한다. 조인트 부분에서 2 cm 부분이 닿은 경우 혹은 닿았는지 망설여지면 주저하지 말고 시린지와 바늘을 폐기한다. 감염을 막기 위한 조치이다.

> **FOCUS** 본 병원에서는 2012년부터 초음파 유도 하 미추 블록을 시행하고 있는데 감염 예는 1예도 없었다. 그외 슬관절, 고관절, 족관절, MTP 관절, 수관절, 견관절, 견쇄관절 등 정형외과 외래에서 행하는 관절강내 주사는 거의 모두 초음파 유도 하로 하고 있는데, 필자가 확인할 수 있는 범위 안에서 감염 예는 없다.

그림 11 젤을 닦아낸다.

초음파 단축상에서 천골열공, 천골경막외강을 확인했으면 초음파 프로브의 미측에 삐져나온 젤을 티슈페이퍼로 닦아낸다.

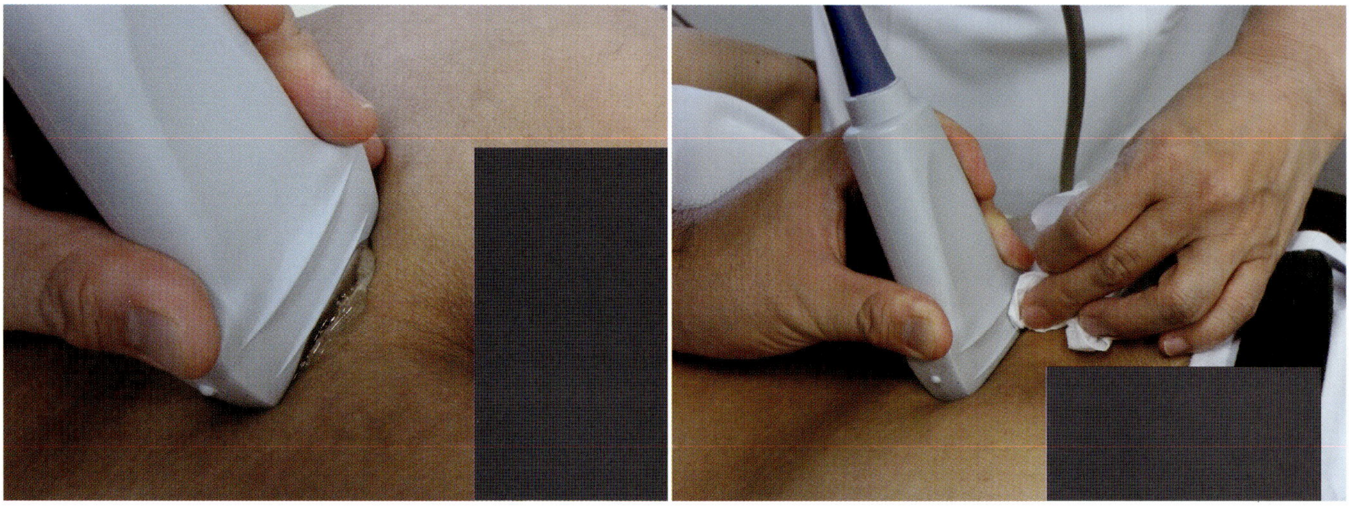

그림 12 남은 젤을 이용한 지표

프로브를 환자에게서 떼면 프로브의 음향방사면에 묻었던 젤이 환자의 피부에 소량 남아 프로브를 놓아야 할 위치의 지표가 된다.

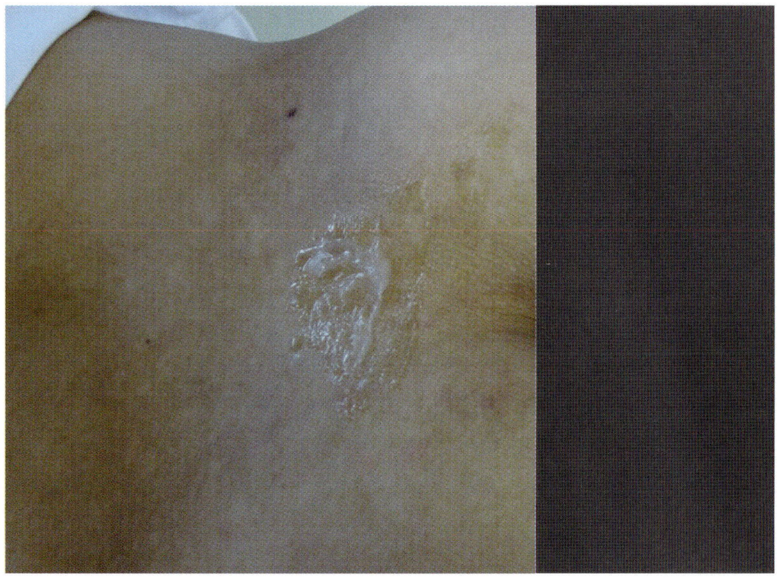

그림 13 주사 준비

키시로카인®주 시린지 0.5%를 브리스터 포장에서 떼고 캡을 벗긴다. 캡은 멸균한 가위 등을 이용하여 벗긴다.

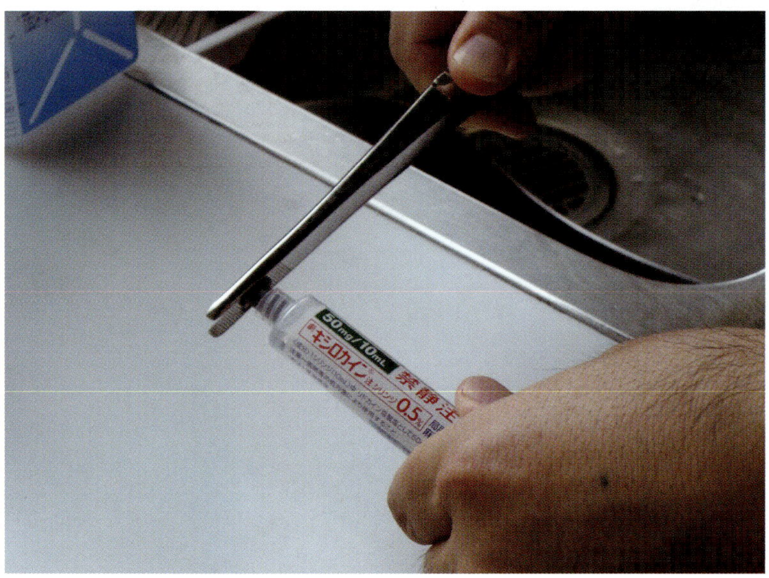

● 바늘의 자입

바늘을 장착한 실린지를 가지고 환자에게 온다. 초음파 프로브를 보조자로 부터 받아 환자의 피부에 묻은 젤 표시에 프로브를 댄다. 그때 젤이 프로브 미측에 삐져나오지 않도록 주의 한다. 삐져나온 나온 경우에는 보조자에게 닦아달라고 한다.

프로브 끝을 약간 미측으로 기울여 포비든 요오드(스와브스틱)로 소독을 한다. 프로브에서 2 cm정도 미측에 바늘을 찌를 것이므로 그 포인트를 중심으로 원형으로 소독한다 그림 14, 그림 15. 그때 약 포장을 뜯는 수기는 보조자에게 도움을 받고 시술자는 천골열공에서 시선을 떼지 않도록 한다.

> **FOCUS** 이 수기가 번거롭지만 여러 번하다 보면 능숙해진다. 실제 환자에게 블록을 하기 전에 일련의 수기를 10번 정도 반복해서 연습해 보는 것을 추천한다.

그림 14 소독

a, b: 보조자는 오른손으로 면구의 위에서 수직으로 누르고, 왼손으로 포비돈 요오드를 찌부러뜨린다.
c: 잡는 부분이 살짝 위로 가게 해서 시술자에게 전달한다.
d, e: 시술자는 스틱을 받고, 요오드를 밀어 내듯해서 적당히 짜낸다.
(역자 주: 편의에 따라 포타딘 볼로 주변을 잘 소독하여도 무방하다.)

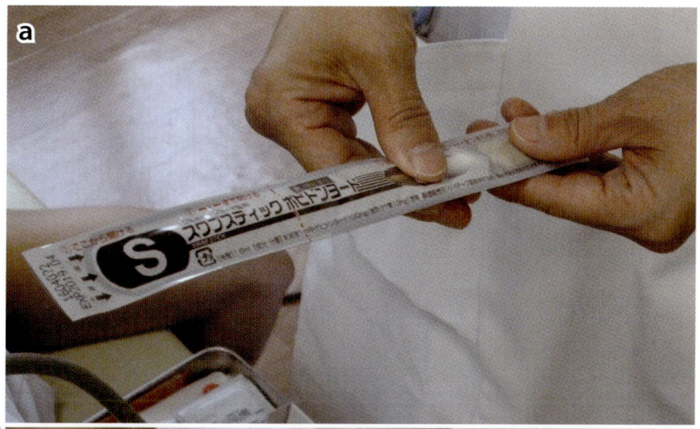

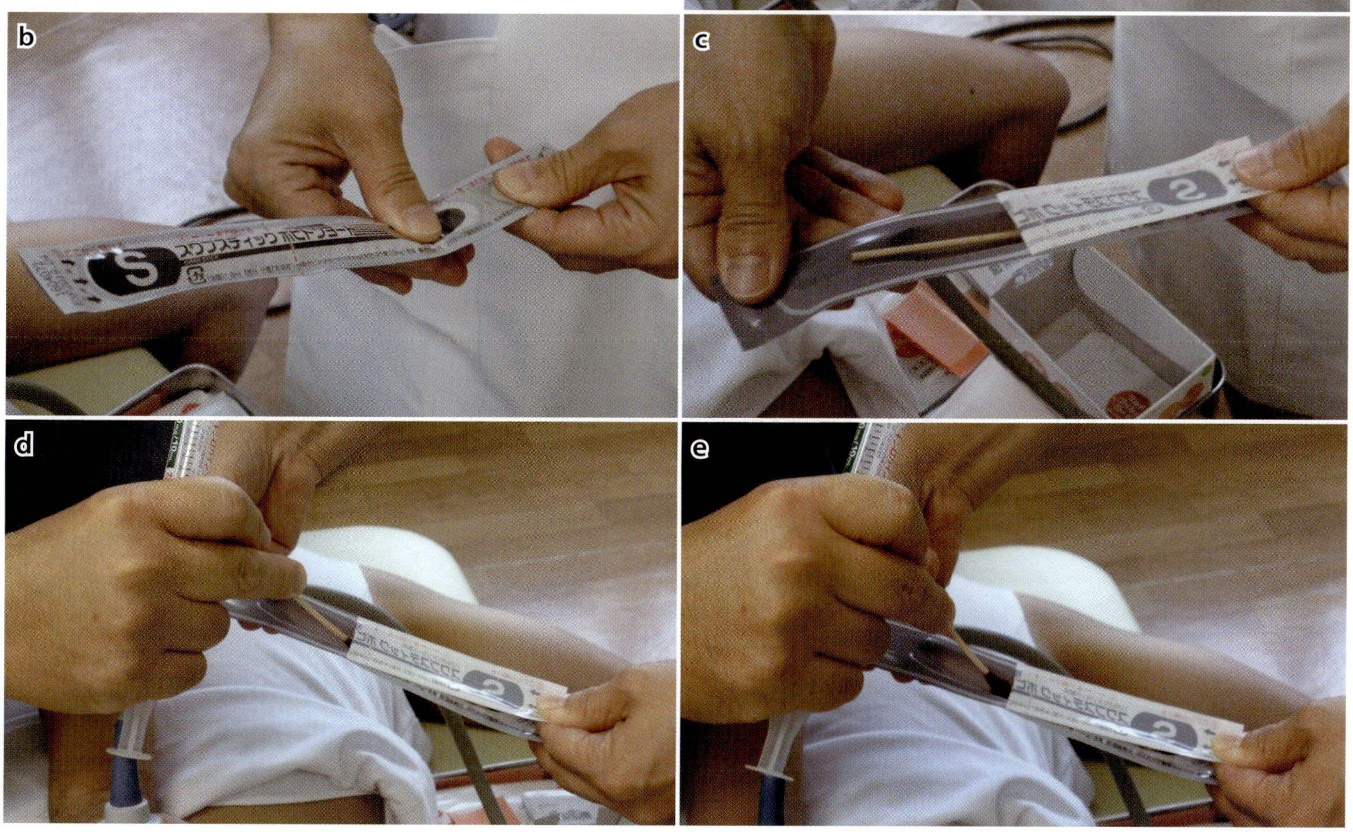

소독 부위가 건조되는 것을 기다리고, 초음파 횡단상으로 천골경막외강을 확인하며 22 G 바늘을 찌른다. 프로브 및 초음파 젤과 포비돈 요오드의 소독 범위는 반드시 떨어져 있어야 한다 그림 15. 젤은 청결하지 않으며(점탄성은 있지만) 주사 부위에 흐르면 더러워 질 위험성이 있기 때문이다. 그것을 막기 위해서, 다시 말하자면 프로브와 주사부위 사이의 거리를 두기 위해 프로브의 선단을 약간 미측으로 방향을 트는 것이다 그림 16. 여기가 중요한 포인트이다. 일련의 수기는 no touch 수기가 참고가 된다[10].

횡단상(단축상)에서 천골 열공, 경막외강이 화면 중앙에 오면 실패할 일은 적다. 바늘과 주사기는 바늘 끝이 약간 두측을 향하도록 찌른다. 바늘을 찌르면 천미인대를 관통할 때 터지는 느낌을 얻을 수 있다. Chen등은[1] 초음파 유도 하 미추부 경막외블록을 시행한 70예 모두 터지는 느낌이 있었다고 한다. 본 실험 결과로는 초음파 유도 하 천골 열공 블록의 성공 예 중 5.5%가 터지는 느낌이 없었다[3] 그림 17.

그림 15 소독 범위의 주의점

초음파 젤과 포비돈 요오드 소독범위는 반드시 떨어져 있어야 한다(화살표 표시).
젤은 청결하지 않으며(점탄성은 있지만) 주사부 위에 흘러 더러워 질 위험성이 있기 때문이다.

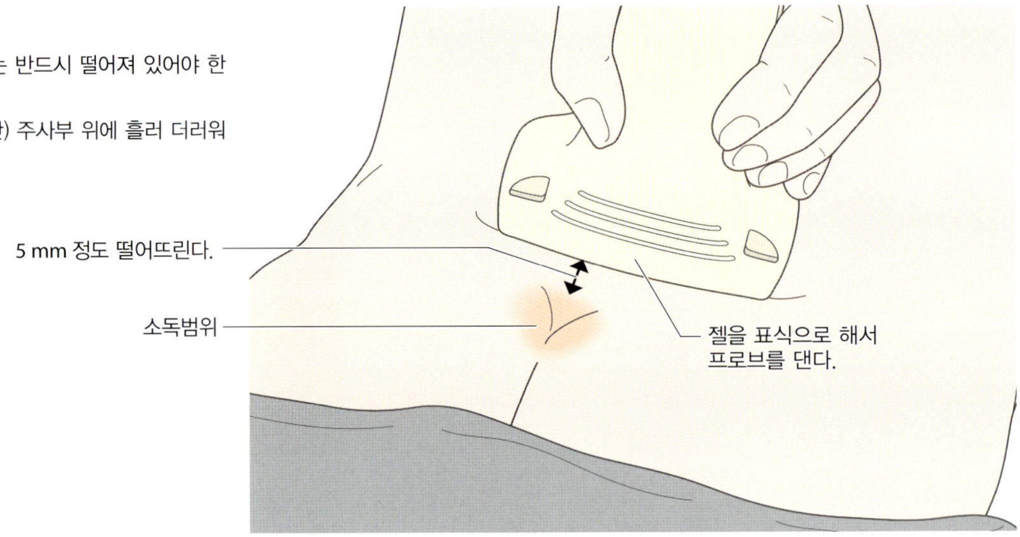

그림 16 초음파 프로브 테크닉

초음파 프로브의 끝 미측으로, 바늘의 끝은 두측으로 방향을 튼다. 일러스트에서는 알기 쉽도록 약간 과장하여 그렸는데 실제로는 수직에서 1~2° 정도 돌린 것이다.

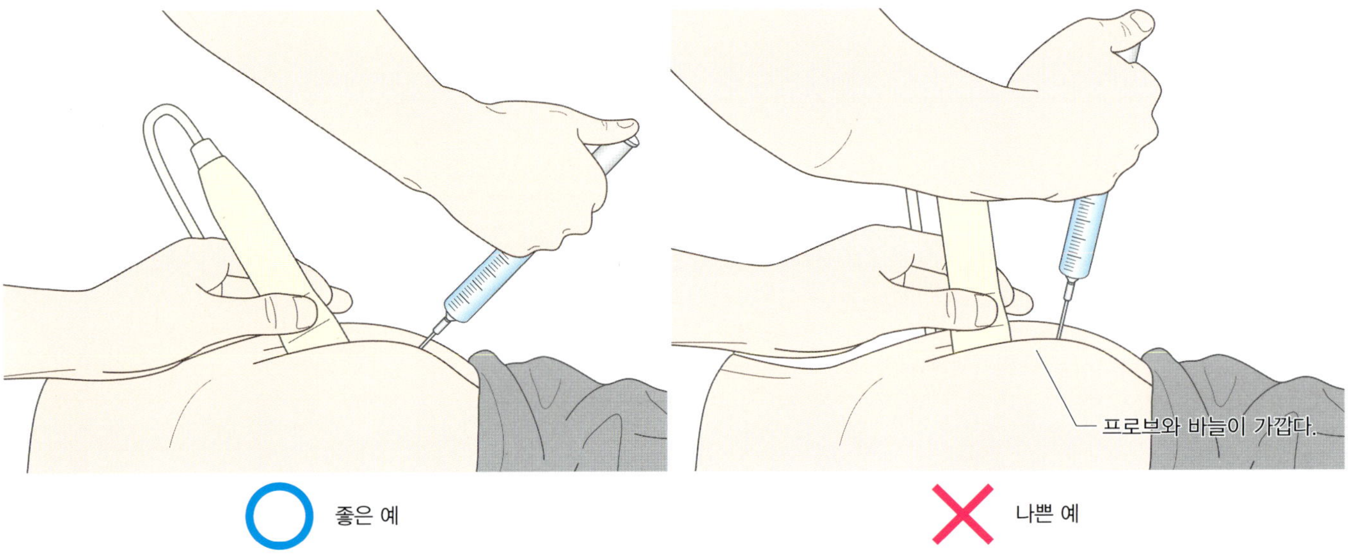

FOCUS 개인적인 견해로는 터지는 느낌의 유무가 바늘이 경막외강에 자입했는지 아닌지의 완전한 표식이 되는것이 아니라 어디까지나 기준 중의 하나라고 본다[3].

그림 17 터지는(pop) 느낌

초음파 유도 하 미추 블록의 성공 예 중에서 터지는 느낌의 유무이다. 5.5%에서 터지는 느낌이 없었다.

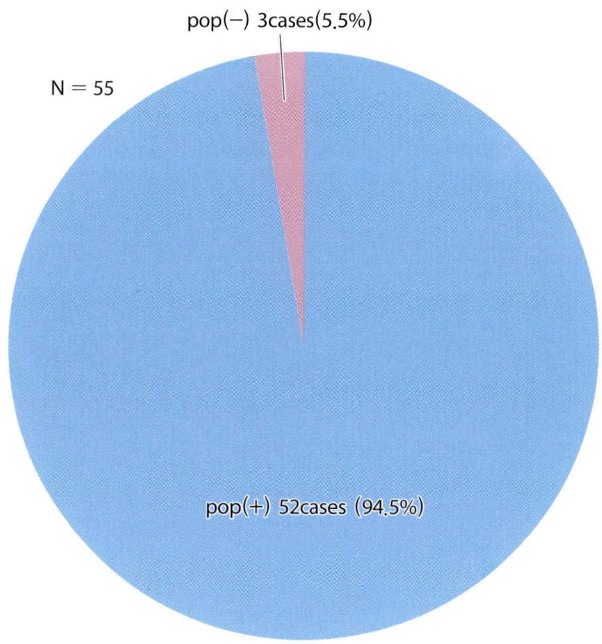

● 프로브를 다루는 방법

여기에서 초음파 프로브의 위치와 방향을 처음부터 확인한다 그림 18. 프리스캔(pre-scan)에서 천골경막외강을 확인했을 경우에는 두미측에서 2 cm정도의 폭이 있다.

프로브를 조작해서 천골 경막외강 전체를 관찰한다. 이 단계에서 프로브의 방향은 환자의 피부와 수직이다. 그 후 프로브는 그림 18b의 위치에 둔다. 즉 천골 경막외강의 가장 두측인 것이다. 그리고 프로브를 미측으로 돌리면, 바늘이 경막외강에 자입할 수 있는 범위를 넓게 가져갈 수 있다고 생각한다 그림 18c.

주사기의 밀내를 당겨서 혈액이 역류하지 않는지 확인한 후에(흡입테스트), 약을 주입한다. 1~2 mL씩 분할 투여한다[9]. 터지는 느낌이 있는 경우에는 바늘 끝이 경막외강에 있다고 생각해도 될 것이다. 터지는 느낌이 없는 경우도 먼저 약을 주입해 본다. 그때 천골 경막외강의 확장을 확인하고, 또 경막외강에 약의 흐름을 저에코성으로 확인했으면 바늘 끝이 경막외강에 있는 것이며, 수기가 성공한 것으로 본다.

FOCUS 단 천골관이 좁은 경우는 약을 주입할 때 일과성 의식 소실이 일어날 경우가 있다고 보고된 바가 있으므로, 천골각이 극단적으로 낮거나 천골각이 없는 경우는 블록을 보류하는 편이 나을지도 모른다[11].

그림 18 초음파 프로브의 위치와 방향

a: 미리 스캔했을 때 천골 경막외강을 확인한 경우에는 두미측에서 2 cm 정도의 폭이 있다. 화살표 표시처럼 프로브를 조작하여 천골 경막외강 전체를 관찰한다. 이 단계에서 프로브의 방향은 환자의 피부와 수직으로 한다.

b: 프로브는 천골 경막외강의 가장 두측에 둔다.

c: 그리고 나서 프로브 끝을 미측으로 돌리면(초록색 화살표), 바늘이 천골 경막외강을 자입할 수 있는 범위를 넓게 가져갈 수 있다.

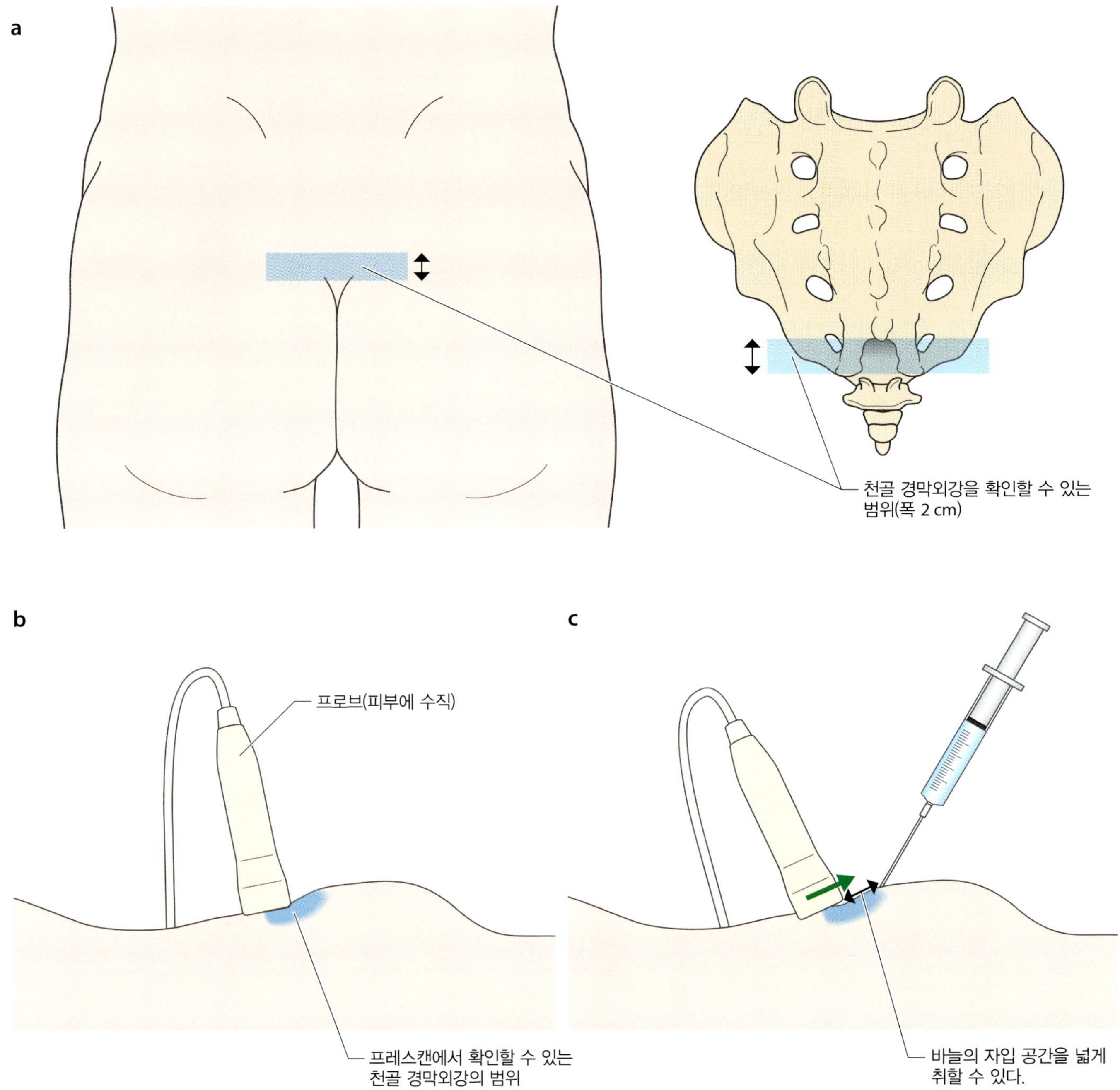

● **주사의 실제**

주사는 단축 주사로 횡단상을 확인하면서 교차법으로 시행한다. 장축 주사로 정중 단상을 보며 평행법으로 바늘을 찌르는 것 보다 자입되는 바늘이 짧게 끝나며 환자의 통증이 적다고 여겨지기 때문이다. 또 성인에게는 골화가 보다 강하며, 음향 음영이 생기기 쉬운 이유에서도 평행법 보다 교차법이 유용하다고 생각한다[2].

필자는 카미시마등의[2] 방법과 마찬가지로 바늘 끝을 초음파 단축상으로 보며 확인하지 않는다. 바늘 끝을 초음파 영상으로 보며 확인할 경우 초음파 프로브와 주사 바늘이 가까워져서 본서에서 멸균 커버를 사용하지 않는 방법으로는 청결 조작을 유지하기 어렵다. 바늘 끝을 보며 확인하지 않아도 천골 경막외강을 초음파 단축상의 중앙에 가져 오는 것으로 거의 모든 경우 문제없이 블록을 성공시킬 수 있다고 생각한다. 참고로 Chen등은[1] 바늘을 보고 확인해 가며 약을 주입한다. 프로브에 멸균커버를 씌워서 멸균 글로브를 끼고 바늘 끝을 확인하며 주사하는 것이 보다 확실하다고 본다. 그러나 수기가 번거롭게 되버려서 현실적이지 못하다고 생각한다.

경막외강의 약의 흐름을 확인하기 어려운 경우는 컬러 도플러를 사용하여 확인하고 있다. 경막외강 색조의 변화가 확인된 경우 약이 주입 되어 수기가 성공한 것이다.

FOCUS

본 서에서는 멸균 커버와 멸균 겔을 사용하지 않고 하는 방법을 소개하고 있다. 임상 현장에서 멸균 커버, 젤을 사용하는 것은 그 번거로움과 비용을 고려했을 때 현실적이지 않다고 생각한다. 혹시 상기의 것들을 사용하여 완전히 청결 조작으로 수기를 시행한 경우에는 터지는 느낌을 찾기 위해 여러 번 바늘을 찔러 볼 수 있어서 성공률도 100%가 된다고 생각한다. 그러나 외래에서 요하지통환자에게 싱글 블록을 할 경우 본서의 방법이 현실적이라고 생각한다. 성공률도 본 실험 예에서 98.2%로 높다[3]. 혹시 100% 성공률을 위한다면 멸균 도구들을 사용하여 시행해 볼 수도 있다. 그러나 역시 감염되지 않도록 충분히 유의하여 실시하기 바란다.

앞에 기술한 바와 같이 초음파 횡단상에 천골 경막외강을 화면의 중앙에 가져 오는 것이 되면 실패할 확률은 낮아진다. 그러나 바늘이 앞으로 나아가지 않는 경우도 있다. 그때에는 2, 3회는 바늘로 천미 인대를 찾아보는데 그렇게 해도 잘 되지 않으면 포기하고 수기를 그만둔다. 이 부분은 중요하다. 수술을 위해 하는 마취가 아니기 때문이다. 다만 실제 약을 주입하지 않은 채 그만두는 경우는 거의 없다.

약 주입을 끝내서 바늘을 빼면 보조자에게 자입부를 스틱으로 누르고 압박 지혈을 부탁한다. 이어서 스틱을 시술자가 왼손으로 받고, 초음파 프로브를 조수에게 건네서 정리해 달라고 하며, 시술자가 스틱을 떼고 보조자가 반창고를 붙이면서 수기를 종료한다(역자 주: 상황에 따라 거즈등으로 지그시 눌러주어도 무방하다).

처음부터 끝까지

블록 후에는 환자의 통증이 있는 쪽을 아래로 해서 측와위로 휴식을 취하게 한다. 필자는 국소 마취제로 0.5% 키시로카인® 10 mL를 사용하고 있다. 시술 후 15분간 측와위를 하고, 그후 3분 정도 앙와위를 하게 한다. 그리고 반드시 의사나 보조자와 함께 서보게 하는 자세를 취하게 해 보는데 하지 근력 저하로 인한 비틀거림이 있으면 더 휴식을 하게 한다. 그 후 의사나 보조자가 보는 앞에서 대기실까지 보행을 해 보도록 한다.

초음파 유도 하 미추부 경막외블록은 종래의 랜드마크 법에 의한 천골 열공 블록과 비교했을 때 경막외강에 약이 주입될 확률이 늘어서 시술 후에 일과성 하지 근력 저하가 발생할 빈도가 높은 경향이 있는 것 같다. 본 블록은 고령자에게 많이 시행하기도 한다. 때문에 항상 대퇴 골경부 골절 등이 일어나지 않도록 충분한 주의가 필요하다. 시술 후 15분 후에 환자가 비틀거리는 것 같다면 주저하지 말고 휴식을 취하게 한다.

또 주사 부위의 발적, 통증 등이 일어난 경우 감염 위험이 있으므로 빨리 연락 하도록 전한다.

맺음말

초음파 기기를 알차게 잘 사용하기 위해서는 여러가지 요령이 있다고 생각한다. 주제넘지만 필자와 초음파와의 만남, 발자취를 기재해 보겠다. 초음파 유도 하 미추부 경막외블록을 습득하는데 일조 할 수 있기를 바란다.

2007년도 즈음에 이미즈 시민 병원의 쿠로다 쿠니히코 선생님의 제안으로 토야마현 이미즈시의 유아 고관절 검진을 초음파 기기를 사용하여 시행하도록 하자는 움직임이 퍼졌다. 유아 고관절 초음파 세미나에 참가하여 2일의 빡빡한 일정으로 Graf 스캔법을 배웠다. 그후 쿠로다 선생님을 따라 한 달에 1~2회, 3개월령 유아의 고관절 초음파 검진을 했었다. 정상 아기를 300예 정도 보고나니 슬슬 진단에 자신이 생기기 시작했다. 아이들은 의사의 지시를 들어주지 않는다. 조금만 수기가 늦어도 운다. 혹시 기회가 되면 독자들의 지역의 유아 고관절 검진에 참가하면 유아 고관절 뿐만아니라 초음파 수기 전반의 실력이 확 늘어날 것이다.

필자는 일반 정형외과의 외래 업무를 하는 개업의이지만, 초음파를 일상 진단에도 사용할 수 있지 않을까라고 생각했다. 의료기기 딜러에게 부탁하여 1992년 제조한 히타치 아로마메디컬사의 초음파 SSD−500을 빌렸다. 제조된지 약 20여년이 경과한 기기였지만 임상 현장에서 충분히 사용할 수 있었다. 보험은 청구하지 않고 마음이 잘 통하는 환자분들에게 사용 해 보았다. X선으로는 알 수 없는 전완부 깊은 곳의 연부 종양을 진단하여 조기에 종합병원으로 안내한 경우도 있었다. 2011년 후지필름 메디컬사의 Sono Site M−Turbo를 구입했다. 프로브는 처음에는 고주파 리니아 프로브 1개 밖에 없었는데, 그 이후에 컨벡스 프로브와 하키스틱(핏트 프린트)프로브를 추가로 구입했다. 일요일에는 후지필름 메디컬사의 세미나에 참가해서 공부했다. 동경과 오사카에 5회 갔었다. 미추 블록은 주로 나카모토 타츠오선생님께 배웠다.

초음파 진료의 장점은 스스로 연수가 가능하다는 점이다. 합병증을 일으키지 않도록 유의 하여 시도해 본다면 좋을 것이라고 생각한다.

참고문헌

1) Chen CPC, et al. Ultrasound guidance in caudal epidural needle placement. Anesthesiology 2004; 101: 181−4.
2) 神島啓一郎. 超音波ガイド下仙骨硬膜外ブロック−仙骨との解剖学的検討−. 獨協医学会雑誌 2009; 36: 39−46.
3) 檜木 茂. 超音波ガイド下仙骨硬膜外ブロックの治療経験. 日本整形外科超音波学会雑誌 2014; 25(1): 92−5.
4) White AH, et al. Epidural injections for the diagnosis and treatment of low back pain. Spine 1980; 5(1): 78−86.
5) Renfrew DL, et al. Correct placement of epidural steroid injections: fluoroscopic guidance and contrast administration. Aw J Neuroradial 1991; 12: 1003−7.
6) Klocke R et al. Sonographically guided caudal epidural steroid injection. J Ultrasound Med 2003; 22: 1229−32.
7) 兼子忠延. 18仙骨麻酔. 図解局所麻酔 神経ブロック法, 中外医薬社, 1988. 124−33.
8) 佐藤祐子, 藤原祥裕. 仙骨硬膜外ブロック. 整形外科 2015; 66(8): 888−91.
9) 橘 信子, 山内正憲. 仙骨硬膜外ブロック. 超音波ガイド下脊柱管・傍脊椎ブロックと超音波画像ポケットマニュアル, 克誠堂出版, 2010. 141−8.
10) Monica Kesson. et al. 注射を行う際の一般原則. 筋骨格注射スキル. 注射の原理原則と部位別実践テクニック, 羊土社, 2008. 43−50.
11) Sunagawa H. et al. Syncope after therapeutic caudal epidural block: report of two cases. J Anesth 2006; 20: 156−7.

참조 그림

(역자 주: 본장에서 소개한 미추부 경막외 블록을 위해 얻어야 할 전형적인 초음파 영상을 소개한다. 이러한 영상을 얻기 위한 연습이 주사전 필요하다.)

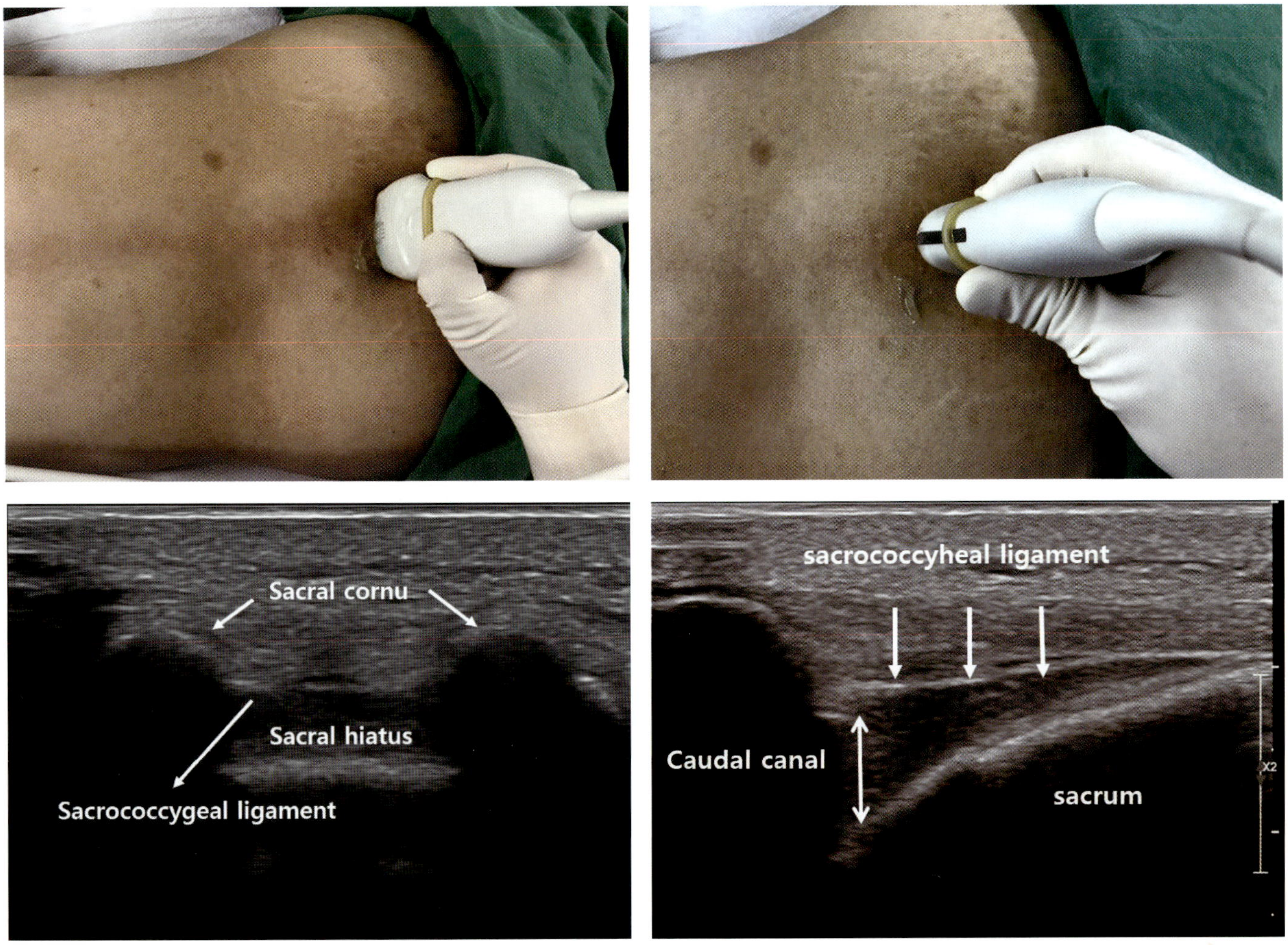

IV

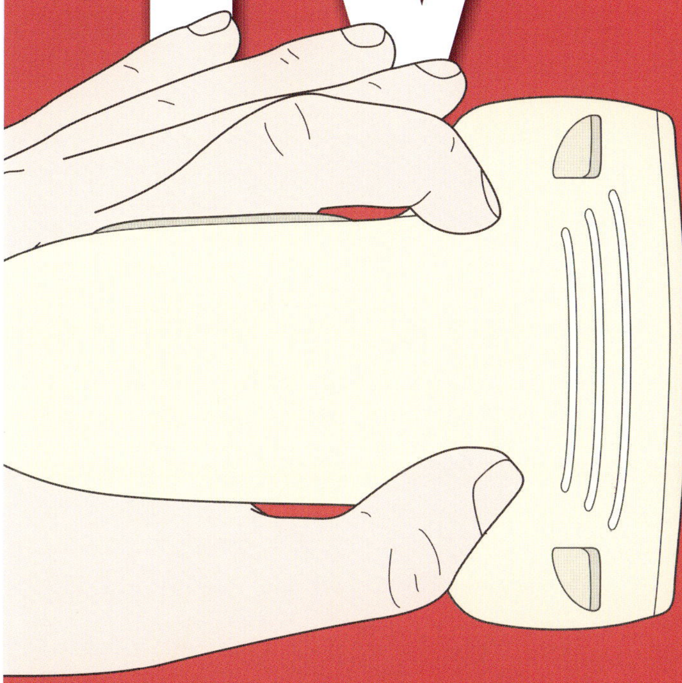

처음부터 하는

초음파 유도 하 보톡스 요법

초음파 유도 하 보톡스 요법

왜 보톡스 요법에 초음파를 사용하는가

보톡스 제제 첨부 문서나 전용 홈페이지에는 몸 표면의 랜드마크를 통한 목적 근육을 확인하여 주사를 놓는 방법이 상세히 게재 되어있다. 그 방법을 따르면 비교적 용이하게 목적하는 근육에 약의 투여가 가능하다. 그러나 그러한 지표만 의지해서 주사하는 맹목적 주사 방법으로는 실제로는 약이 목표로 하는 근육 내에 주사되지 않으며, 초음파 유도 하와 비교한다면 근육의 축소가 잘 되지 않는다.

보톡스 요법이 적응된 환자는 근육이 지나치게 긴장되어 있어 운동이 제한되어 특정 자세를 취하기 어렵다. 맹목적 주사방법은 어디까지나 목적으로 하는 근육에 찌르기 쉬운 자세를 전제로 하며, 자세의 차이에 따라 근육의 주행 또한 변하는 것을 생각할 수 있다. 이러한 상황에도 초음파 유도 하라면 근육의 위치 관계를 정확하게 파악할 수 있다. 그리고 초음파 유도 하에서 관절 운동을 더하는 것으로 인하여 경련과 수축에 관여하고 있는 근육을 확인할 수 있으며, 전기 자극을 해서 근육의 수축을 확인하는 것으로 현재 바늘 끝이 어떤 근육 내에 있는지 재확인하는 것도 가능하다. 이렇게 초음파 유도 하에서 관절운동, 전기자극을 추가해서 근육의 수축을 관찰하는 것은 단순히 근육의 형태뿐만이 아니라 그 기능의 정보도 동시에 얻을 수 있어서 한정된 보톡스 제제로 최대한의 효과를 발휘하는 것이 가능하다.

(역자 주: 근육내 보톡스 주사 요법은 한국에서 통증치료에 있어 흔히 사용되는 방법은 아니다. 하지만 근막통증 증후군의 통증유발점 주사시 초음파를 이용하는 방법이 안전하고 효과적으로 추천된다. 따라서 이 책의 내용을 보톡스뿐 아니라 국소마취제 주입으로 생각하고 참고한다면 유용한 정보가 되리라 생각된다.)

어떻게 경축 치료를 할 것인가

경축의 치료는 단순하게 긴장감을 저하시키는 것이 목적이 아니라 치료가 환자에게 어떤 이점을 가져다 줄 수 있는가 라는 관점에서 진행해 나가지 않으면 안된다. 그러기 위해서는 환자나 보호자로부터 일상생활의 문제점을 충분히 듣는 것이 중요하다. 흐름은 표 1과 같다. 다만 경축 치료를 필요로하는 환자는 마비도 중증이기 때문에 감각 장애나 신체 실인증, 고차 뇌기능 장애도 중증으로 동반되며, 자신의 신체에 어떤 문제가 있는지 느끼고 인식하는 것도 저하되어 있을 경우가 많다. 오히려 환자 보다 보호자 측이 ADL, QOL의 문제점을 파악하고 있는 경우도 있다. 단 환자도 보호자도 신체장애나 간호의 어려움의 배경에는 경축이 있으며 무엇보다도 한층 더 그 경축이 치료 대상이 될 수 있다는 사실을 모른 채 그냥 그건 그런거라 여겨 버리는 케이스도 있다. 그렇기 때문에 치료에 임하는 측도 진찰실에서 환자의 기본 자세나 움직임을 상세히 관찰하여 치료를 필요로 하는 경축을 놓치지 않도록 해야 한다.

여기에서 중요한 것이 경축과 구축을 구별하는 것이다. 경축은 근 긴장 항진을 원인으로 일어나는 것인데, 구축은 관절을 구성하는 연부 조직의 변화에 의하여 관절 운동에 제한이 생긴다(덧붙여 말하자면 뼈나 연골이 원인이 되는 것은 강직이라고 한다). Lance에 의한 경축의 정의에서 볼 수 있듯이, 수동적 근 신장 속도에 의존한 저항의 증대를 보이기 때문에 언뜻 보기에 관절운동 제한이 있는 것처럼 보여도 천천히 관절에 저항이 가해지면 관절이 움직이는 것을 볼 수 있다. 이것이 구축과 다른 점이다. 그 외에 경축과 구축을 나누는 유용한 방법은 진동 자극(전기 마사지기를 대는 등)을 가하는 것에 의해 관절 운동에 개선이 보이면 경축이라고 판단할 수 있다. 근 긴장을 낮추는 경축 치료는 구축이라고 판단되면 치료 적응은 없어진다. 그러나 경축과 구축의 판별은 결코 쉬운것이 아니며 특히 만성기에는 구축과 경축의 요소가 혼재하기 때문에 판단하기가 어렵다.

관절 운동 제한의 요인은

- 근 긴장의 항진에 의한 것: 경축
- 관절을 구성하는 연부 조직의 변화에 의한 것: 구축
- 관절을 구성하는 뼈, 연골의 변화에 의한 것: 강직

으로 기억 해 두면 좋다.

● 경축의 평가 방법

환자의 기본자세를 관찰하면 어느 부위에 경축이 심한지 알 수 있으며, 경축의 출현 패턴은 어느 정도 정해져 있다. 이때 경축이 환자의 신체기능에 어떤 영향을 미치고 있는지, 또 치료 전후로 경축이 얼마나 개선되었는지 치료 효과를 알고 객관적으로 경축을 평가할 필요가 있다. 경축을 어떤 측면에서 바라보는지에 따라 근긴장(Modified Ashworth Scale; MAS), 관절 가동역(Range Of Motion; ROM), 중추성 운동 마비(Brunnstorm Recovery Stage), 상지기능(Disability Assessment Scale; DAS, Fugl-Meyer Assessment; FMA), 도보(10 m 최대 보행속도, 시간, 보행수) ADL 동작(Functional Independence Measure; FIM, Barthel Index; BI)등 목적에 맞는 평가 방법을 선택

표 1 경축 치료의 흐름

환자의 일상 생활 동작(activities of daily living; ADL)이나 QOL(quality of life) 저하의 원인이 경축에 의한 것인가?

↓

문제가 되는 경축은 어디에, 어느 정도 있는가?

↓

경축을 일으키는 근육은 어느 것인가?

↓

치료법의 선택

↓

환자, 가족에게 설명, 동의를 받음

↓

치료

↓

재활, 평가

표 2 Modified Ashworth Scale

0	근 긴장도의 증가가 없음.
1	약간의 근긴장도 증가, 이환부위의 굴곡 혹은 신전시 접힘(굴곡)과 펴짐. (신전)운동을 시킬 때 관절 가동 범위의 끝부분에서 약간의 저항이 감지.
1+	야간의 근긴장도 증가, 접힘증상과 가동범위 1/2범위에서 약간이 저항.
2	대부분의 관절 부위에서 현저히 증가된 근 긴장도를 보이지만 이환 부위가 쉽게 움직임.
3	근 긴장도의 심각한 증가로 수동관절 운동이 힘들다.
4	이환 부위가 굴곡 혹은 신전 상태로 강직됨.

한다. 그 중에서도 자주 이용되는 것이 MAS이다. 근긴장의 정도를 0~4까지 6단계로 평가하고, 점수가 높을 수록 경축의 정도가 세다 표 2. 그런데 그 방법에는 상세한 평가방법이 정해져 있지 않아서 객관성을 의문시하는 목소리도 있다. 그래서 츠지외등이 제시한 MAS의 평가 메뉴얼을 소개하도록 한다 표 3, 표 4.

표 3 Modified Ashworth Scale 측정시의 주의점

1. 평가 부위, 운동 방향과 기본 자세의 설명
(아래 표는 환자와 검사자가 오른손 잡이로 가정한다.)
 1) 피검사자 자세는 원칙적으로는 좌위(단좌위)로 행하며, 하지에서는 배와위로 행할 수 있다.
 2) 검사자의 조작하는 쪽 손은(상지)는 오른손으로 하며, 지지. 고정하는 것은 왼손으로 한다,
 3) 통증이나 구축등이 있을 경우는 검사 자세에 가까운 안락한 자세로 행할 수 있다.
 4) 다관절근의 작용은 가능하면 제외한 자세로 한다.

2. 측정 횟수. 측정 스피드
 1) 어느 부위든 3회 측정을 하며, 가장 낮은 결과치를 채용한다.
 2) 타동 운동에 의한 근저항의 측정이기 때문에 타동 운동의 속도가 열쇠가 된다.
 약 80°/sec이라고 전해지는데, 객관적인 방법은 없으므로 slow spee가 바람직하다(기준은 1초로 완료한다).

표 4 경축평가

평가관절 (평가근)	측정운동	검사자	피험자
주관절 (주관절굴근)	신전	오른손: 피험자의 손목을 손바닥측에서 잡는다. 왼손: 피험자의 상완원위 부위를 지지한다.	* 견관절은 내외선중간위로 한다. * 전완은 회내 · 회외중간위로 한다. * 전완은 회내위로 한다.
수관절 (수관절장굴근)	배굴	오른손: 피험자 손의 장측을 감싸듯이 잡는다. (손가락에 걸지 않는다.) 왼손: 피험자의 전완원위를 등측에서 지지한다.	
슬관절 (슬관절신전근)	굴근	오른손: 우하퇴원위를 전측에서 잡는다. 왼손: 우대퇴전면원위를 고정한다.	고관절은 굴곡위로 한다.
족관절 (족관절저굴근)	배굴	오른손: 족저(MP관절부)를 잡는다. 왼손: 우하퇴원위를 고정한다.	슬관절을 굴곡위(30°)로 행한다.

● 어떤 근육이 대상이 되는 것인가

뇌졸중 후에 일어나는 경축 패턴은 마비측 상지는 굴곡위, 하지는 신전위를 취하는 Wernicke-Mann 자세가 되는데, 특히 자주 볼 수 있는 경축 패턴과 그 관여근을 나타내겠다. 중증도에 따라 출현 부위나 정도는 각각 다르다.

- **상지** 그림 1

견관절의 내전내선: 대흉근, 광배근
주관절의 굴곡: 상완이두근, 상완근, 완요골근
전완의 회내: 원회내근, 방형회내근
수관절의 굴곡: 척측수근굴근, 장장근, 요측수근굴근
주먹 쥔 모양 변형: 천지굴근, 심지굴근
장중의 무지 굴곡: 장무지굴근, 무지내전근

- **하지** 그림 2

고관절의 내전: 장내전근, 단내전근, 대내전근, 박근
슬관절의 굴곡: 대퇴이두근, 반건양근, 반막양근
첨족: 배복근, 종아리 근육
족부의 내반: 후경골근
족지굴곡: 장무지굴근, 무지내전근

그림 1 자주 볼 수 있는 경축 패턴과 관여근(상지)

a: 슬관절의 내전내선 b: 주관절의 굴곡 c: 전완의 회내 d: 수관절의 굴곡 e: 주먹 쥔 모양 변형 f: 장중으로 무지굴곡

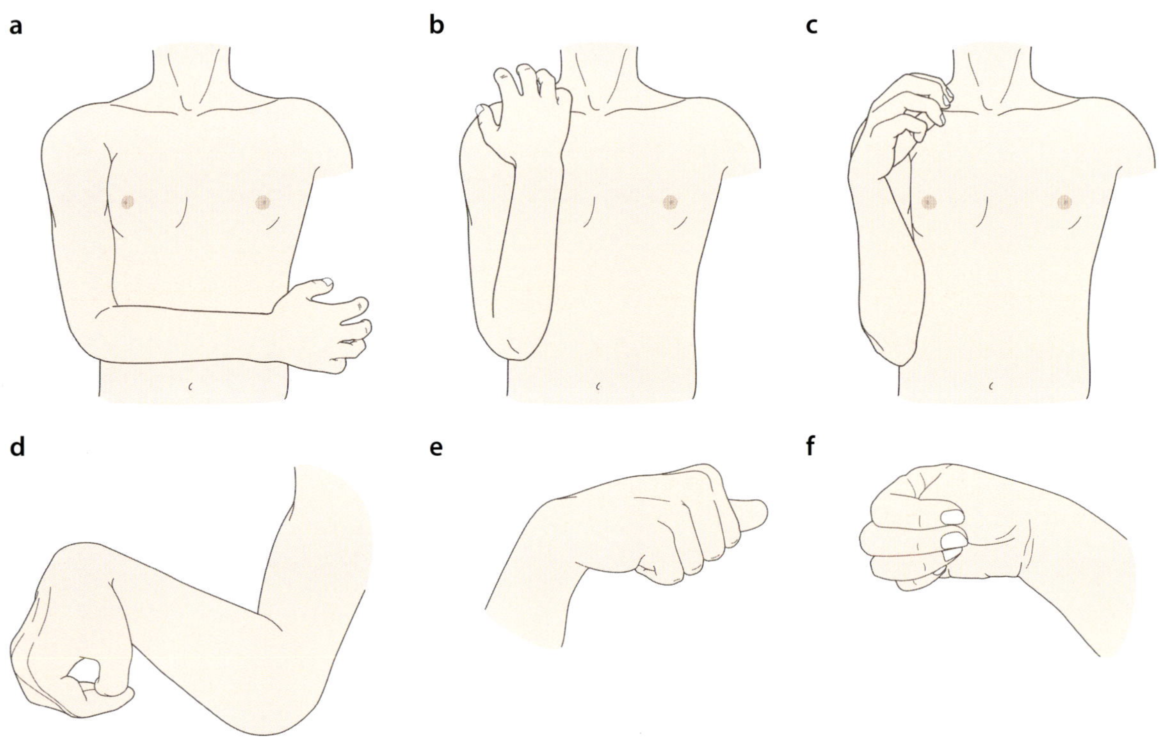

약물치료, 외과적 치료를 하기 전에

경축은 변비, 감염, 욕창, 몸에 끼는 옷의, 부적절한 장치와 기구, 나쁜자세 등에 의한 통증이나 불쾌감으로 인해 증강되는 경우가 있기 때문에 이러한 요인이 발생하지 않도록 관리해야 한다. 그리고 구축을 일으키지 않도록 관절 가동역 훈련이나 스트레치를 해서 상황에 따라 장비 요법도 고려한다. 그러나 거기까지 의사 혼자서 관리하는 것은 곤란하며, 영국 내과학회(Royal College of Physicians)에서 발표한 성인 경축의 보톡스 독소 사용의 가이드 라인에서도 다학제 치료를 추천, 장려하고 있다. 필자도 환자가 입원 중 이라면 경축이 기본 동작 훈련, ADL동작 훈련의 저해 요인인지, 또는 병동 생활의 ADL동작이 간호에 지장을 초래하는지를 담당 물리 치료사(PT)나 작업요법사(OT), 병동간호사와 상담하여, 약물요법이나 외과적 치료를 할 필요가 있는가를 결정하고 있다. 그리고 환자가 외래 통원을 하는 경우에는 평소 환자의 상태를 숙지하고 있는 재활 담당자의 의견도 참고가 많이 된다.

그리하여 약물치료, 외과적 치료가 필요하게 된 경우, 문제가 된 경축이 전신성인지, 국한성인지 혹은 다국한성인지, 국소성(편마비, 대마비 등)인지를 알아내지 않으면 안된다. 전신성이라면 경구근이완제, 국한성 혹은 다국한성이면 보톡스요법, 국소성이면 바클로펜(Baclofen) 척수강내투여요법이 가장 적절한 대응이다 표 5.

그림 2 자주 볼 수 있는 경축 패턴과 관여근(하지)

a :고관절의 내전 b :슬관절의 굴곡 c :첨족 d :족부의 내반 e :족지굴곡

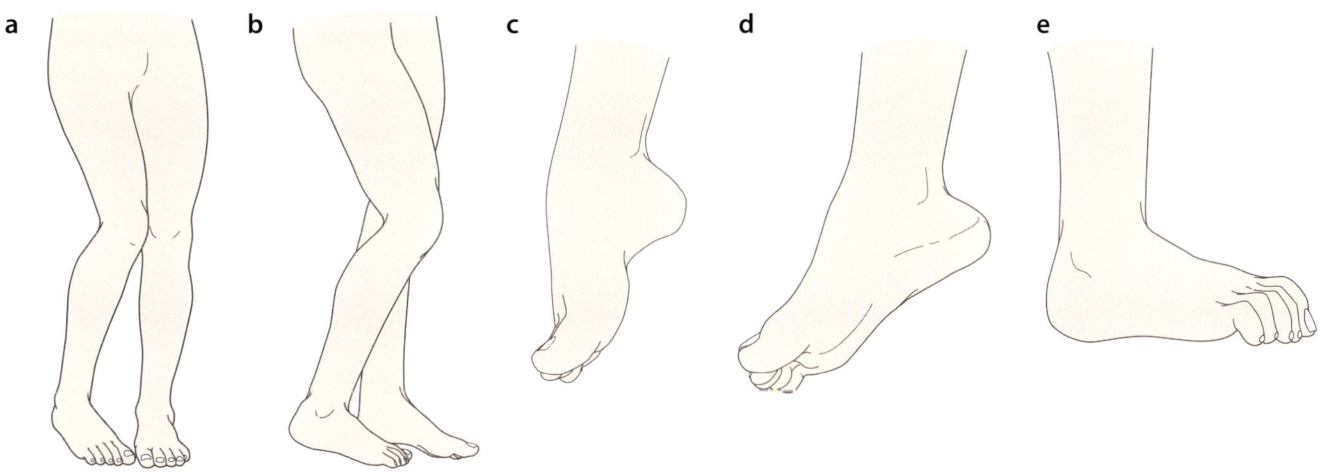

표 5 성인 경축 환자의 관리 전략

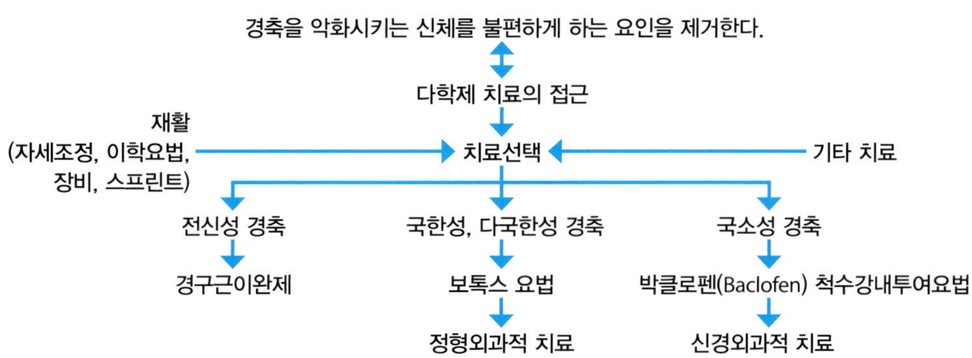

어떤 환자에게 보톡스 요법을 해야 하는가 – 경축치료에서의 최적화된 보톡스 요법의 위치에 대하여

경축의 병태는 뇌졸중이나 두부외상, 척수손상 같은 상위 운동 뉴런 장애에 의한 운동속도 의존성의 신장 반사의 항진상태이다. 따라서 경축 컨트롤을 하기 위해서는 반사궁 어딘가를 "자를" 필요가 있다. 이제까지의 경축치료는 건연장술, 단축술 등 정형외과적 치료나 선택적 척수후근차단술, 말초신경축소술 같은 비가역적인 치료법을 행해왔다. 그러나 그 후에 보톡스 치료, 바클로펜 척수강내 투여 요법 같은 가역적인 치료수단으로도 더해져서 경축 치료의 선택지도 늘어났다. 이 비교적 새로운 보톡스 요법과 바클로펜 척수강내 투여요법이 있는데, 전자는 경축이 비교적 국소적으로 미치고 있을 경우, 후자는 광범위에 미치고 있을 경우에 적응한다 그림 3, 그림 4.

그림 3 경축의 메커니즘과 각 치료의 작용 부위들

a: 흥분과 억제는 길항작용을 한다.
b: 억제성 임펄스가 약해지고 흥분성 임펄스가 강해져서 경축이 발생한다.
c: 반사궁 어딘가를 자른다. 억제를 강하게 하는 것 등으로 경축을 억누른다.

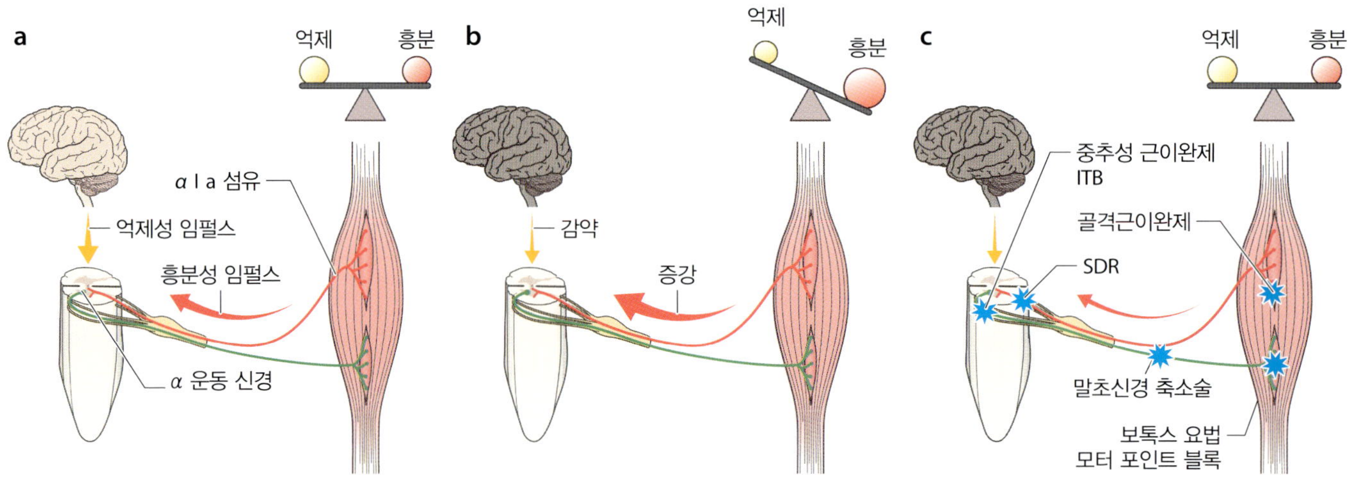

그림 4 각각의 치료법들의 관계

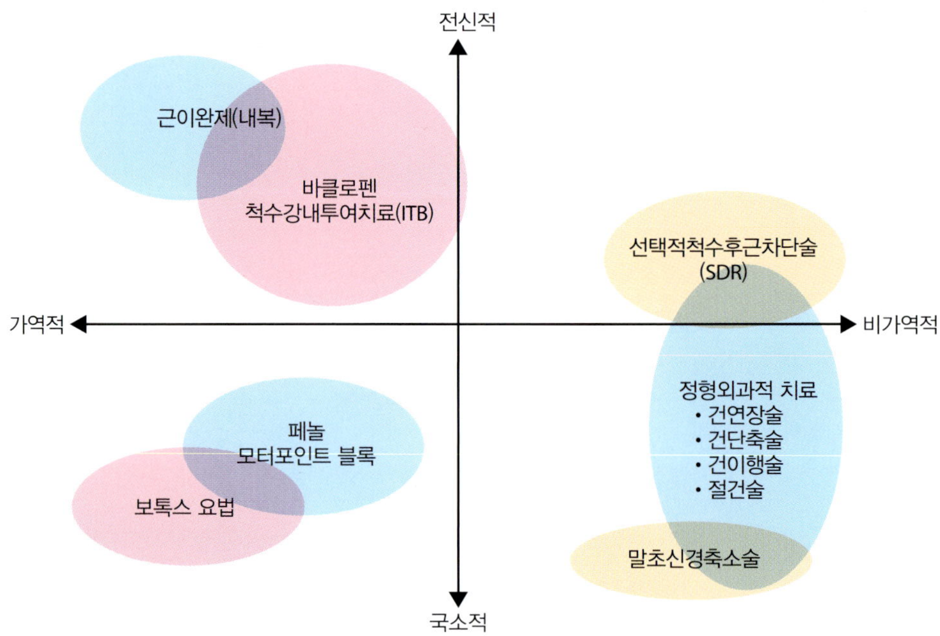

보톡스 요법의 환자에 대한 설명과 동의

보톡스®의 동의서는 글락슨. 스미스클라인사가 제공하고 있으므로 필자도 이를 따라 환자와 가족들에게 설명하고 동의를 얻는다. 보톡스®의 부작용으로서 힘빠짐, 크레아틴포스포키나제(creatine phosphokinase, CPK)상승, 주사 부위 통증, 근육통, 발진을 들 수 있는데 필자는 지금까지 심각한 부작용은 경험하지 않았으며 상당히 안전한 치료법이라고 할 수 있다. 다만 본제의 효과를 위해 환자의 일상생활에 불편함이 생길 경우가 있으므로 주의가 필요하다. 그러한 것은 환자가 경축의 힘을 이용해 어떤 동작을 하는 경우이다.

자주 하지경축근에 투여하여 서 있는 자세, 보행할 때 지지할 수 없게 되는 것을 염려하기도 하는데 보톡스 요법에서 필자는 이러한 경험이 일어난 적은 없다. 문제는 상지경축근으로 필자가 경험한 일례를 들어본다면, 주먹쥔 모양 변형(수지굴곡)이 온 경축 환자가 장바구니나 세탁물을 손가락에 걸어 쥐고 다녔을 때, 치료 후 근 긴장이 풀어져 그러한 것들을 다시 쥘 수 없게 된 예도 있다. 필자는 치료 전에 환자가 일상에서 경축근을 사용한 동작을 하지 않았나 질문한다. 이러한 불편함이 발생하지 않도록 투여근이나 주사량을 신중하게 검토할 필요가 있지만, 반대로 작용이 강하게 일어났다고 해도 다시 원래대로 돌아오는 것을 설명한다.

초음파 유도 하 보톡스 요법의 실제

여기까지 언급한 경축의 진단에 의하여 보톡스 요법이 채택된 경우 상하지경축에 대해 사용할 수 있는 것은 현재로는 보톡스® 뿐이다.

보톡스®을 사용하기 위해서는 글라소. 스미스클라인사의 강습. 실기 세미나 또는 WEB 강습. 실기 세미나를 수강할 필요가 있다. 수강에 의하여 보톡스®의 제품 기본 정보에서 사용방법까지 습득할 수 있다. 본고에서는 초음파 유도 하 보톡스 요법에서 특히 강조하고자 하는 점을 발췌하여 설명해 나가도록 하겠다.

초음파 유도 하 보톡스 요법의 포인트는

- 시용 약물의 조절, 사용 기구
- 환자의 체위, 기본 자세 및 시술자의 위치, 초음파 기기의 배치
- 초음파 기기의 설정
- 초음파에 의한 근육의 확인, 주사 시행

이다.

● 약물 농도의 조정 표 6

보톡스®는 농도가 엷을수록 침윤 범위나 효과는 높다고 알려져 있다. 그래서 큰 근육에는 엷게, 작은 근육에는 짙어지도록 생리식염수에 용해하여 조정한다. 상지의 근육이면 보톡스® 100단위에 대하여 생리 식염수 2~4 mL(50~25단위/mL), 하지 근육이면 4~8 mL(25~12.5단위/mL)로 용해하는 경우가 많다.

표 6 약물의 농도와 침윤 범위

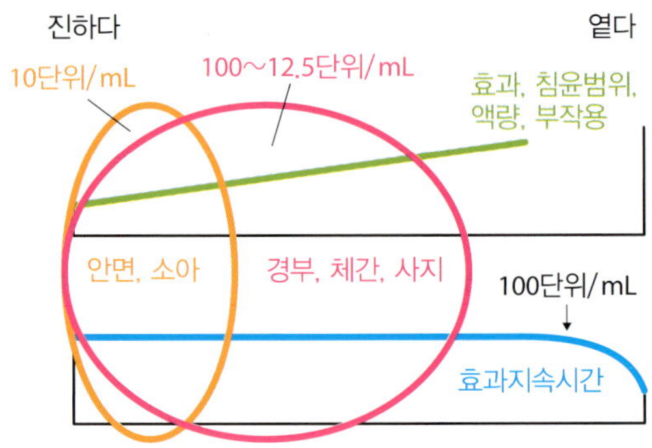

	용해액의 양 (일국 생리식염수)	용해 후 보톡스 독소 농도
50단위	1.0 mL	5.0단위/0.1 mL
	2.0 mL	2.5단위/0.1 mL
	4.0 mL	1.25단위/0.1 mL
100단위	1.0 mL	10.0단위/0.1 mL
	2.0 mL	5.0단위/0.1 mL
	4.0 mL	2.5단위/0.1 mL
	8.0 mL	1.25단위/0.1 mL

● 어느 근육에 어느정도 투여하는 것인가

보톡스®은 상지경축에는 합계 240단위, 하지경축에는 합계 300단위 또는 상지 · 하지경축에 동시에 투여하는 경우는 360단위가 상한으로 되어있다. 이러한 투여량의 범위 내에서 앞에 기술한 경축 평가의 결과로 부터 어느 근육에 어느 정도 양을 투여하는지 결정한다. 개개의 근육 투여량은 그 근육의 크기와 어느 정도 효과를 기대하는지에 따라 결정되는데, 참고를 위해 투여 상황 조사 결과를 올렸다 표 7. 이것에 의하면 당연한 결과지만 개개의 근육 투여량에 큰 폭이 있는 것을 알 수 있다.

● 근육의 어느 부위에 투여하는 것인가

보톡스 제제는 신경근 접합부에 작용하여 아세틸콜린의 방출을 억제하는데 신경근 접합부는 근섬유 중앙부에 밀집해 있기 때문에 보톡스 제제의 효력을 최대한으로 발휘하기 위해 목적하는 근육의 근섬유 중앙에 주사를 놓을 필요가 있다. 그러나 어느 근육도 근 섬유 중앙이 기시점과 정지점 중간에 있다고 할 수는 없다. 근육의 형상에는 방추상, 우상, 반우상이 있으며 각각 근섬유의 중앙의 위치가 다르다. 이러한 것들을 근섬유 중앙대로 칭하므로 소개하도록 하겠다 그림 5.

방추상근은 근 중앙에, 근의 주행과 수직에 근섬유 중앙대가 존재하지만 그림 5a, 우상근은 건에 연속하여 건막이 근육에 뻗어있어, 건막에서 대각선으로 주행하는 근섬유의 중앙에 근섬유 중앙대가 존재한다 그림 5b. 반우상근은 우상근의 근섬유가 편측에만 존재하기 때문에 근섬유 중앙대는 그림 5c와 같이 존재한다.

표 7 상하지 경축근의 보톡스 투여 상황

투여근	투여예 횟수	투여량(단위)		주사부위수	
대흉근	122	38.4 ± 15.3(10~100)	(n = 338)	1.4 ± 0.7(1~6)	(n = 317)
후배근	30	28.9 ± 11.0(12.5~50)	(n = 52)	1.1 ± 0.2(1~2)	(n = 50)
대원근	28	23.8 ± 10.0(10~50)	(n = 45)	1.0 ± 0.0(1~1)	(n = 44)
견갑하근	11	36.2 ± 17.8(20~80)	(n = 14)	1.4 ± 0.6(1~3)	(n = 14)
삼각근	6	41.7 ± 15.7(10~50)	(n = 6)	2.3 ± 1.0(1~3)	(n = 6)
극하근	2	30.0 ± 0.0(30~30)	(n = 3)	2.0 ± 0.0(2~2)	(n = 3)
소흉근	1	15.0(15~15)	(n = 1)	1.0(1~1)	(n = 1)
전거근	2	27.5 ± 3.5(25~30)	(n = 2)	1.5 ± 0.7(1~2)	(n = 2)
능형근	6	34.3 ± 9.3(20~45)	(n = 7)	2.0 ± 0.8(1~3)	(n = 7)
상완이두근	207	47.6 ± 19.1(10~150)	(n = 649)	1.9 ± 0.8(1~4)	(n = 602)
상완근	50	32.5 ± 13.7(10~100)	(n = 109)	1.2 ± 0.4(1~2)	(n = 104)
완요골근	57	24.8 ± 10.6(5~75)	(n = 143)	1.1 ± 0.3(1~3)	(n = 143)
상완삼두근	20	42.9 ± 24.4(5~150)	(n = 41)	2.2 ± 1.2(1~6)	(n = 41)
원회내근	97	31.3 ± 14.1(10~100)	(n = 250)	1.2 ± 0.5(1~3)	(n = 224)
방형회내근	12	32.3 ± 10.6(10~50)	(n = 20)	1.0 ± 0.0(1~1)	(n = 20)
요측수근굴근	190	36.4 ± 13.3(10~75)	(n = 531)	1.3 ± 0.7(1~4)	(n = 499)
척측수근굴근	177	32.5 ± 12.1(10~75)	(n = 476)	1.3 ± 0.6(1~4)	(n = 444)
장장근	16	32.7 ± 13.3(15~60)	(n = 24)	1.1 ± 0.4(1~3)	(n = 24)
요측수근신근	3	22.0 ± 2.7(20~25)	(n = 5)	1.1 ± 0.0(1~1)	(n = 5)
천지굴근	219	41.9 ± 16.7(10~120)	(n = 672)	1.6 ± 0.7(1~4)	(n = 632)
심지굴근	172	37.6 ± 14.8(10~100)	(n = 470)	1.6 ± 0.7(1~4)	(n = 440)
충양근	8	31.9 ± 16.9(5~56.25)	(n = 11)	3.0 ± 1.3(1~4)	(n = 11)
장측골간근	1	12.5 ± 0.0(12.5~12.5)	(n = 3)	2.0 ± 0.0(2~2)	(n = 3)
배측골간근	1	30.0(30~30)	(n = 1)	3.0(3~3)	(n = 1)
장무지굴근	118	24.9 ± 9.0(10~50)	(n = 133)	1.0 ± 0.4(1~3)	(n = 237)
무지구근					
무지내전근	61	20.9 ± 9.1(5~50)	(n = 133)	1.2 ± 0.5(1~3)	(n = 125)
단무지굴근	9	19.2 ± 10.0(5~33.3)	(n = 15)	1.0 ± 0.0(1~1)	(n = 13)
단무지외전근	1	12.5(12.5~12.5)	(n = 1)	1.0(1~1)	(n = 1)
무지대립근	3	24.2 ± 7.4(12.5~33.3)	(n = 5)	1.0 ± 0.0(1~1)	(n = 5)
상세불명	3	25.0 ± 0.0(25~25)	(n = 4)	1.0 ± 0.0(1~1)	(n = 4)
두판상근	6	9.8 ± 3.8(5~15)	(n = 20)	1.4 ± 0.5(1~2)	(n = 20)
승모근	15	39.7 ± 19.2(5~90)	(n = 30)	2.4 ± 1.1(1~6)	(n = 30)
견갑거근	2	13.0 ± 4.5(10~20)	(n = 5)	1.10 ± 0.0(1~1)	(n = 5)
방척주근	1	90.0(90~90)	(n = 1)	6.0(6~6)	(n = 1)
외복사근	1	45.0(45~45)	(n = 1)	1.0(1~1)	(n = 1)

평균치 ± 표준편차(범위). 표안의 n은 투여횟수

투여근	투여예 횟수	투여량(단위)		주사부위수	
대요근	1	50.0(50~50)	(n = 1)	3.0(3~3)	(n = 1)
내전근군	17	68.9 ± 36.4(25~200)	(n = 33)	2.9 ± 1.5(1~6)	(n = 32)
박근	2	17.5 ± 10.6(10~25)	(n = 2)	1.0 ± 0.0(1~1)	(n = 2)
대퇴근막장근	6	37.5 ± 12.2(25~50)	(n = 8)	1.1 ± 0.8(1~3)	(n = 8)
햄스트링구스					
대퇴이두근	32	75.9 ± 38.8(20~200)	(n = 80)	2.5 ± 1.2(1~8)	(n = 78)
반건양근	10	52.4 ± 24.5(25~100)	(n = 17)	2.6 ± 0.9(1~4)	(n = 15)
반막양근	12	47.3 ± 30.2(10~100)	(n = 17)	1.7 ± 0.9(1~4)	(n = 16)
상세불명	7	52.4 ± 22.7(25~120)	(n = 17)	1.4 ± 0.5(1~2)	(n = 16)
대퇴사두근					
대퇴직근	8	35.8 ± 48.5(25~200)	(n = 17)	3.2 ± 2.2(1~8)	(n = 17)
외측광근	3	35.4 ± 16.6(12.5~50)	(n = 6)	1.3 ± 0.5(1~2)	(n = 6)
중간광근	1	25.0(25~25)	(n = 1)	1.0(1~1)	(n = 1)
내측광근	2	18.8 ± 8.8(12.5~25)	(n = 2)	1.5 ± 0.7(1~2)	(n = 2)
상세불명	2	50.0 ± 0.0(50~50)	(n = 2)	1.5 ± 0.7(1~2)	(n = 2)
비복근	171	86.3 ± 37.4(10~200)	(n = 539)	3.4 ± 1.8(1~8)	(n = 513)
넓적근	136	59.7 ± 24.1(10~150)	(n = 427)	2.3 ± 1.1(1~6)	(n = 401)
후경골근	171	53.0 ± 19.7(12.5~100)	(n = 500)	1.7 ± 0.8(1~6)	(n = 484)
전경골근	18	65.9 ± 35.7(20~160)	(n = 40)	1.8 ± 0.8(1~4)	(n = 40)
장지굴근	148	42.1 ± 21.3(10~100)	(n = 354)	1.6 ± 0.9(1~5)	(n = 339)
단지굴근	5	28.9 ± 9.6(20~50)	(n = 9)	1.0 ± 0.0(1~1)	(n = 9)
족저방형근	1	20.0(20~20)	(n = 1)	1.0(1~1)	(n = 1)
족지굴근(내재근)	1	75.0(75~75)	(n = 1)	3.0(3~3)	(n = 1)
장무지굴근	63	42.4 ± 24.5(10~150)	(n = 141)	1.5 ± 0.8(1~4)	(n = 136)
단무지굴근	3	27.5 ± 9.6(20~50)	(n = 8)	1.1 ± 0.4(1~2)	(n = 8)
장무지신근	4	37.5 ± 14.4(25~50)	(n = 4)	1.0 ± 0.0(1~1)	(n = 4)
무지내전근	1	25.0(25~25)	(n = 1)	2.0(2~2)	(n = 1)

평균치 ± 표준편차(범위). 표안의 n은 투여횟수

그림 5 근섬유 중앙대

a: 방추상근
b: 우상근
c: 반우상근
파란선은 각각 근육의 중앙대를 나타낸다.

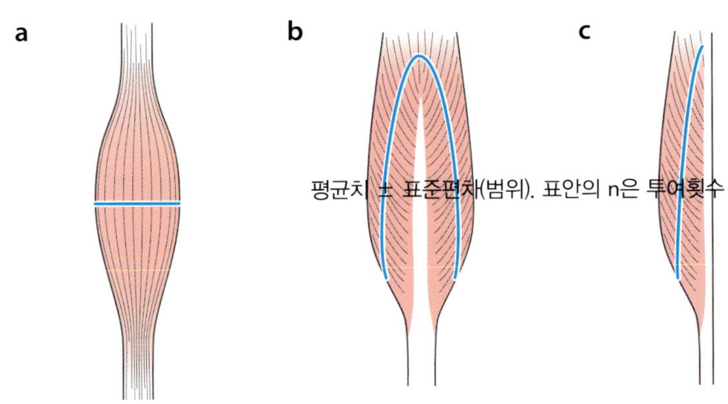

● 초음파 기기 이외의 사용 기구 그림 6

- **전기 자극 장치** 그림 6 ①, 그림 7

앞에 다룬 바와 같이 보톡스 요법은 전기자극, 근전도, 초음파 중의 한가지의 모니터링 하에서 행하는 것이 바람직하다. 필자는 평소에는 전기 자극 장치를 사용하고 있다. 초음파와 전기자극을 조합하는 것에 의하여 더욱 정확한 약물 주입이 가능해진다. 전기 자극 장치는 경량으로 컴팩트하고 포터블한 타입으로 전자음이나 근전도가 표시되는 것도 최근에는 판매되고 있다.

- **바늘** 그림 6 ②, 그림 8

숙달되면 27 G × 38 mm 주사 바늘로 상하지 근육 대부분에 어프로치가 가능하지만, 필자는 하퇴 심부근을 시행하는 경우는 75 mm, 그 이외에는 50 mm 전기 자극용 약물 주입 바늘을 사용하고 있다(모든 예에 전기 자극 장치를 사용하기 위해). 전기 자극 장치에는 각 사에서 추천 장려하는 자극용 약물 주입 바늘이 마련되어 있지만, 찌르는 느낌이나 강도는 각각 다르고 가격도 상당한 차이가 난다. 다행히 이러한 전기 자극용 약물 주입 바늘 및 전극은 공통의 DIN(1.5 mm) 커넥터를 채용하

그림 6 사용 기구

①전기 자극 장치
② 바늘
③ 전극
④ 실린지
⑤ 알콜솜
⑥ 엠라® 크림(역자 주: 마취크림)

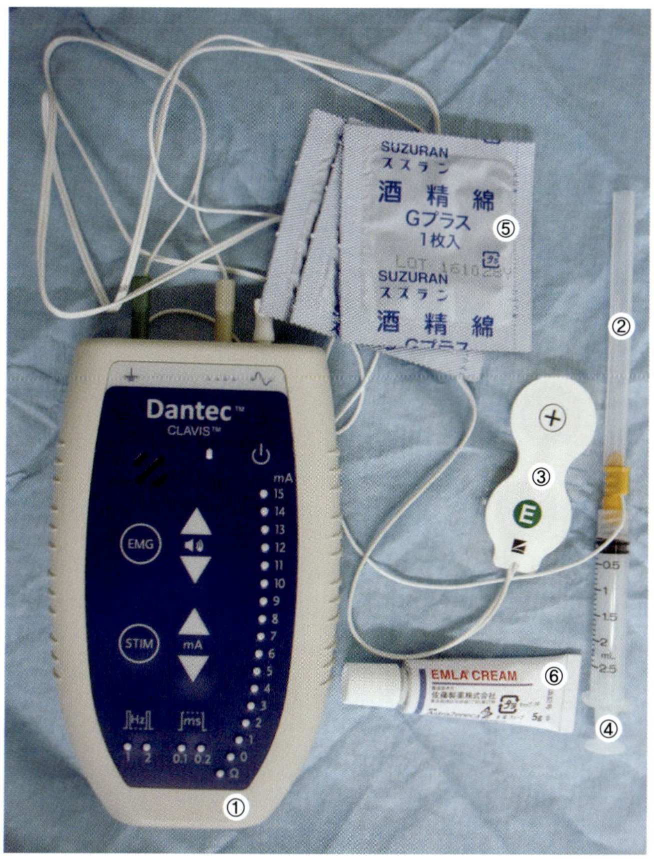

② 연장 튜브가 달린 바늘

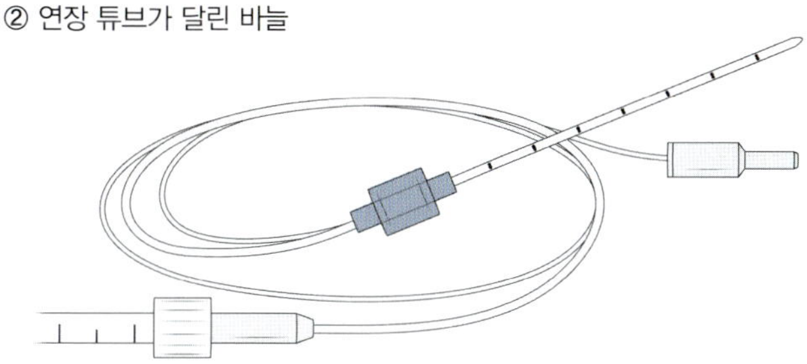

② 직접 실린지에 접속할 수 있는 바늘

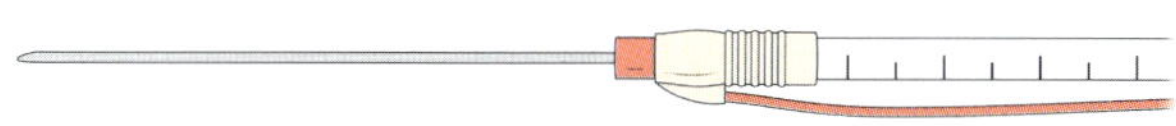

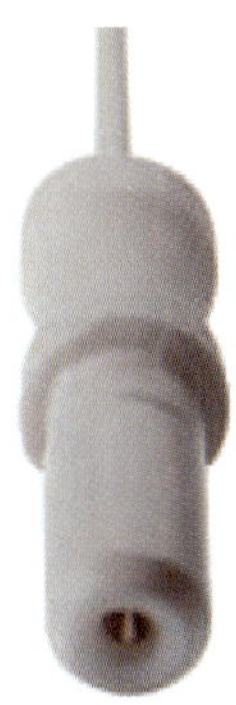

DIN 커넥터

고 있어서 타사끼리 조합하는 것도 가능하다. 또 연장 튜브가 붙어있는 타입인 전기 자극용 약물 주입 바늘이 있는데 그것은 추천하지 않는다. 왜냐하면 보톡스 독소 제제는 매우 고가이고 미량의 용액으로 조정해야 하기 때문에 튜브 안에 약물의 잔존 용량이 많이 생기기 때문이다. 위와 같은 점에서 바늘 허브와 가까운 부분에서 직접 실린지에 접속할 수 있는 전기 자극용 약물 주입 바늘을 사용하는 게 좋다.

- **전극** 그림 6 ③

전기 자극 장치를 사용할 때는 자극 양극, 기준 전극으로 사용한다. 페스트가 붙어있는 일회용 전극이 편리하다.

- **실린지** 그림 6 ④

1, 2.5, 5, 10 mL 실린지를 투여량에 따라 나눠 사용한다. 예를 들어 보톡스® 100단위를 생리식염수 2 mL로 용해해서 5단위 투여를 하는 경우는 0.1 mL 용액이 된다. 이 경우에는 1 mL 실린지가 사용하기 쉽지만, 잠금 장치가 있는 실린지가 없는 것이 결점이다. 초음파 유도 하의 경우 왼손에 프로브를 쥐기 때문에 약물 주입은 한손 조작을 하므로 그때 압력으로 실린지에서 바늘이 빠질 경우에는 귀중한 약물을 없애게 된다. 이와 같은 점에서 실린지는 잠금 장치가 있는 것이 바람직하다.

- **알콜솜** 그림 6 ⑤

보톡스 요법에서는 혈관을 찌를 때 같은 철저한 소독은 불필요하지만, 주사 부위 소독을 위해서 알콜솜을 사용한다. 특히 초음파 유도 하의 경우 젤이 들어가지 않도록 주의한다.

- **엠라® 크림** 그림 6 ⑥, 그림 8

필수적인 것은 아니지만 필자는 바늘로 찌를 때 통증을 심하게 호소하는 환자나 희망하는 환자에게는 사용하고 있다. 주사 전에 약 1시간 밀봉법으로 도포한다.

● 진료 보수(역자 주: 의료보험 수가) 표 8

보톡스 치료를 할 때, 수기 비용, 검사료, 재료비에 대한 문제가 자주 논의되고 있다. 수기료인 신경블록에 근전도와 초음파 사용으로 인하여 본래 검사료로 초음파 검사, 근전도 검사료도 가산할 수

그림 7 전기 자극 장치

a: 전기자극과 근전음도 들을 수 있다.

b: 근전도파형의 표시도 가능한 전기 자극 장치도 있다.

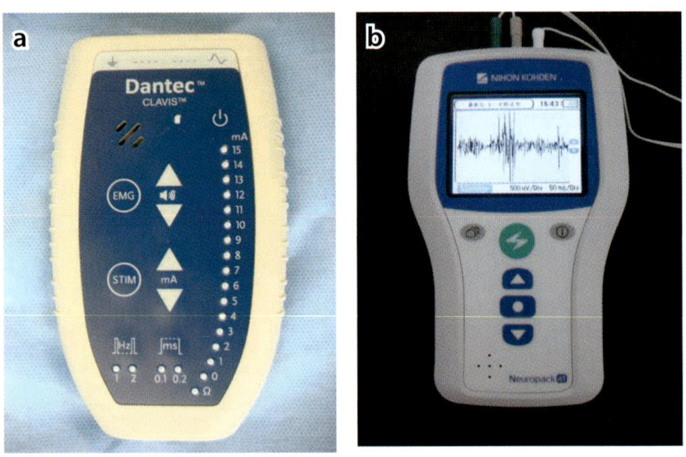

그림 8 엠라® 크림의 밀봉법

주사하는 부위에 1시간 동안 도포를 한 후 청결한 거즈로 제거한다.

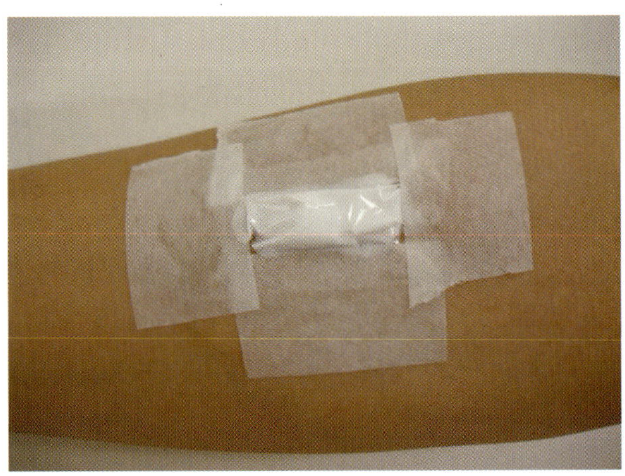

있는 것 같지만, 지역에 따라서는 이러한 검사료를 인정하지 않았다는 이야기도 듣는다. 이것에 대해 모두에 언급했던 것처럼 근전도, 초음파에 의한 보톡스 요법은 유용성이 객관적으로 보여지므로 일본 보톡스 치료 학회에서는 이러한 검사의 진료 보수 청구를 하는 것을 추진하고 있다.

표 8 진료 보수(역자 주: 의료 보험 수가)

약 가격 (2016년 12월 현재)		
보톡스®	100단위	84,241엔
	50단위	47,154엔

(한국내 사용은 일부 보험을 제외하고 비급여 항목으로 의료기관에 따라 다를 수 있음.)

수기료	
L 100	신경블록(국소마취제 또는 보톡스 독소 사용)
4	안검경련, 편측 안면 경련, 경성사경, 상지경축 또는 하지경축의 치료 목적으로 보톡스 독소를 사용한 경우 400점

검사료	
D215	초음파 검사(기록에 필요한 비용을 포함)
2	단층촬영법(심장 초음파 검사를 제외)
	기타(두경부, 사지, 체표, 말초혈관 등) 350점
D239	근전도 검사
1	근전도[1지당(침전극은 1근당)] 300점
D241	신경. 근검사판단료 180점
	주 신경. 근검사등의 종류 또는 횟수에 상관없이 1회에 한해 산정한다.

처음부터 시작하기

초음파 기기의 설정 그림 9

초음파 기기는 고주파 프로브의 임상 적용으로 화면 해상도가 좋아져서 연부조직의 관찰, 진단에도 절대적인 위력을 발휘하게 되었다. 종래에 연부조직의 영상진단은 CT, MRI가 주류였는데 지금은 초음파의 화면 해상도가 MRI의 해상도를 앞질렀나. 초음파의 리얼 타임으로 동영상과 정지 화면을 확인할 수 있다는 것, 휴대성이 우수한 것, 낮은 가격을 실현할 수 있게 되어서 앞으로는 초음파 기기는 1인 1대의 시대라고까지 하는 사람도 있다.

전원이나 ID입력, 프로브의 선택, 바디마크, 프리즈(역자 주: 정지영상)등 보톡스 요법 이외에 사용할 수 있는 스위치의 설명은 생략한다. 여기서는 초음파 유도 하 보톡스 요법에서 특히 중요한 기능에 대해 설명한다.

그림 9 초음파 기기

a: 외관

b: 깊이(Depth), 초점(Focus), 밝기(Gain/Brightness) 버튼 · 다이얼

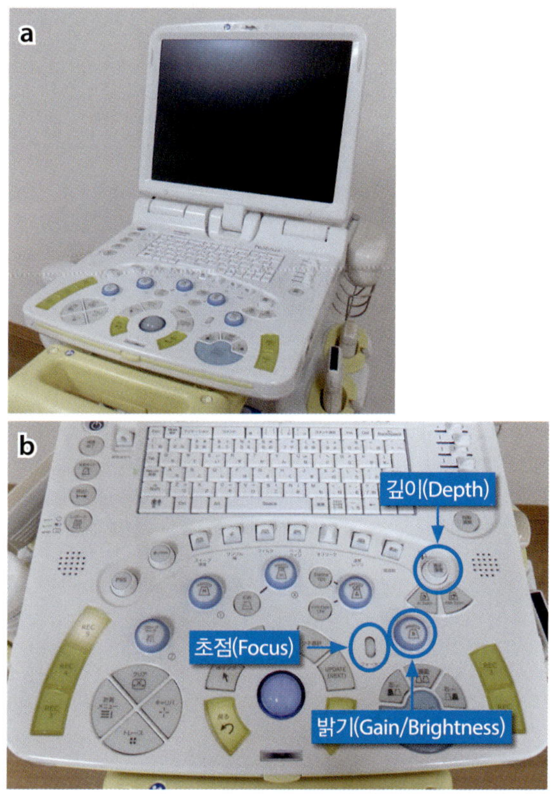

- **표시 깊이** 그림 9b, 그림 10a

이 다이얼을 돌리면 초음파 화면의 어느정도 깊이까지 표시가 가능한지 정할 수 있다. 특히 하지의 심부근(후경골근 등)을 관찰하기 위해서는 5~6 cm의 표시 깊이를 취할 필요가 있다. 표시 깊이가 깊어질 수록 대상 범위는 축소되어 화면에 나타내게 된다.

- **포커스** 그림 9b, 그림 10b

이 다이얼을 돌리는 것으로 초점의 깊이가 정해진다. 가장 윤곽을 확실히 보고 싶은 대상물이 있는 깊이로 설정한다.

- **밝기조절(Gain)** 그림 9b, 그림 10c

초음파 화면은 흑백 화면이지만 이 다이얼을 돌려서 화면 전체의 밝기를 조절한다.

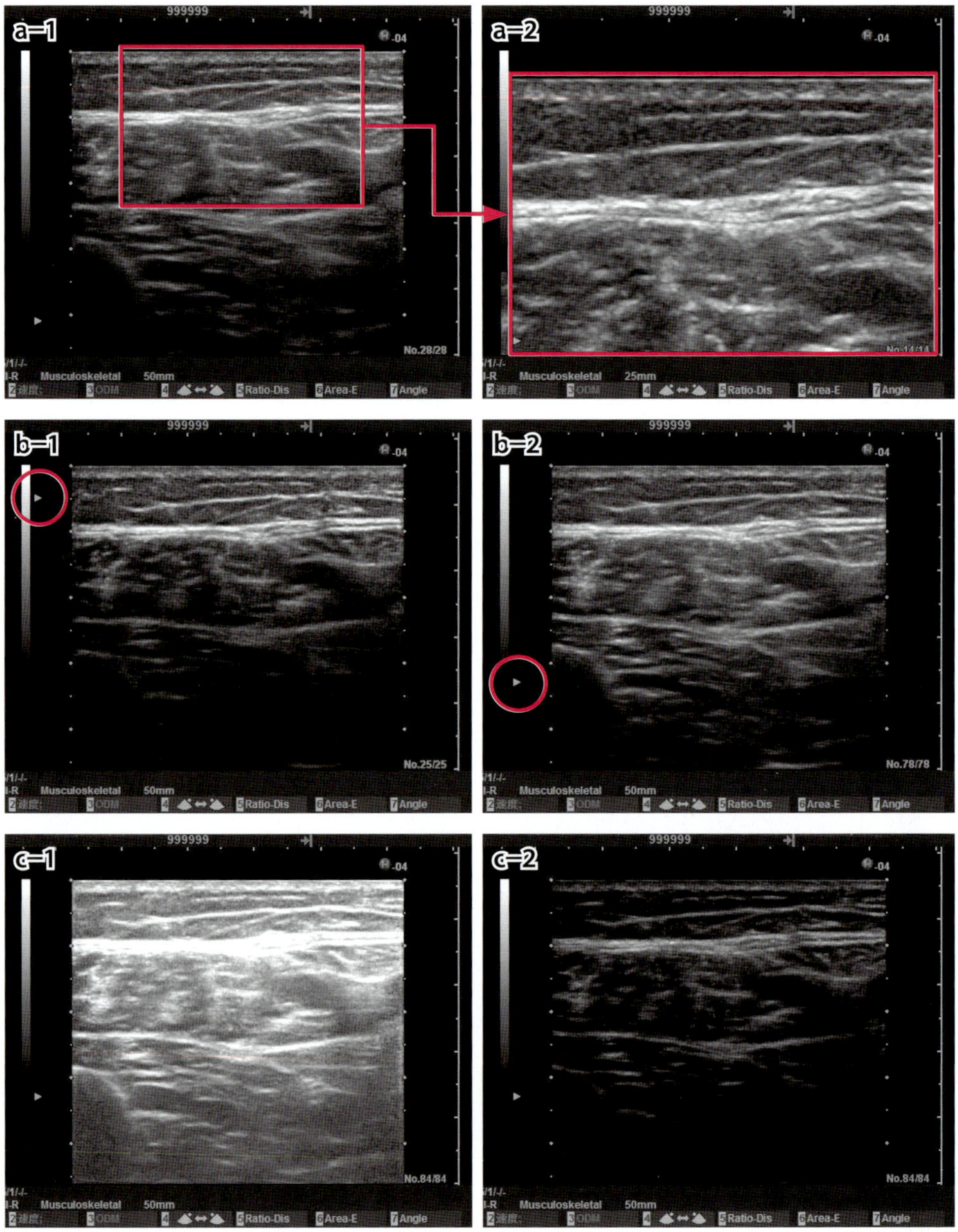

그림 10 초음파 영상의 조절

a: 동일부에 프로브를 대고 표시깊이 4.5 cm(a-1)과 2.5 cm (a-2)로 설정을 바꾼 초음파 화면. a-2화면은 a-1의 빨간 테두리의 확대한 것이 된다. 두 화면 상부의 옆에 나열된 도트의 간격은 양쪽 다 1 cm이다.

b: 깊이 0.5 cm(b-1)와 3.3 cm(b-2)에 포커스를 설정한 초음파 화면. 포커스를 설정한 레벨에 ▶(빨간 동그라미)를 표시했다. b-1화면은 표층에 포커스를 설정했기 때문에 심층의 묘출이 불량하지만, 심층에 포커스를 설정한 b-2화면에서는 심층도 확실히 보인다.

c: c-1은 높은 Gain이고, c-2는 낮은 Gain이다. 목적하는 조직, 기관이 잘 보이도록 조절한다.

● 프로브

주파수가 낮은 컨벡스형과 주파수가 높은 리니아형이 있는데 초음파 유도 하 보톡스 요법에서는 리니아형 프로브를 사용한다.

주파수가 낮을 수록 도달 깊이는 상승(심부 관찰이 양호)하지만 공간 분해능은 낮아지며, 반대로 주파수가 높을수록 도달 깊이는 낮아(심부 관찰이 곤란)지지만 공간 분해능은 높아진다 그림 11.

● 포지셔닝과 세팅

보톡스 요법이 적용되는 환자는 심각한 경축이나 마비를 동반할 경우가 많다. 뇌졸중 환자의 경우 마비측 상지는 굴곡위, 하지는 신전위를 취하는 Wernicke–Mann 자세를 하며, 팔꿈치는 굴곡, 전완은 회내위를 보이기 때문에 전완 내측으로 프로브 조작이 상당히 어렵다. 필자는 환자의 경축의 심함에 따라 체위를 바꾸고 있다. 환자에 따라서는 불가능한 체위, 자세가 있다. 불량한 체위나 자세로 프로브 조작, 주사를 하면 결과적으로 목적근에 정확한 약물투여가 되지 않을 가능성이 있기 때문에 특별히 조심하고 있다.

- **주사하는 쪽 아래의 반측와위** 그림 12a

앙와위를 해도 가능한데, 경축이 심할 경우에는 등 부분에 쿠션을 놓고 주사하는 측 아래로 반측와위를 한다. 상지굴근군의 모든 근육에 접근할 수 있다. 이 체위는 하지내측의 접근에도 유용하며 대상근으로 내전근군, 반건양근, 반막양근, 비복근내측두, 넓적근, 장지굴근, 후경골근을 들 수있다.

- **주사하는 쪽 위의 측와위** 그림 12b

가슴에 쿠션을 놓고 주사하는 측 위로 측와위를 하면 하지의 외측 근육들에 접근이 가능하다. 대상근으로는 대퇴이두근, 비복근 외측두, 넓적근, 장무지굴근을 들 수 있다.

- **시행자의 위치, 초음파 기기의 위치** 그림 12c

프로브와 초음파의 모니터가 동일 시야에 들어오도록 한다.

그림 11 주파수의 차이

a: 고주파. 표층의 피부, 근육의 공간 분해능은 높지만 심층근의 관찰은 곤란하다.
b: 저주파. 심층근의 추출이 개선되었지만 표층의 공간분해능은 저하되었다.

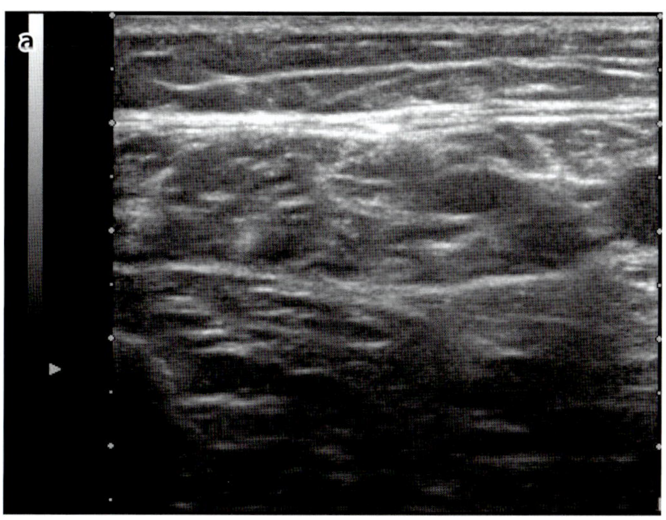

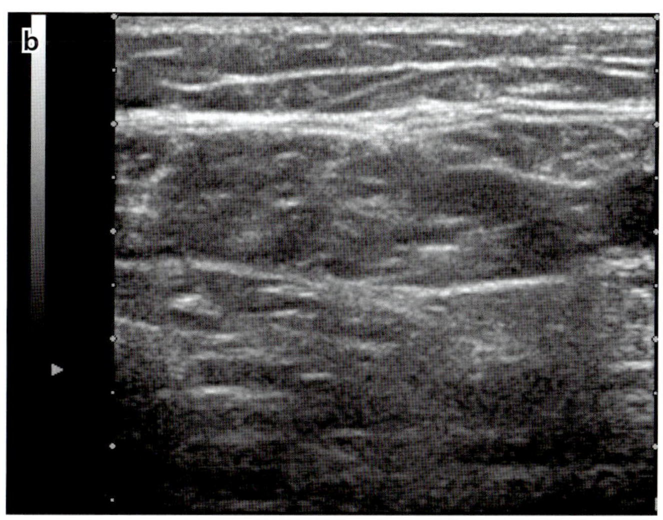

그림 12 **환자 자세 취하기와 셋팅**

a: 주사하는 쪽 아래의 반측와위

b: 주사하는 쪽 위의 측와위

c: 시술자, 환자, 초음파 기기의 위치관계

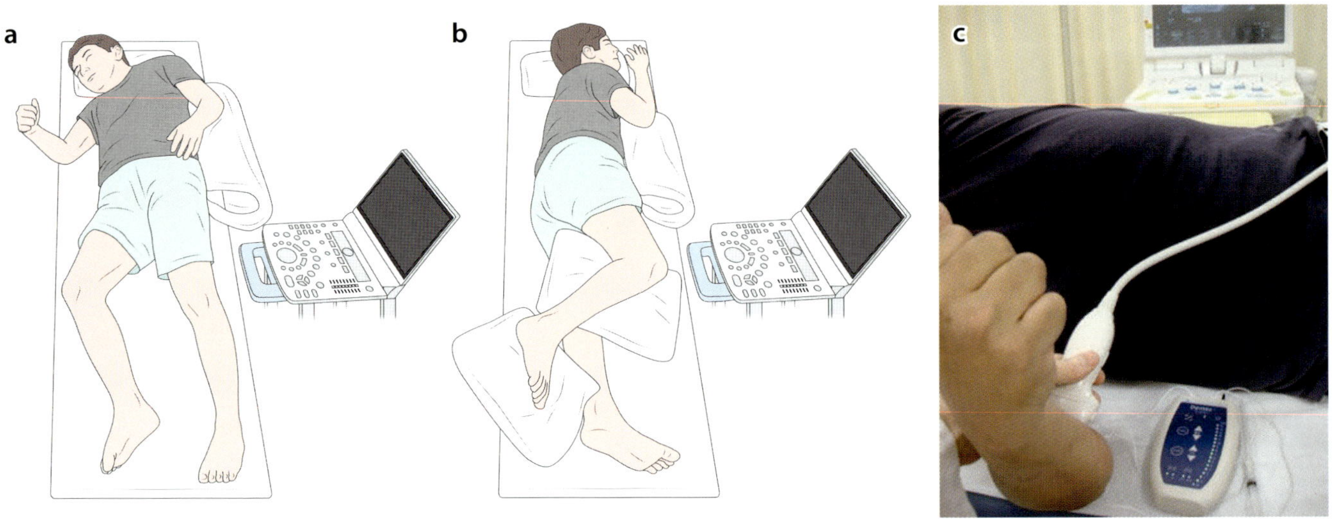

초음파로 근육 확인하기

초음파로 대상이 되는 근육이나 신경의 영상을 정확하게 얻어내기 위해서는 임상적 촉진보다 골지표 및 골격근을 확인하고 나서 프로브를 대는 것이 중요하다.

● 촉진과 초음파를 사용한 대상근육의 영상을 얻는것에 대하여

먼저 처음에는 누구라도 확인하기 쉬운 랜드마크(지표)가 되는 뼈, 표층근, 신경, 혈관 등을 시진과 촉진으로 정하는 것이 초음파로 간단하게 대상근육의 영상을 얻어내는 요령이다. 그러나 심층근은 어느것이 어느 근육인지 초음파로는 정확하게 확인하기 어려운 경우가 있다. 그럴 경우에는 선택적으로 확인하고자 하는 근육을 수축 및 이완시키는 것으로 초음파상에서 움직임을 실제 영상으로 확인하면 된다. 이러한 점이 CT, MRI와 다르게 실시간 동영상으로 확인할 수 있는 초음파의 중요한 이점인 것이다.

● 프로브의 조작 그림 13

- **프로브의 방향**

사지의 근육은 사지의 장축방향과 평행으로 주행하고 있는 경우가 많다. 여기에서 프로브를 장축에 대해 직각으로 대는 조작을 단축 조작이라고 하며, 이로 인해 얻어지는 영상을 단축 영상이라고 한다. 또 프로브를 사지의 장축에 대해 평행으로 대는 조작을 장축 조작이라고 하며, 이로 인해 얻어지는 영상을 장축 영상이라고 한다.

- **프로브의 움직임**

로테이션에 의해 단축 조작, 장축 조작의 전환을 한다. 그리고 프로브를 체표면 위에서 미끄러뜨리는 슬라이딩(장축, 단축), 프로브의 단축을 중심으로 기울이는 록킹, 프로브의 장축을 중심으로 기울이는 틸팅, 나아가 프로브를 강하게 체표를 누르는 압박을 하며 근육을 확인해 나간다.

그림 13 프로브의 조작

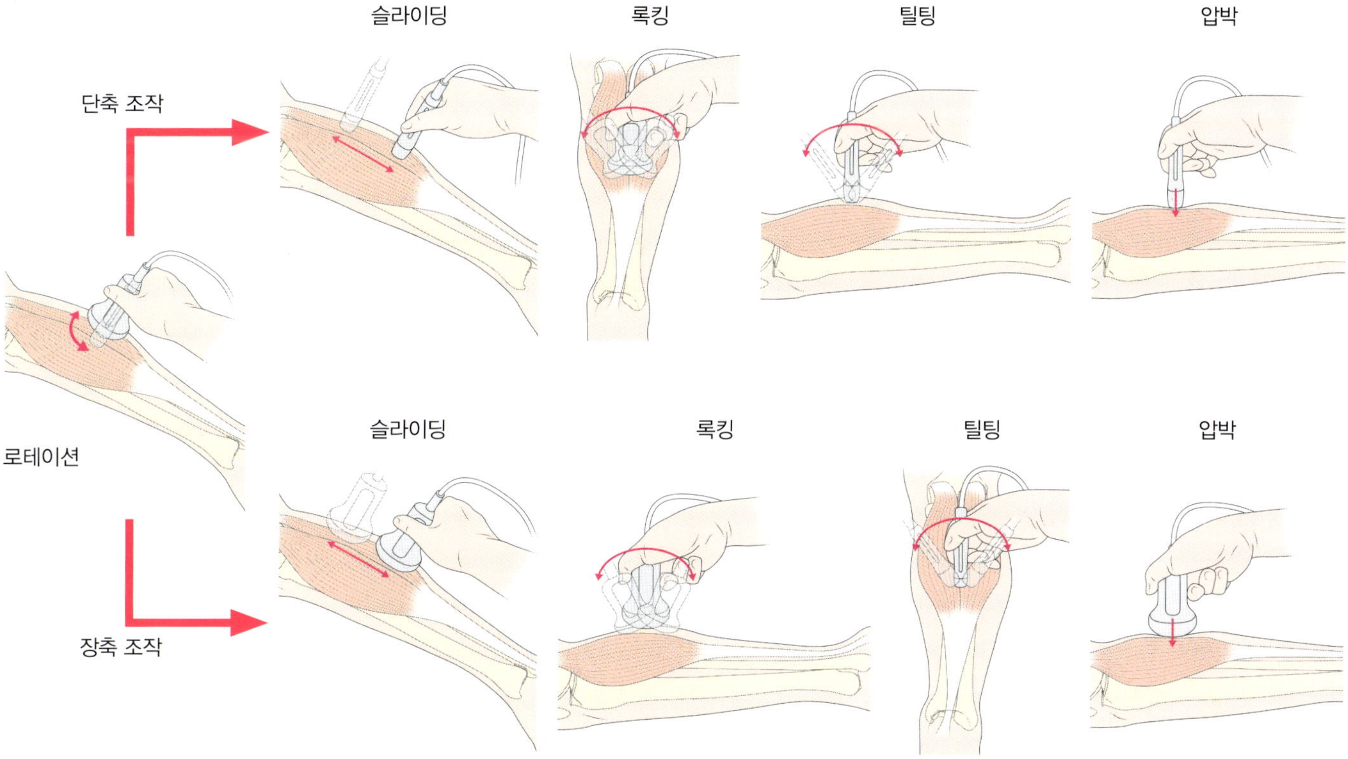

처음부터 마스터까지

초음파 화면에서 조직은 어떻게 보이는 것일까

보톡스 요법에서 주사 대상이 되는 근육은 선 상태의 고에코상으로 관찰되는 근 외막에 둘러싸인 저에코상으로 나온다. 이 저에코상의 본체는 근섬유이지만 이 근섬유의 주위에는 근주막이 가는 선 모양으로 고에코상으로 관찰되며, 근육 전체를 보면 서리가 내린 모양으로 보인다. 뼈는 강한 에코상으로 관찰되기 때문에 가끔 에코 화면 위에서 근육 확인 랜드마크가 된다. 혈관은 원형인 무에코상으로 보이는데 동맥은 박동이 관찰된다. 컬러 도플러 초음파 영상을 사용시에는 혈류 시그널이 확인된다. 신경은 주위가 고에코상이며, 내부가 벌집이나 포도방상으로 불리는 저에코상으로 관찰되지만 많은 경우 혈관과 같이 따라 달리고 있다는 것을 염두 해 둔다.

본서에서는 지면상 뇌졸중 환자의 경축에 대한 보톡스 요법에서 자주 대상이 되는 근육을 골라 확인해 가겠다 그림 14.

상완전면 그림 14, 그림 15

대상근은 상완 이두근, 상완근, 완요골근. 깊이 5 cm. 포커스는 2~3 cm이다. 상완전면에 랜드마크가 되는 골지표는 상완골 골간부이다. 상완이두근이 알통을 만드는 근육으로 명료하게 확인하기 쉽다. 상완근은 상완이두근의 심층에서 확인할 수 있다.

그림 14 사지의 주요 해부

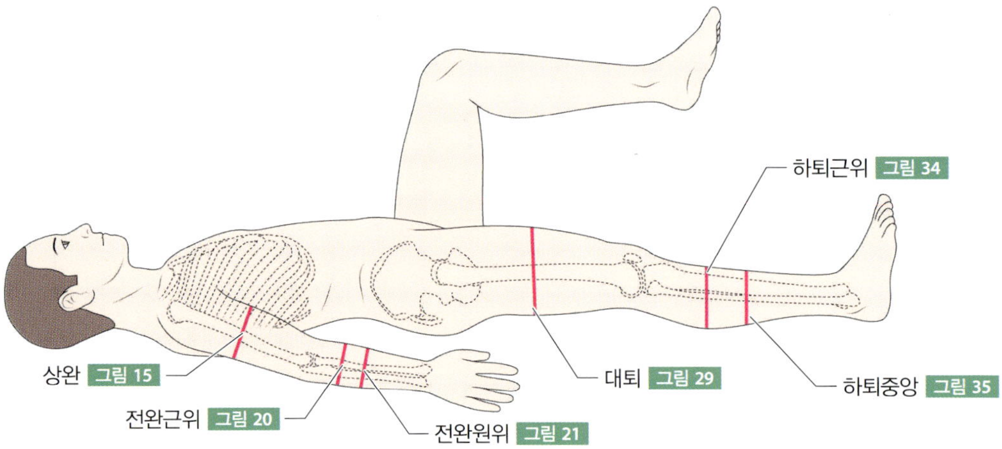

그림 15 상완(우)의 해부, MRI, 초음파 영상

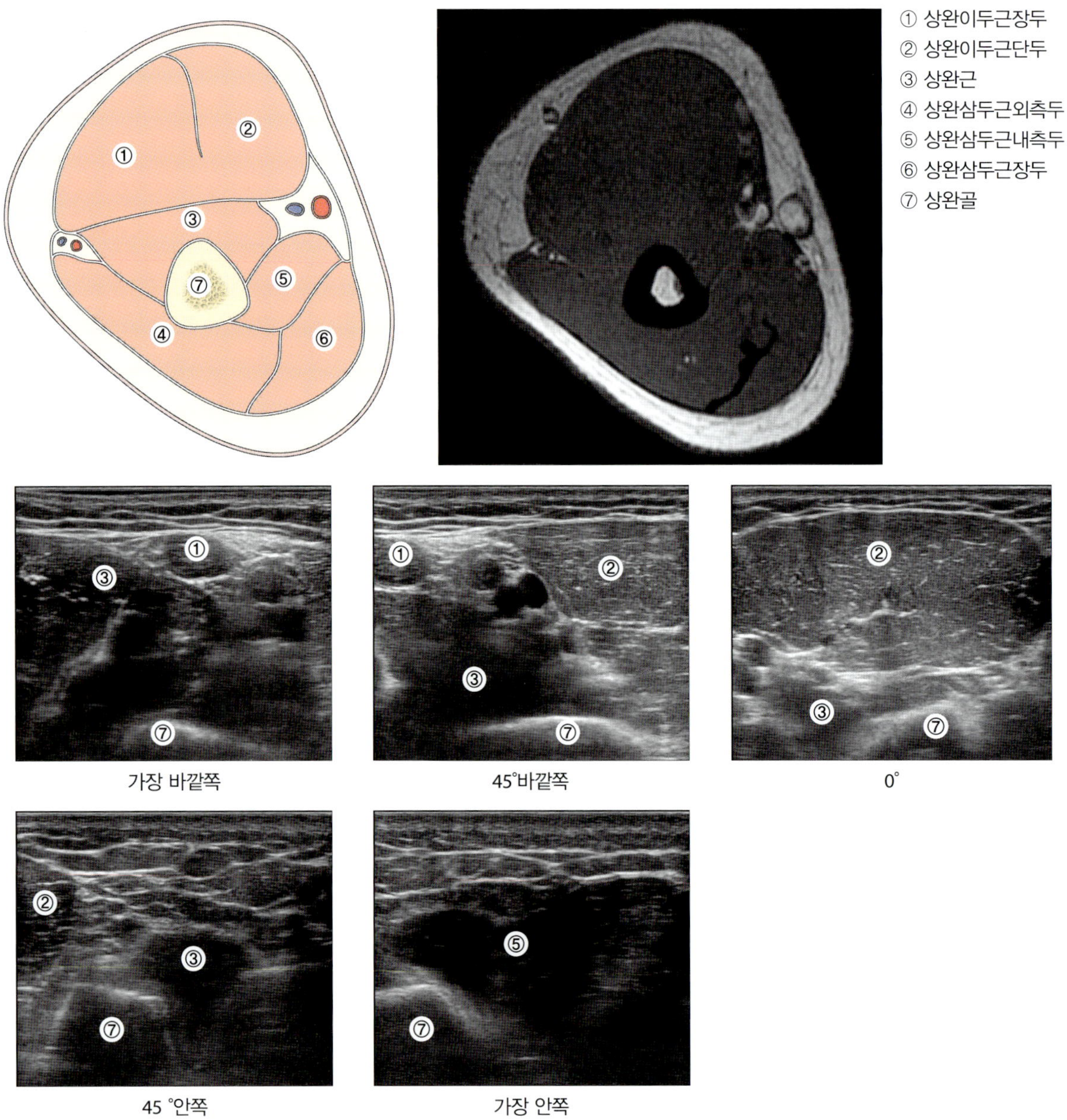

• **상완이두근장두** 그림 16 상완말초 1/3에서 표층에 있는 상완이두근근복을 만지고, 그 부위에 프로브를 댄다.

• **상완이두근단두** 그림 17 상완말초 1/3에서 표층에 있는 상완이두근근복을 만지고, 그 부위에 프로브를 댄다. 상완이두근내에 근내건의 고에코상을 확인하고 그 심층에 있는 것이 상완이두근단두이다.

그림 16 상완이두근장두(우)

a : 단축모습
b : 장축모습

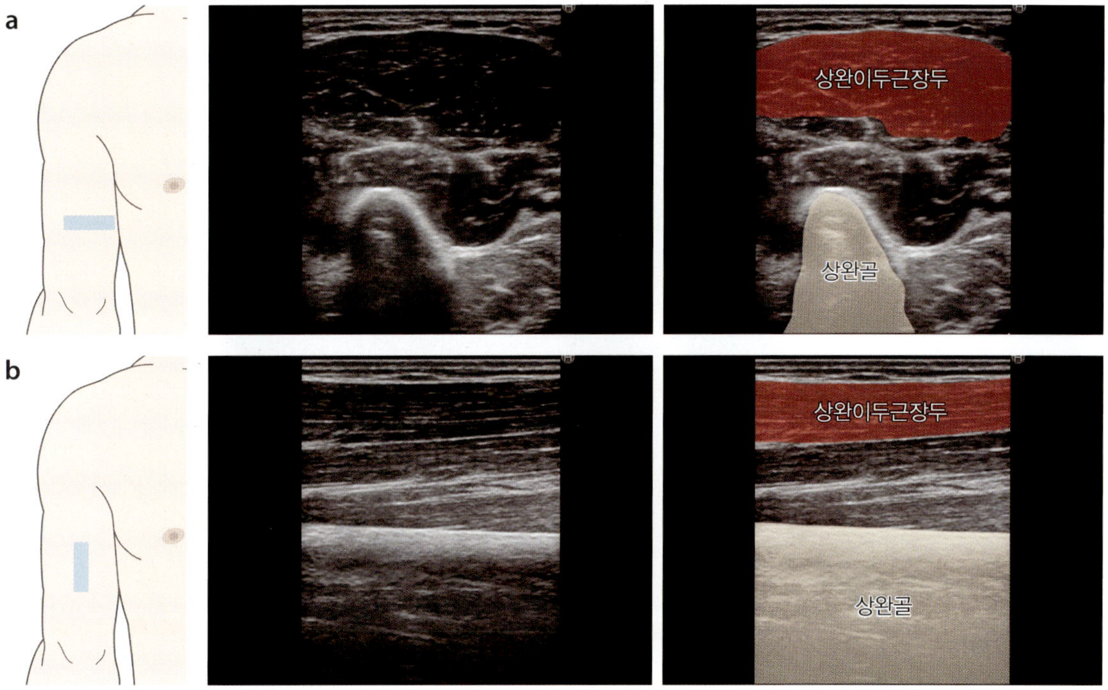

그림 17 상완이두근단두(우)

a : 단축모습
b: 장축모습

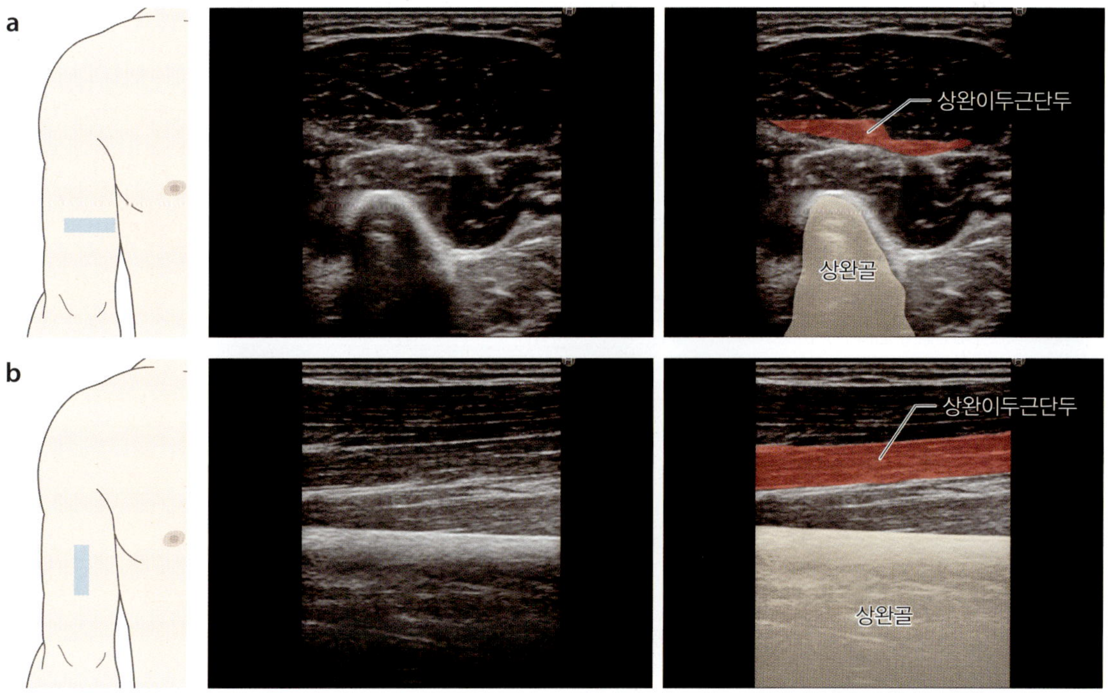

- **상완근** 그림 18 상완말초 1/3에서 표층에 있는 상완이두근근복을 만지고, 그 부위에 프로브를 댄다. 상완이두근의 심층에서 상완골에 부착되어 있는 것이 상완근이다.
- **완요골근** 그림 19 전완전면에 상완골 외측상과를 확인하고 바로 그 내측으로 프로브를 대면 가장 표층의 근육이 완요골근이다.

그림 18 상완근(우)

a: 단축모습
b: 장축모습

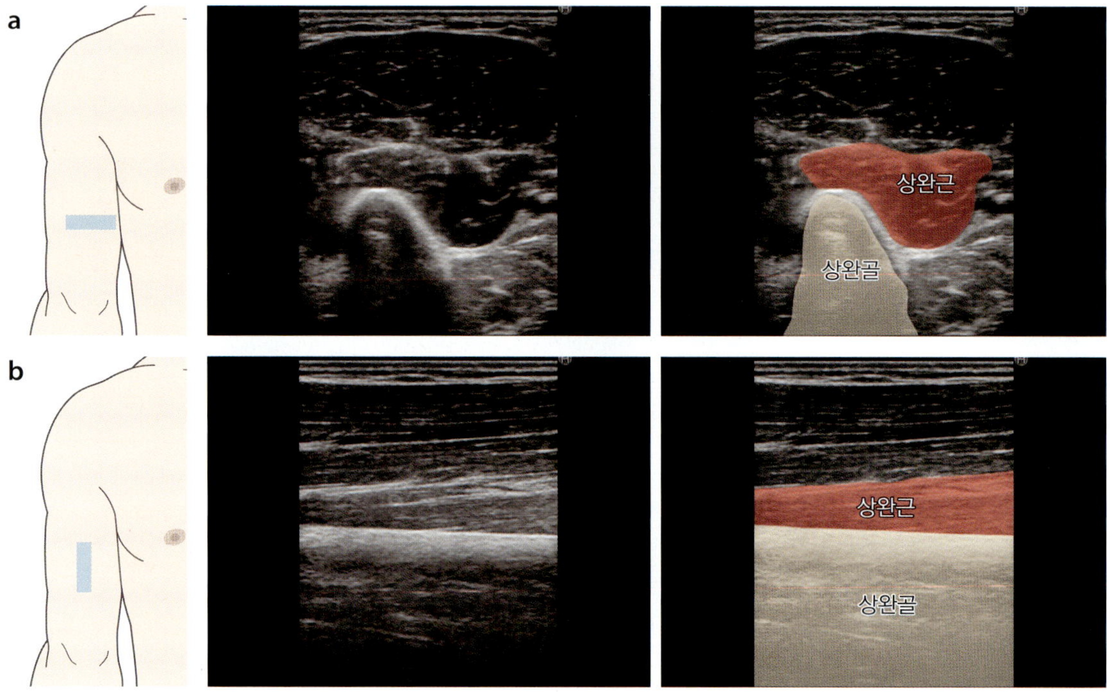

그림 19 완요골근(우)

a: 단축모습
b: 장축모습

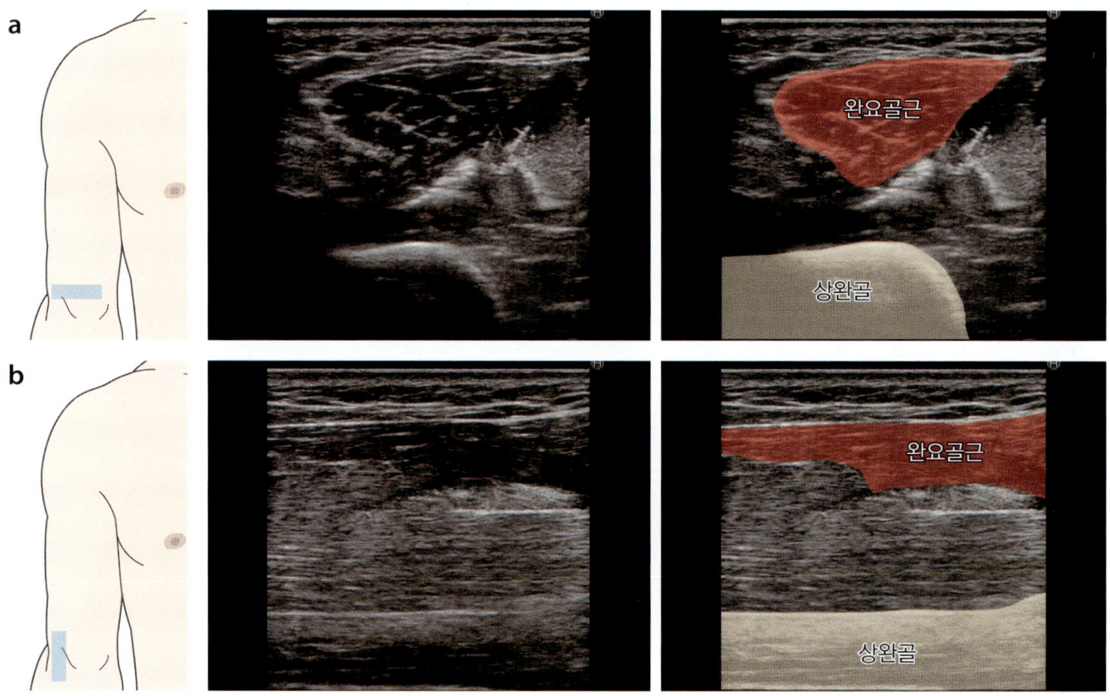

● **전완전면** 그림 14, 그림 20, 그림 21

대상근은 척측수근골근, 장장근, 요측수근굴근, 원회내근, 천지굴근, 심지굴근, 장무지굴근. 위치는 상완골외측상과와 요골경상돌기를 잇는 중앙이다. 깊이 4 cm, 포커스는 보려는 근육에 따라 바꾼다.

전완전면의 랜드마크가 되는 골지표는 요골경상돌기, 상완골외측상과, 상완골내측상과이다. 척측수근골근의 척측표층에 심지굴근이 존재하며, 척골을 감싸돌듯 존재한다. 전완중앙내측에서 외측대각선 상방을 향해 심지굴근, 척측수근굴근, 천지굴근, 장장근, 요측수근굴근, 원회내근의 순으로 주행한다. 에코에서도 단축에서 이 순서로 스캐닝을 하면 보기 쉽다.

그림 20 전완(우) 근위의 해부, MRI, 초음파 영상

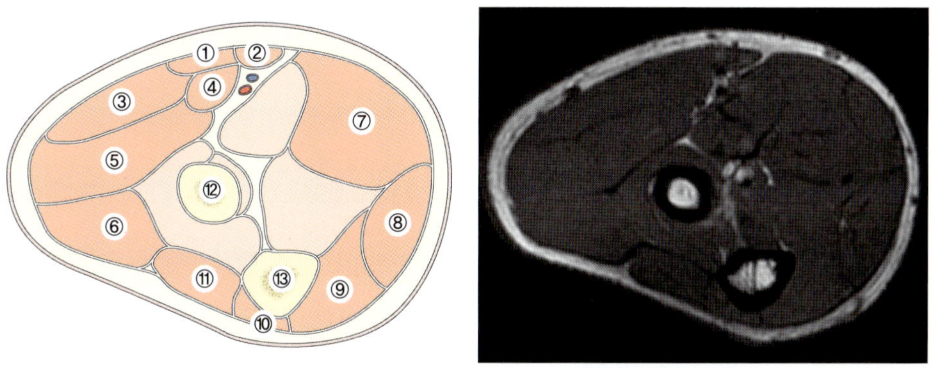

① 요측수근굴근
② 장장근
③ 완요골근
④ 원회내근
⑤ 장요측수근신근
⑥ 단요측수근신근
⑦ 천지굴근
⑧ 척측수근굴근
⑨ 심지굴근
⑩ 척측수근신근
⑪ 총지신근
⑫ 요골
⑬ 척골

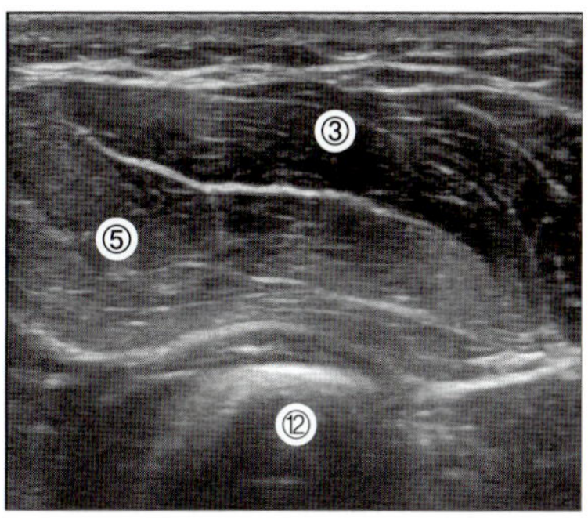

가장 바깥쪽

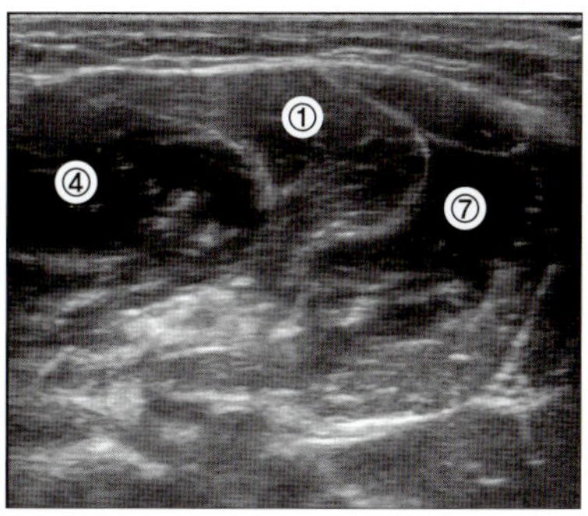

45° 바깥쪽

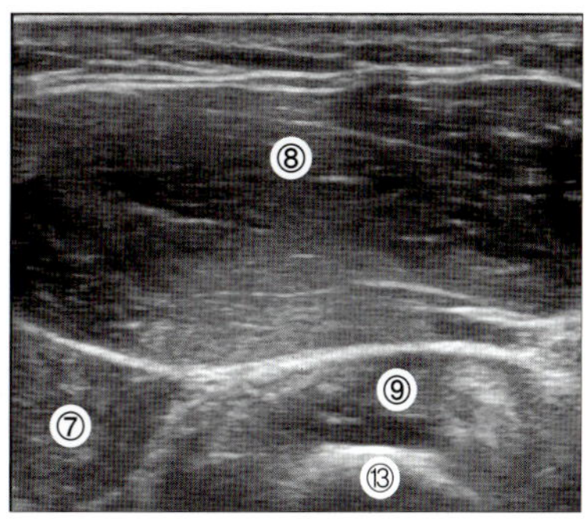

0°

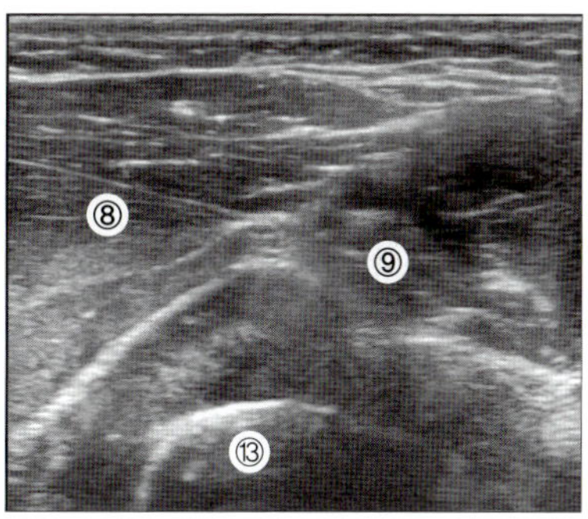

45° 안쪽

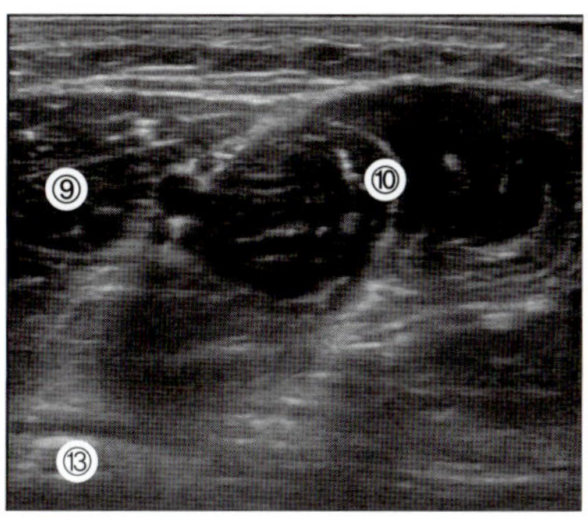

가장 안쪽

그림 21 전완(우) 중앙의 해부, MRI, 초음파 영상

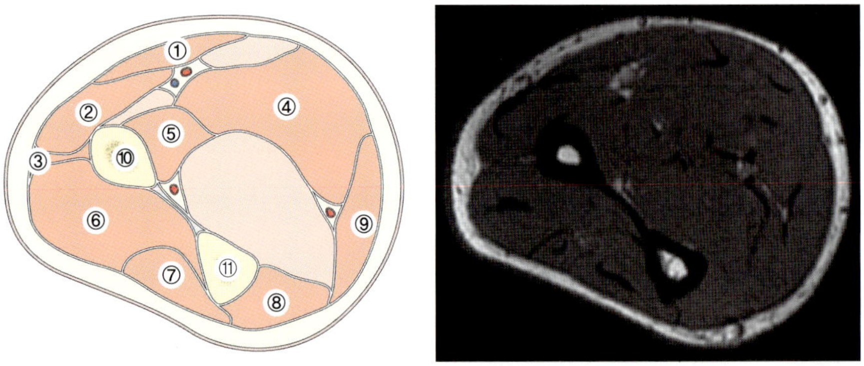

① 요측수근굴근
② 장요측수근신근
③ 단요측수근신근
④ 천지굴근
⑤ 장무지굴근
⑥ 총지신근
⑦ 척측수근신근
⑧ 심지굴근
⑨ 척측수근굴근
⑩ 요골
⑪ 척골
⑫ 장장근

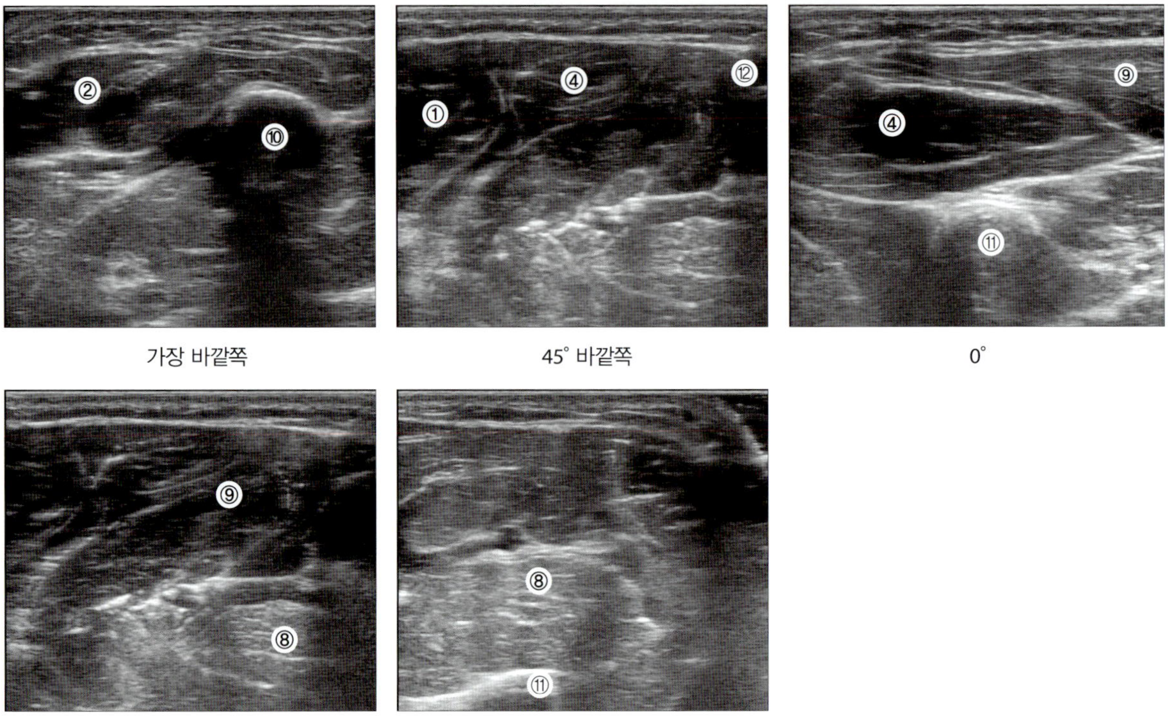

가장 바깥쪽 / 45° 바깥쪽 / 0° / 45° 안쪽 / 가장 안쪽

• **척측수근굴근** 그림 22 전완전면에서 상완골내측상과를 확인하며, 그곳의 5 cm 원위로 척골을 초음파 화면의 중앙에 놓으면서 프로브를 대면 가장 표층의 근이 척측수근굴근이다. 랜드마크로 척골을 찾는 것도 척측수근굴근을 확인하기 쉬운 포인트이다.

• **요측수근굴근** 그림 23 전완전면에서 상완골외측상과를 확인하며, 그곳의 5 cm 원위로 요골을 초음파 화면의 중앙에 놓으면서 프로브를 대면 가장 표층의 근이 요측수근굴근이다.

랜드마크로 요골을 찾는 것도 요측수근굴근을 확인하기 쉬운 포인트이다.

그림 22
척측수근굴근(우)
a: 단축 영상
b: 장축 영상

a

b

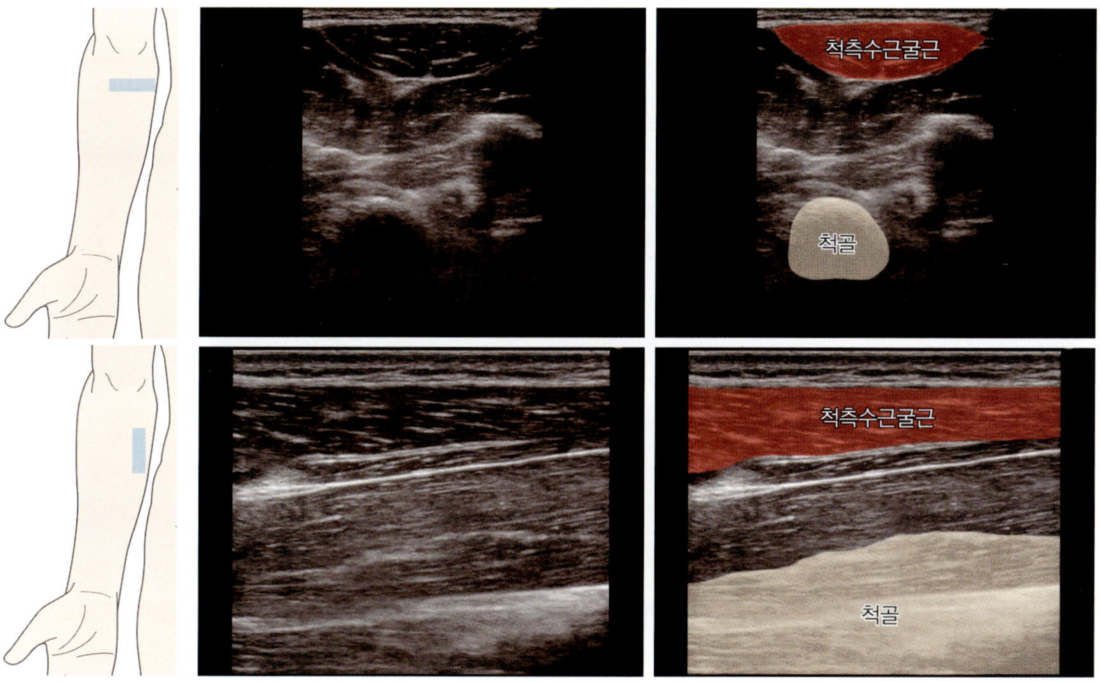

그림 23
요측수근굴근(우)
a: 단축 영상
b: 장축모습

a

b

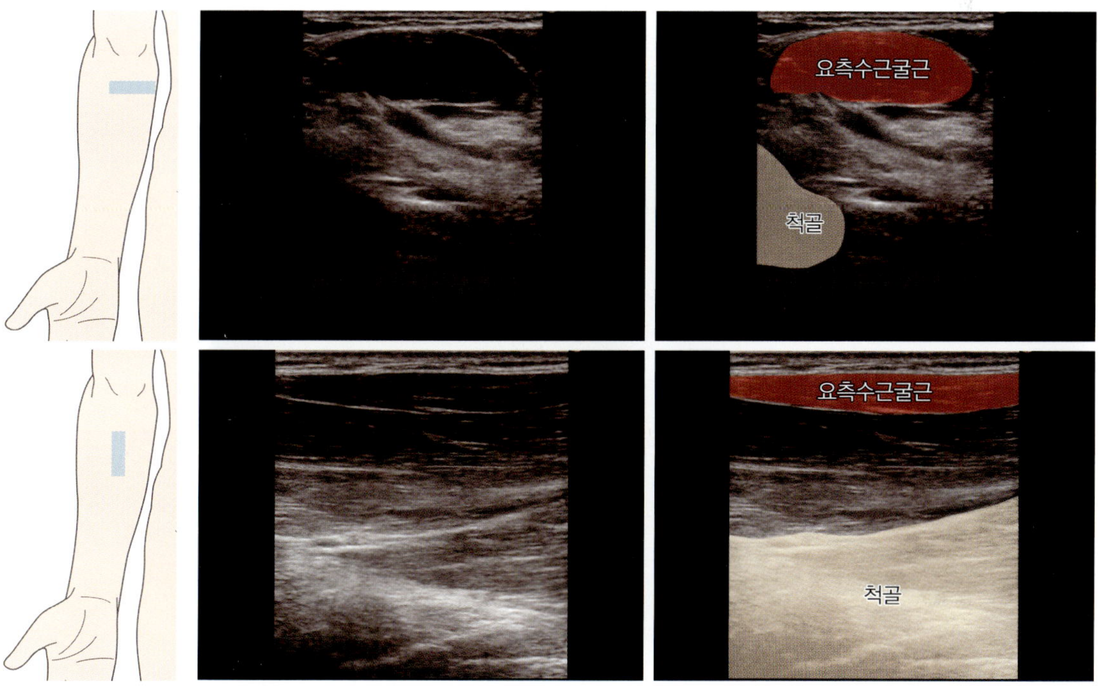

- **천지굴근** 그림 24 전완전면에서 상완골내측상과를 확인하며, 그곳의 5 cm원위로 전완전면의 중앙에 프로브를 대면 가장 표층의 근이 척측수근굴근이다. 척측수근굴근의 바깥측에서 장장근의 안측(척측수근굴근과 장장근의 사이)에 친지굴근의 일부를 확인할 수 있는데, 실제로는 장장근의 심층에 천지굴근이 퍼져있다. 장장근하에 천지굴근상의 근막을 확인한다.
- **장장근** 그림 25 전완전면에서 상완골 외측상과를 확인하며, 그곳의 5 cm원위로 전완전면의 중앙에 프로브를 대면 가장 표층의 근이 척측수근굴근이다. 척측수근 굴근의 바깥측에 천지굴근, 더 나아가 그 바깥측에 장장근이 위치해 있다. 요측수근굴근의 내측에도 있다.

그림 24
천지굴근(우)
a: 단축 영상
b: 장축 영상

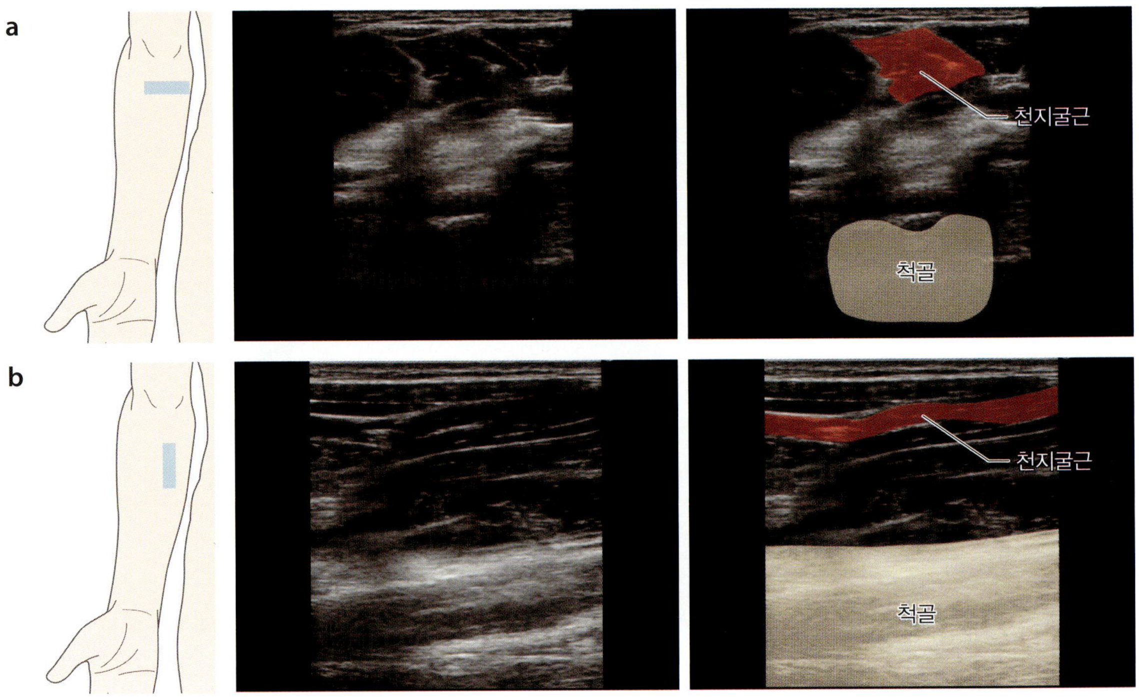

그림 25
장장근(우)
a: 단축 영상
b: 장축 영상

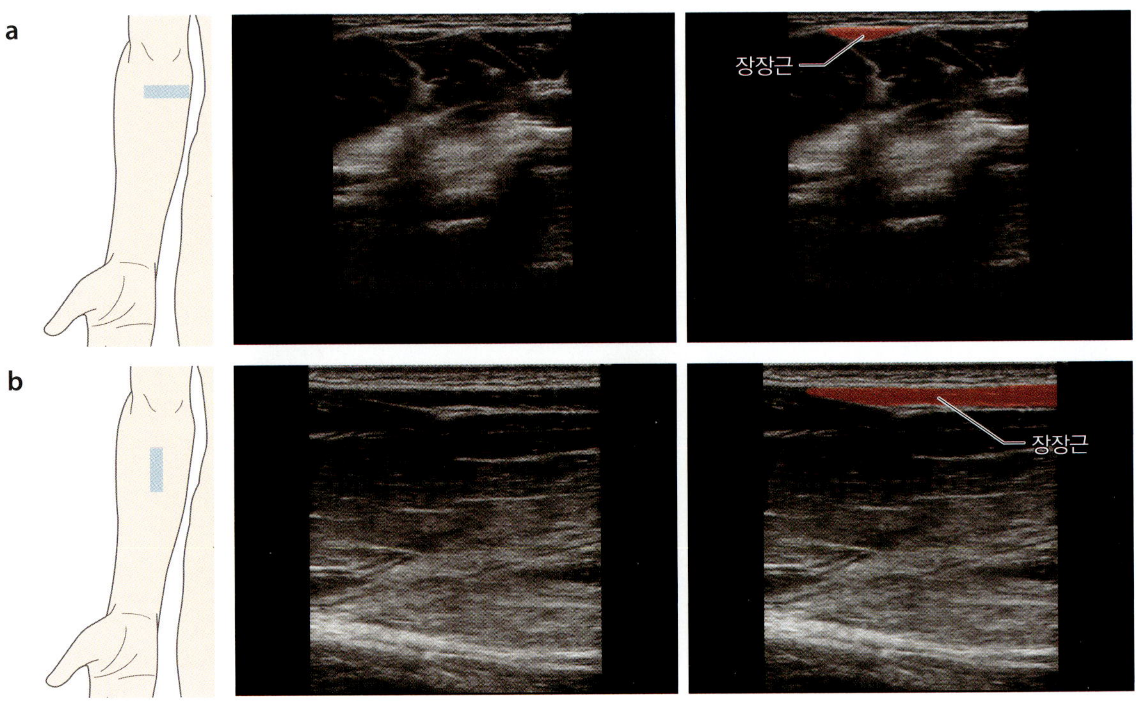

• **심지굴근** 그림 26 전완전면에서 상완골내측상과를 확인하며, 그곳의 5 cm 원위로 척골을 초음파 화면의 중앙에 두며 프로브를 대면 가장 표층의 근이 척측수근굴근이다. 척측수근굴근의 척측(내측) 표층에 심지굴근이 존재하며, 척골에 휘감겨 있듯이 존재한다.

• **장무지굴근** 그림 27 전완전면에서 상완골외측상과를 확인하며, 그곳의 5 cm 원위로 요골을 초음파 화면의 중앙에 두며 프로브를 대면 가장 표층의 근이 요측수근굴근이다. 요측수근굴근의 심층이 장무지굴근이다.

그림 26
심지굴근(우)
a: 단축 영상
b: 장축 영상

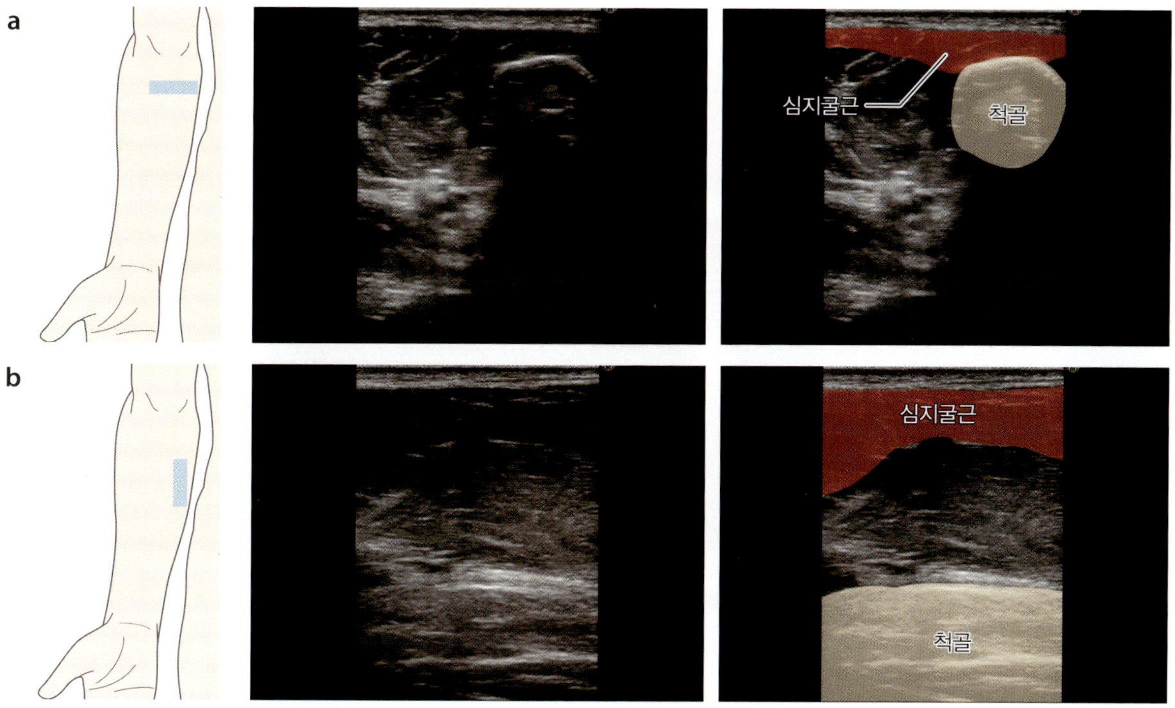

그림 27
장무지굴근(우)
a: 단축 영상
b: 장축 영상

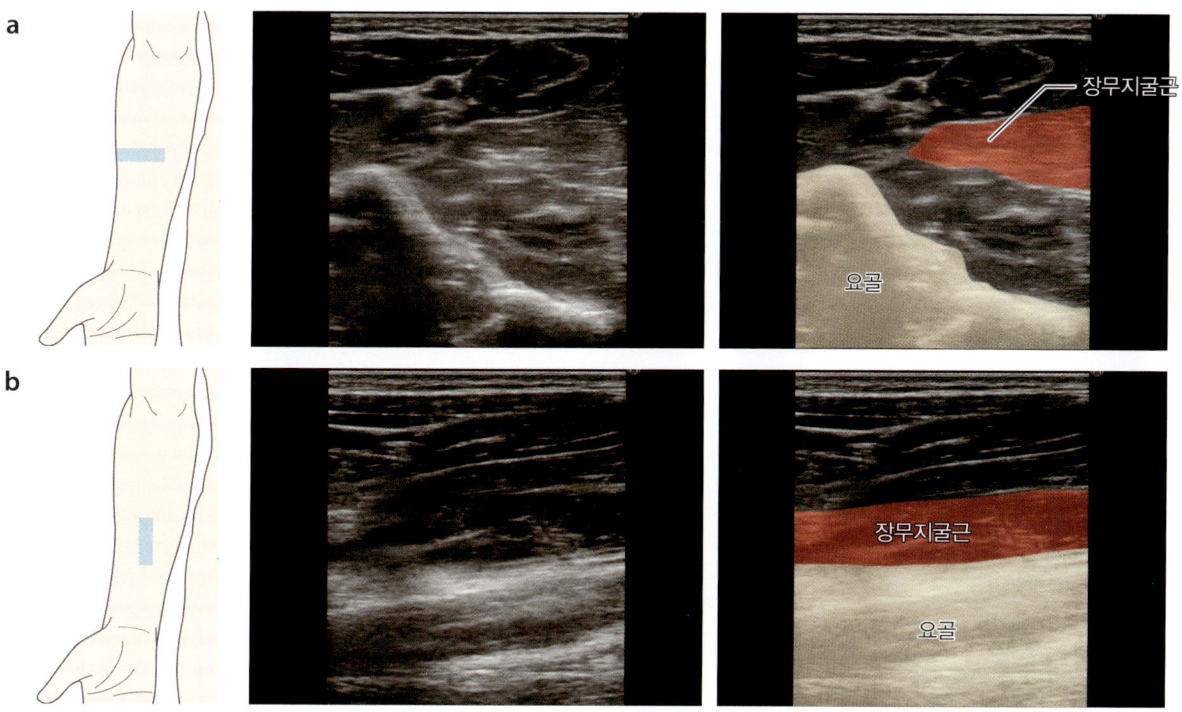

Ⅳ 처음부터 하는 초음파 가이드 하 보톡스 요법

• **원회내근** 그림 28 전완전면에서 상완골외측상과를 확인하며, 그곳의 5 cm 원위로 요골을 초음파 화면의 중앙에 두며 프로브를 대면 가장 표층의 근이 요측수근굴근이다. 그 바깥쪽에 있는 표층의 근복이 원회내근이다.

그림 28
원회내근(우)
a: 단축 영상
b: 장축 영상

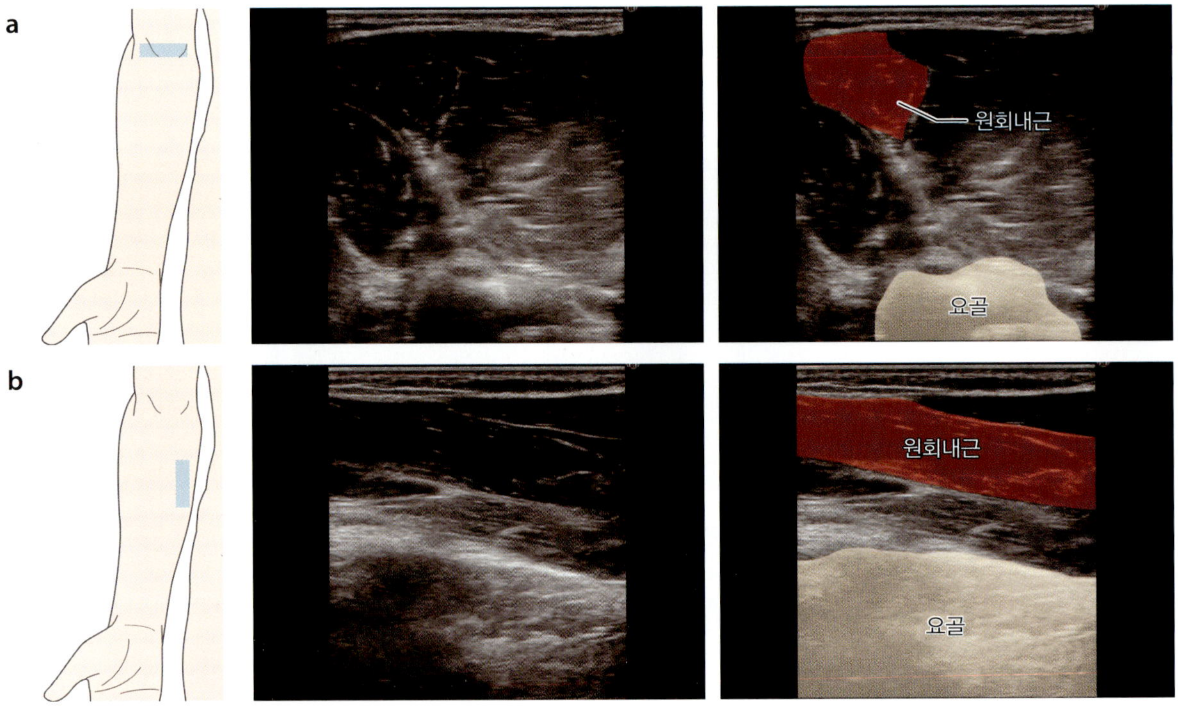

● **대퇴후근** 그림 14, 그림 29

대상근은 대퇴이두근, 반건양근, 반막양근 위치는 좌골결절과 관절틈새를 잇는 중앙이다. 깊이 5 cm, 피하에서 2 cm전후는 지방조직이기 때문에 포커스는 3~4 cm로 한다.

대퇴후면의 골지표는 좌골결절이다. 좌골결절에는 대퇴이두근장두, 반건양근, 반막양근이 기시점이다. 슬와부 안쪽의 햄스트링, 특히 반건양근건이 쉽게 만져진다.

그림 29 대퇴(우)의 해부, MRI, 초음파 영상

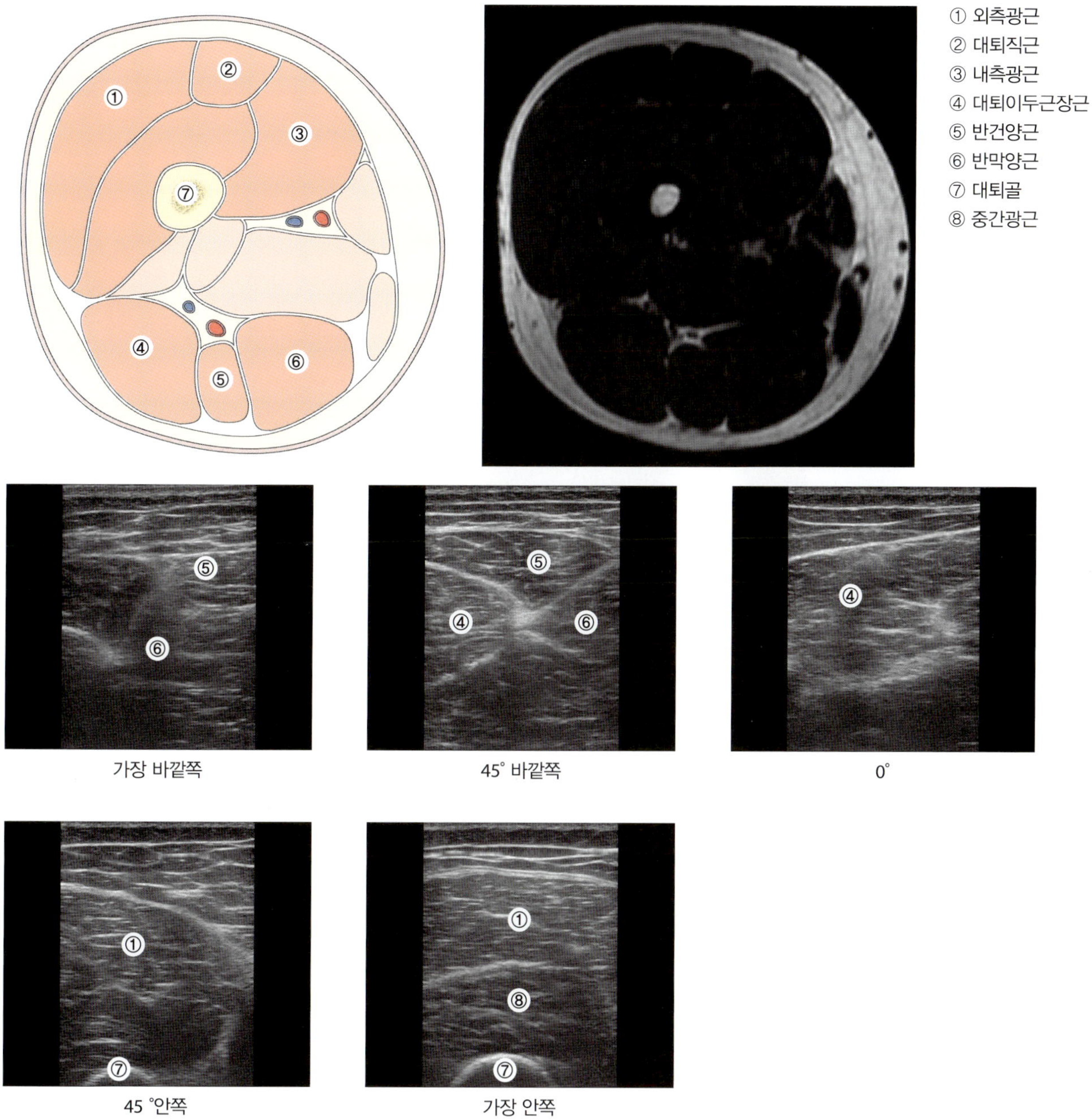

- **대퇴이두근장두** 그림 30 대퇴이두근장두는 둔부후면에서 대퇴후면 중앙의 좌골결절을 촉진하면 거기에서 서서히 대퇴후면외측을 주행하며 비골두에 부착된 표층이 두꺼운 이관절근이다. 대퇴후면은 피하에서 약 2 cm는 지방 및 결합조직이므로 에코로 대퇴이두근상의 근외막의 위치를 확인하는 것이 포인트이다.
- **대퇴이두근단두** 그림 31 대퇴이두근단두는 외측광근과 대퇴이두근장두의 사이에 위치하는 확인하기 어려운 근이다. 구별하는 방법으로는 고관절을 약간 굽힌 자세에서 무릎을 굽혔을 때 가장 수축하기 쉬우므로 초음파를 보면서 외측광근의 옆에 위치하는 가장 근섬유가 많은 근을 찾는다. 랜드마크로 대퇴골을 찾는 것도 대퇴이두근단두를 확인하기 쉬운 포인트이다.

그림 30
대퇴이두근장근(우)
a: 단축 영상
b: 장축 영상

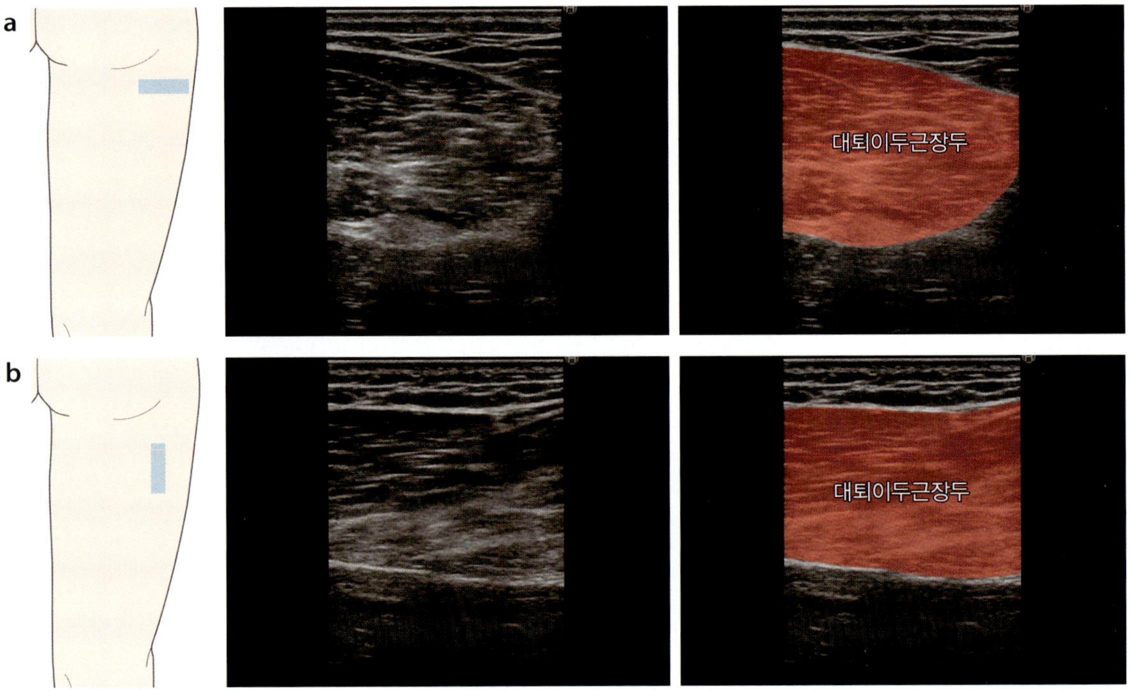

그림 31
대퇴이두근단두(우)
a: 단축 영상
b: 장축 영상

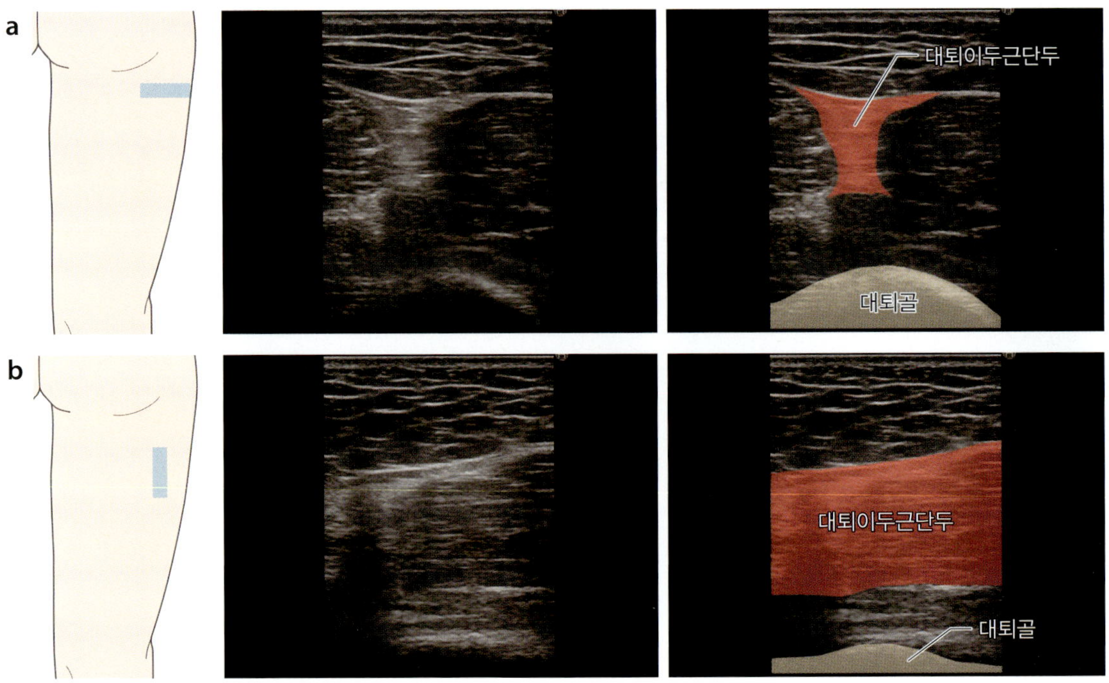

- **반건양근** 그림 32 반건양근은 슬와부의 건으로 쉽게 만져진다. 둔부후면에서 대퇴후면의 중앙의 좌골결절을 촉진하면, 거기에서 서서히 대퇴후면을 주행하여 대퇴골 내측과를 돌아 경골조면의 내측에 부착된 표층이 가는 이관절근이다. 좌골결절에 가까운 쪽이 근복이 크며, 대퇴후면 중앙에서 슬와부에 가까이 갈수록 건으로 존재한다. 건대퇴후면은 피하에서 약 1~2 cm는 지방 및 결합조직이 있기 때문에 에코로 반건양근상의 근외막의 위치를 확인한다.
- **반막양근** 그림 33 반막양근은 반건양근을 열차로 비유한다면 마치 레일과 같은 존재이며, 정지점이 다를 뿐이고 거의 동일한 주행을 하고 있다. 둔부후면에서 대퇴후면 중앙의 좌골결절을 촉진하면 거기에서 서서히 대퇴후면 내측을 주행하며 대퇴골내측과를 돌아 경골내측과에 부착되는 표층이 두꺼운 이관절근이다.

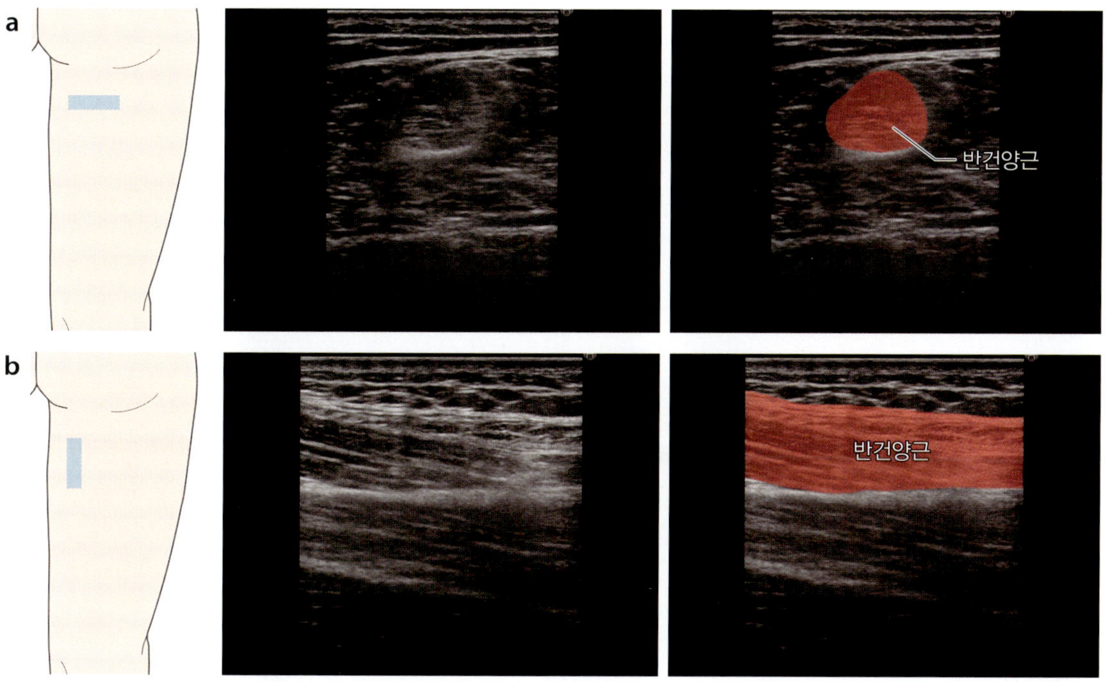

그림 32
반건양근(우)
a: 단축 영상
b: 장축 영상

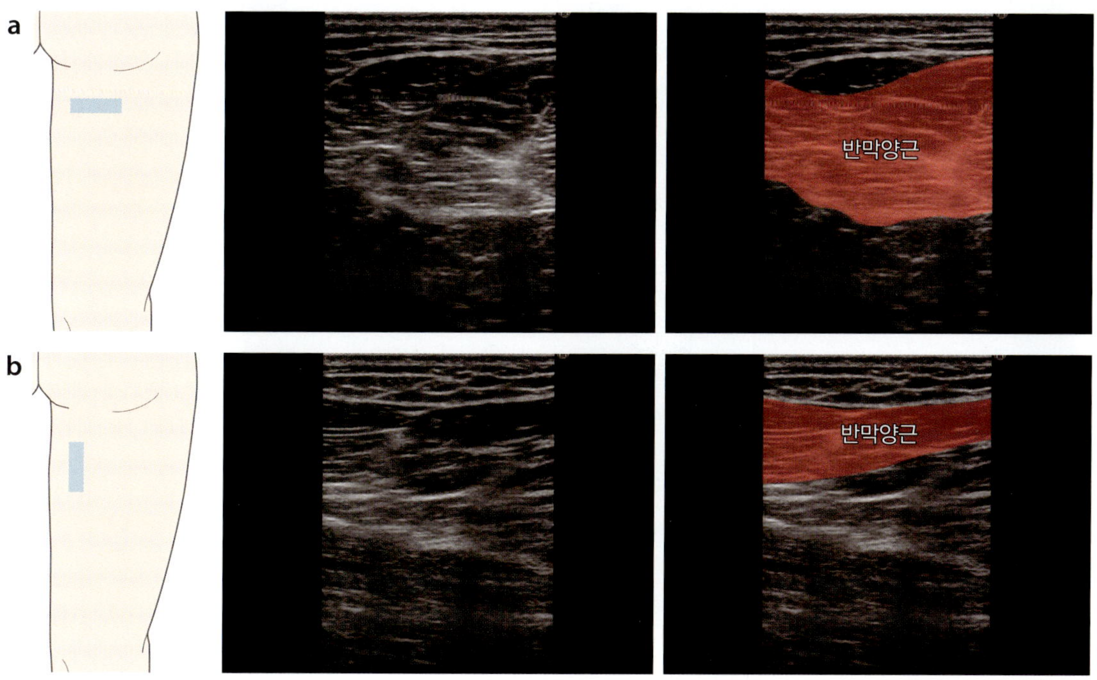

그림 33
반막양근(좌)
a: 단축 영상
b: 장축 영상

● 하퇴후면 그림 14, 그림 34, 그림 35

대상근은 비복근(내 · 외측두), 넓적근, 후경골근,장무지굴근. 깊이 6 cm, 포커스는 보려는 근육에 따라 바꾼다.

프로브를 대기전에 비골두와 비복근 근복의 위치, 비복근 외측두와 내측두의 경계를 촉진해 확인해 두면 전체상을 파악하기 쉽다. 하퇴근위 1/3에서 초음파를 행하는 경우는 바깥쪽에서 비골을 지표로 보면 그 주위 구조를 확인하기 쉽다. 하퇴후면의 피하조직의 두께는 일반 성인은 5 mm 전후이다. 비복근외측두와 넓적근을 확인하며 바깥쪽에서 안쪽으로 프로브를 조작하면 넓적근의 심층 3~4 cm에서 비골상에 장무지굴근을 볼 수 있다. 비골과 경골의 사이에 하퇴골간막의 상에서 체표에서 깊이 5~6 cm에 후경골근, 경골상에 체표에서 깊이 5~6 cm에 장지굴근을 볼 수 있다. 여기에서 "프로브를 압박"하는 것으로 후경골근 및 장무지굴근을 4 cm의 깊이에서 확인할 수 있으며, 체표에서 거리가 짧아지기 때문에 주사를 시행하는 것이 용이해진다.

그림 34 하퇴(좌) 근위의 해부, MRI, 초음파상

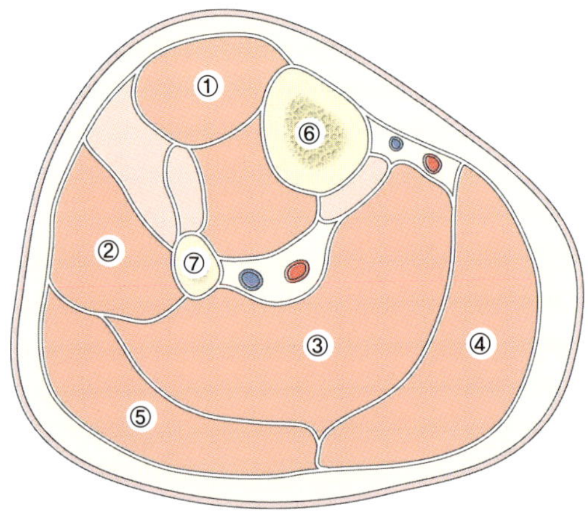

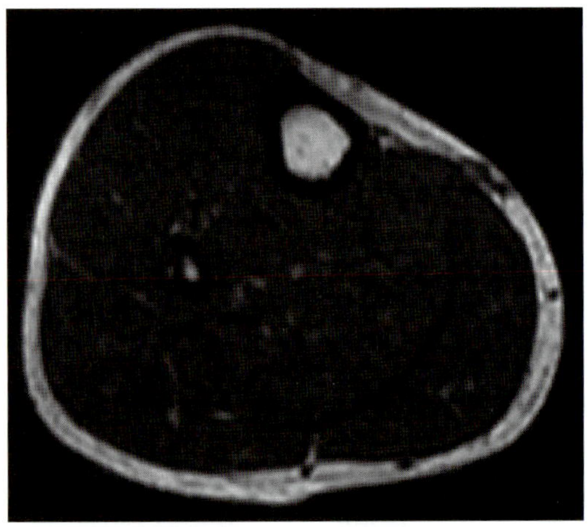

① 전경골근
② 장비골근
③ 넓적근
④ 비복근내측두
⑤ 비복근외측두
⑥ 경골
⑦ 비골

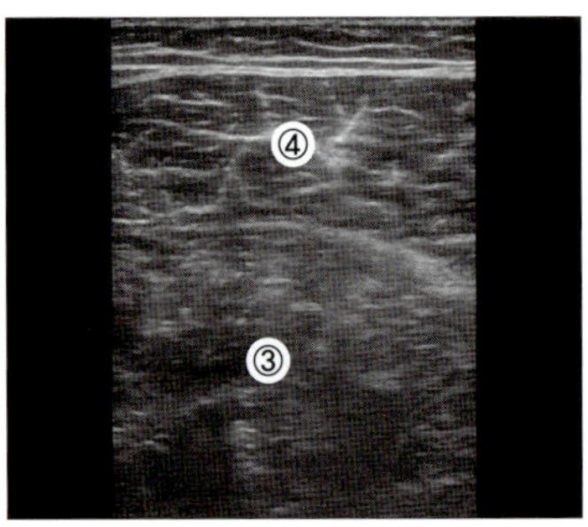

가장 바깥쪽

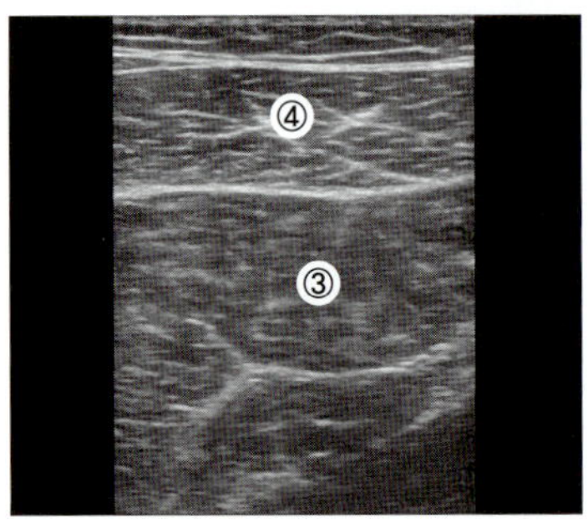

45° 바깥쪽

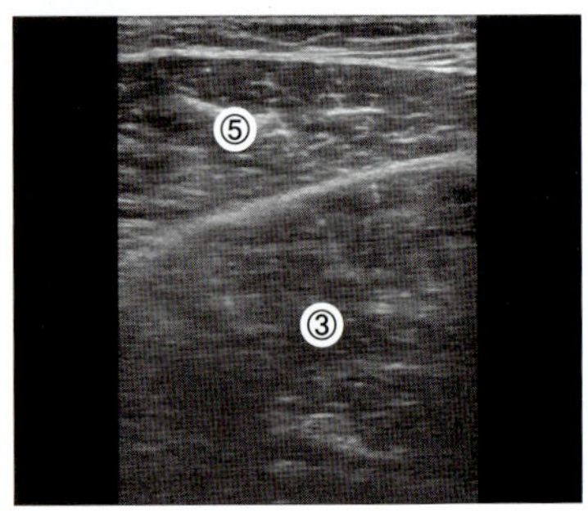

0°

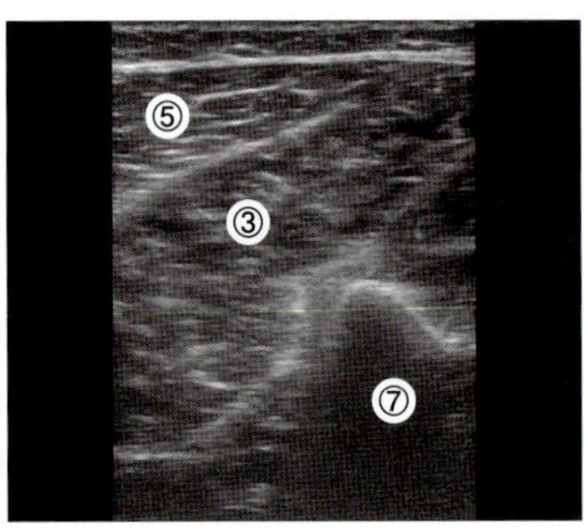

45 °안쪽

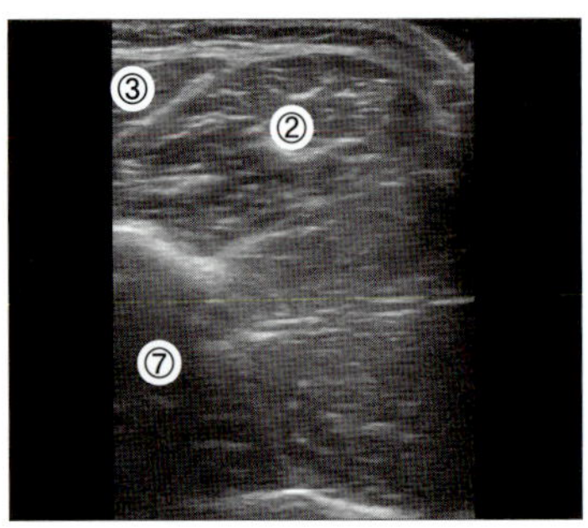

가장 안쪽

그림 35 하퇴(우) 중앙의 해부, MRI, 초음파상

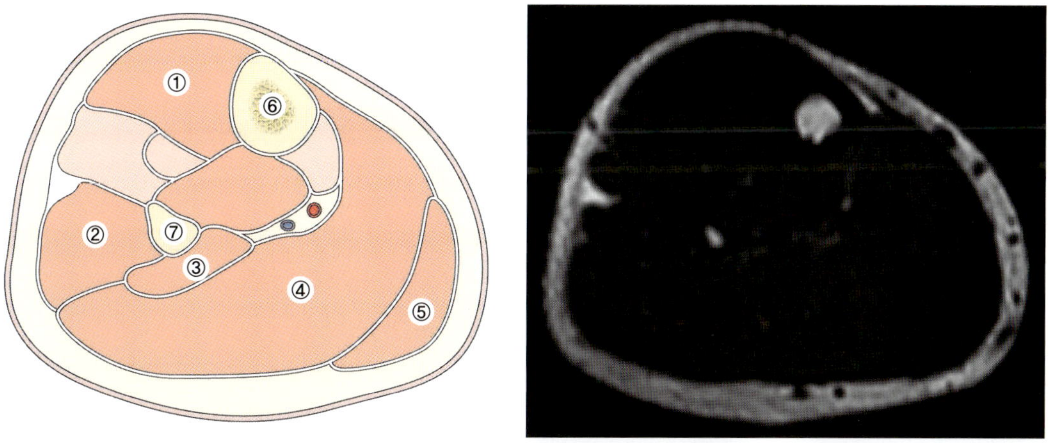

① 전경골근
② 장비골근
③ 장무지굴근
④ 넓적근
⑤ 비복근내측두
⑥ 경골
⑦ 비골
⑧ 비복근외측두
⑨ 단비골근

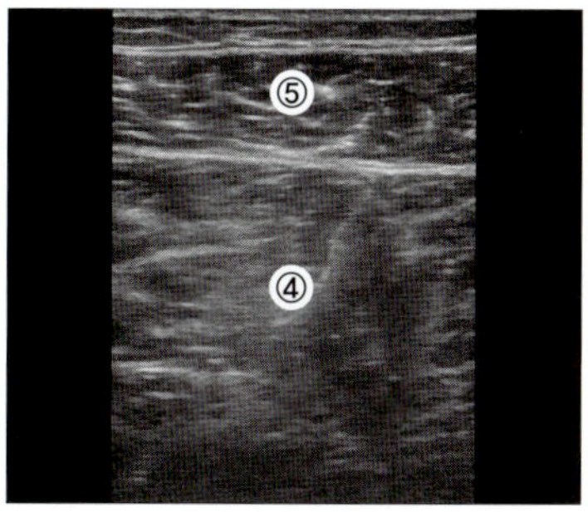

가장 바깥쪽

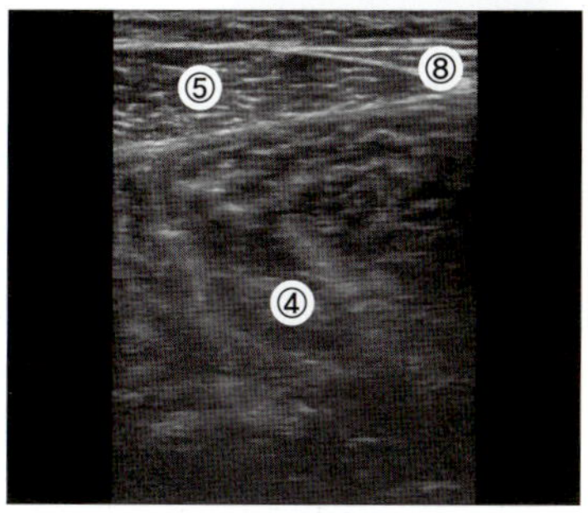

45° 바깥쪽

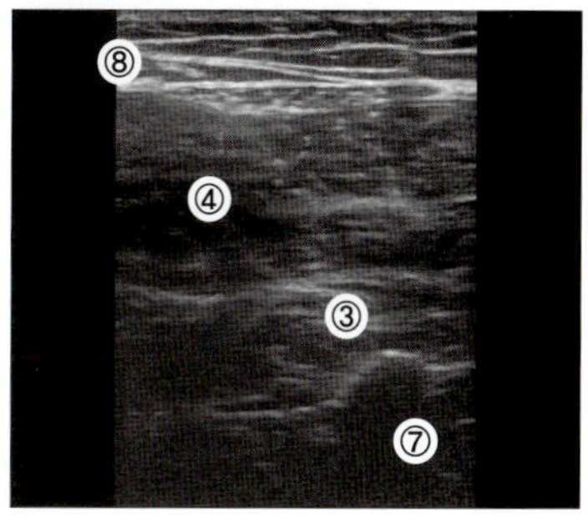

0°

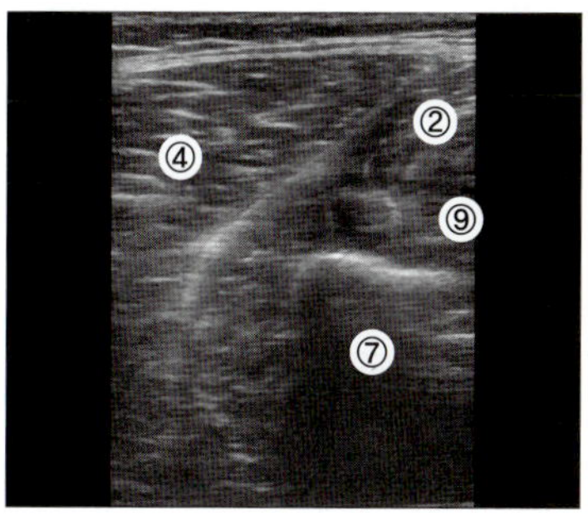

45 °안쪽

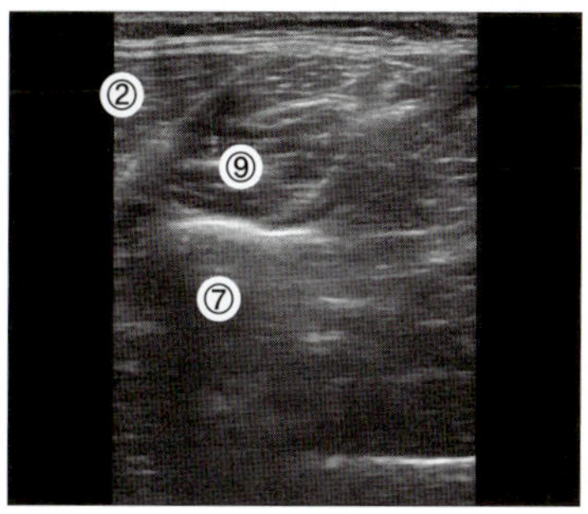

가장 안쪽

- **비복근외측두** 그림 36 비복근외측두는 근복이 길고 두껍다. 두께도 일반 성인은 1 cm 이상이다. 그러나 체표에서 2 cm 들어가면 넓적근이 나온다. 단축모습 및 장축모습에서 비골을 확인하는 것이 포인트이다.
- **비복근내측두** 그림 37 비복근내측두는 근복은 길지만 외측두와 비교하면 약간 얇다. 단축영상 및 장축 영상에서도 경골을 영상에서 확인해서 행하는 것이 포인트이다.

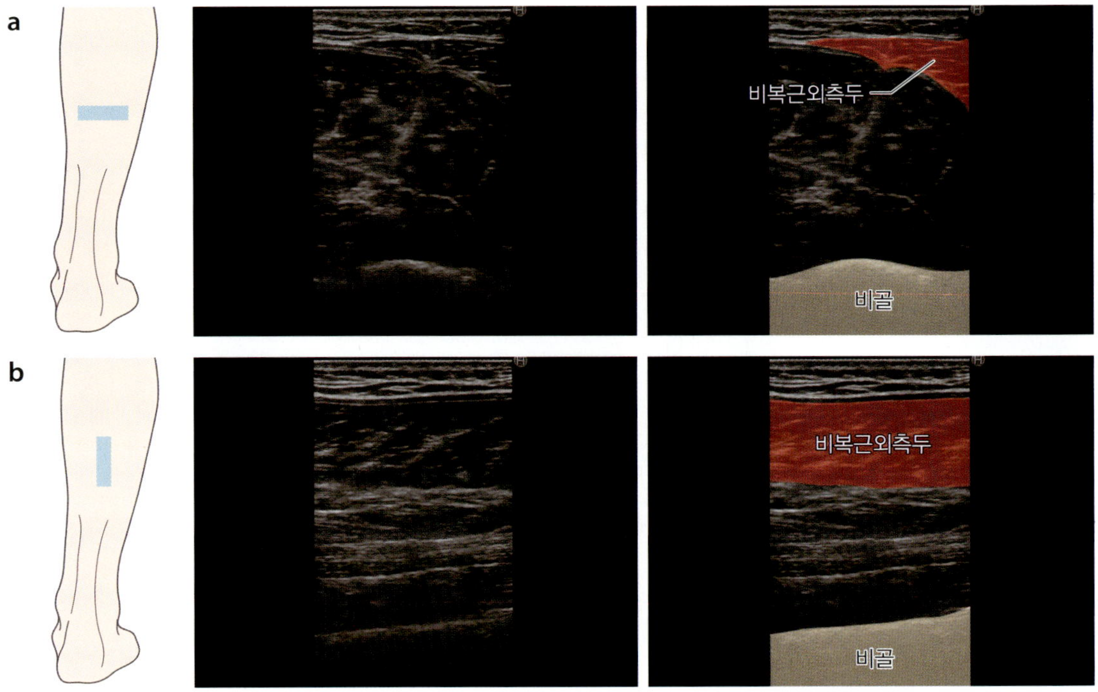

그림 36
비복근외측두(우)
a: 단축 영상
b: 장축 영상
비복근외측두
비골

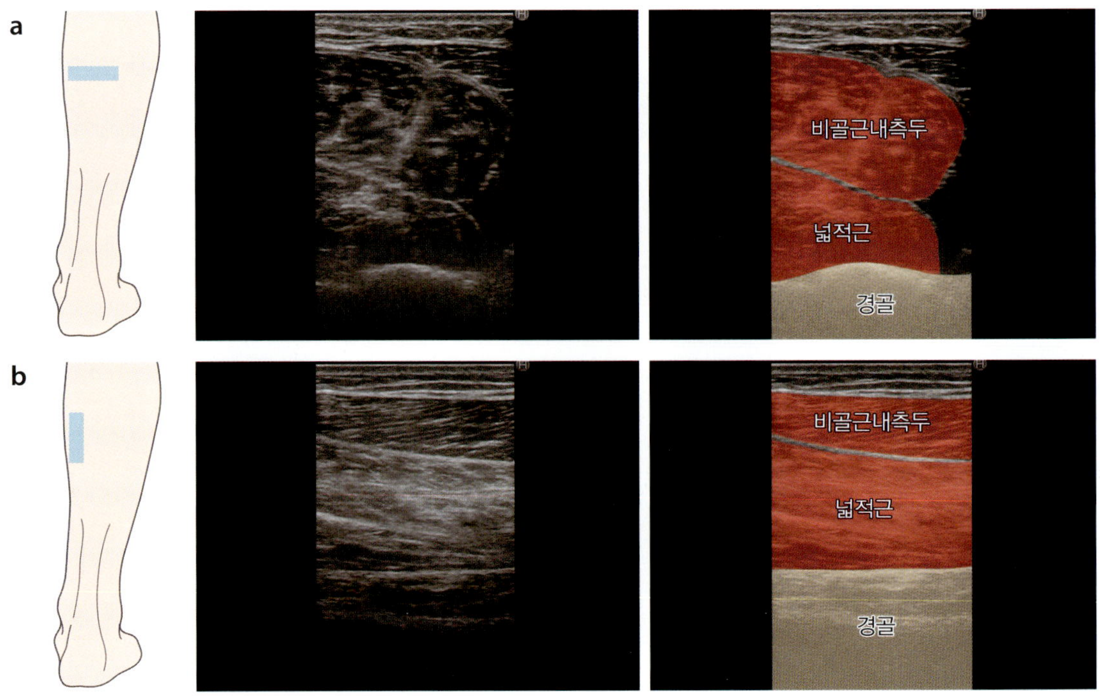

그림 37
비복근내측두(우)
a: 단축 영상
b: 장축 영상

- **넓적근** 그림 38 넓적근은 비복근내측두 및 외측두의 심층에 위치하기 때문에 체표에서 2 cm에 위치한다. 또 넓적근의 심층에는 하퇴외측에서는 장무지굴근, 하퇴내측에서는 장지굴근이 존재한다. 무릎을 조금 굽히는 자세를 하면 비복근이 비복근이 이완되므로 넓적근을 촉진하기 쉽다.
- **장무지굴근** 그림 39 하퇴외측 중앙에서 말초부로 넓적근의 심층에 있으며, 비골에 부착되어 있다. 단축 영상 및 장축 영상에서도 비골을 영상으로 확인하는 것이 포인트이다.

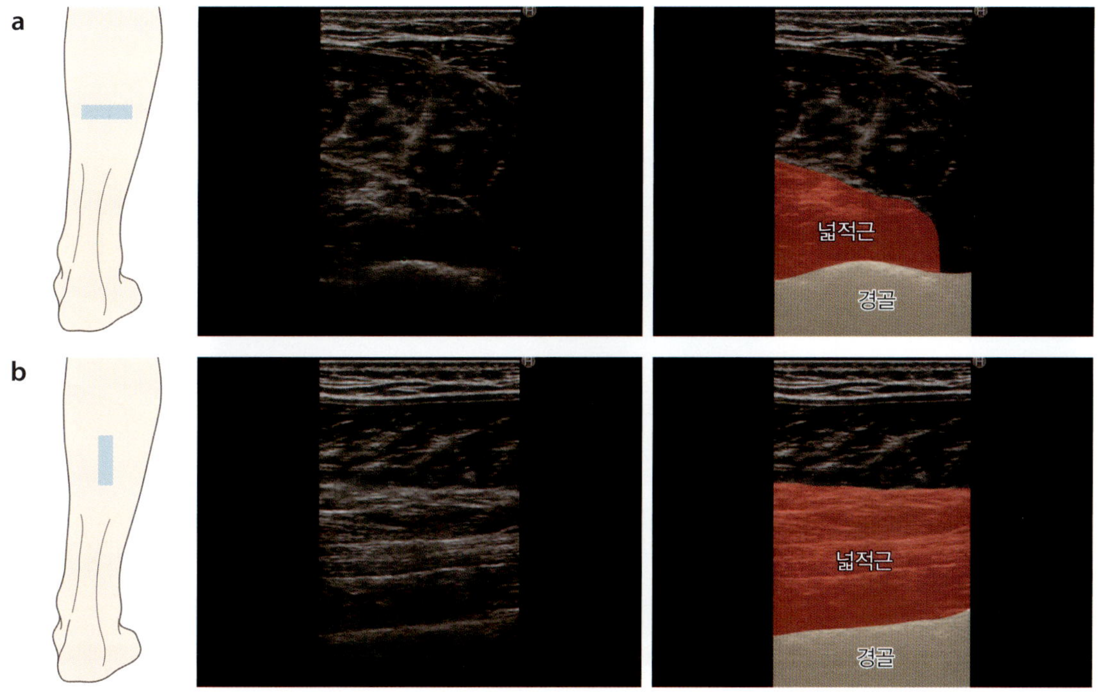

그림 38
넓적근(우)
a: 단축 영상
b: 장축 영상

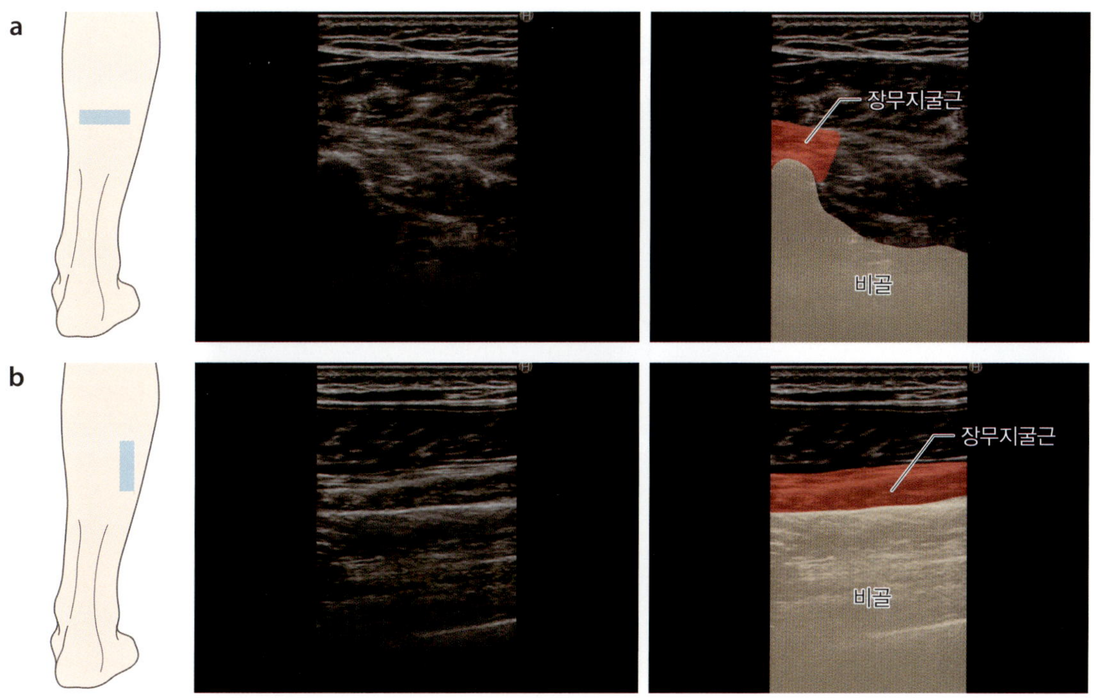

그림 39
장무지굴근(우)
a: 단축 영상
b: 장축 영상

- **후경골근** 그림 40 후경골근은 하퇴외측 중앙에서 말초부이고, 넓적근보다 깊은 층에 있는 가장 깊은 곳에 위치하므로, 넓적근하의 근막의 위치를 반드시 확인하는 것이 포인트이다. 경골과 비골의 사이에 있는 하퇴골간막에 부착되어 있다. 깊이가 6 cm 이상 있는 경우는 하퇴골간막이 보이는 상태까지 "압박"하는 것이 필요한 경우가 있으며, 그것을 하지 않으면 후경골근을 확인할 수 없으므로 주의한다. 하퇴전면에서 초음파를 대고 전경골근하의 하퇴골간막의 심층에서도 확인할 수 있으며 깊이는 3~4 cm이다.
- **장지굴근** 그림 41 하퇴외측중앙에서 원위부에 넓적근의 심층이 있으며, 경골에 부착되어 있다. 단축 영상 및 장축 영상에서도 경골을 확인하는 것이 포인트이다.

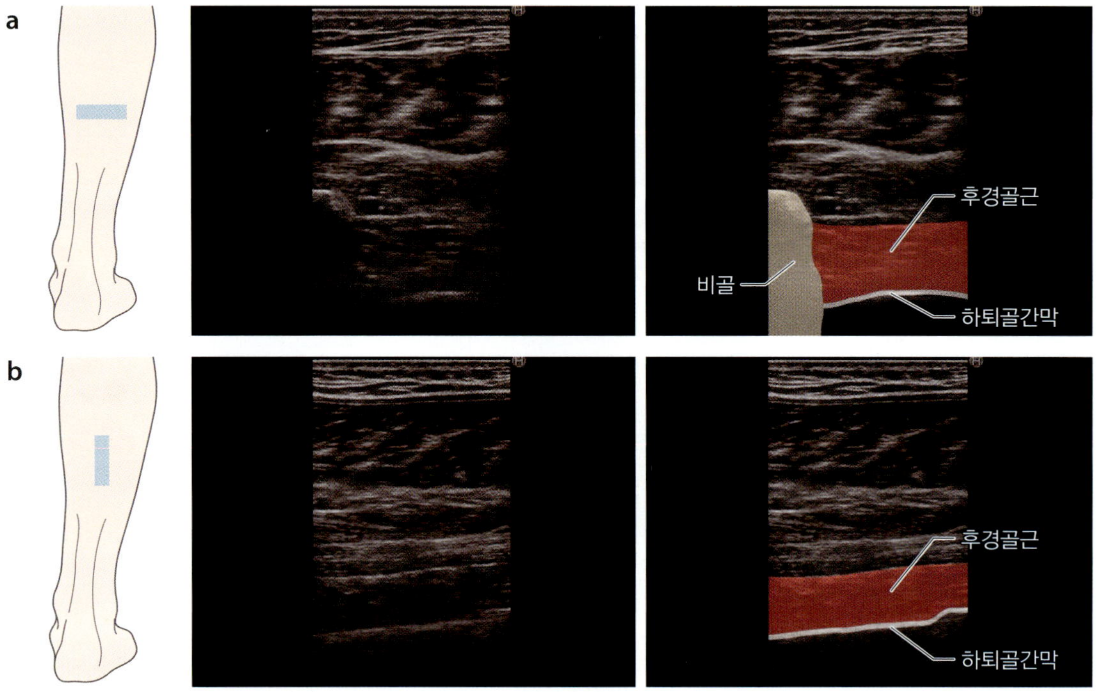

그림 40
후경골근(우)
a: 단축 영상
b: 장축 영상

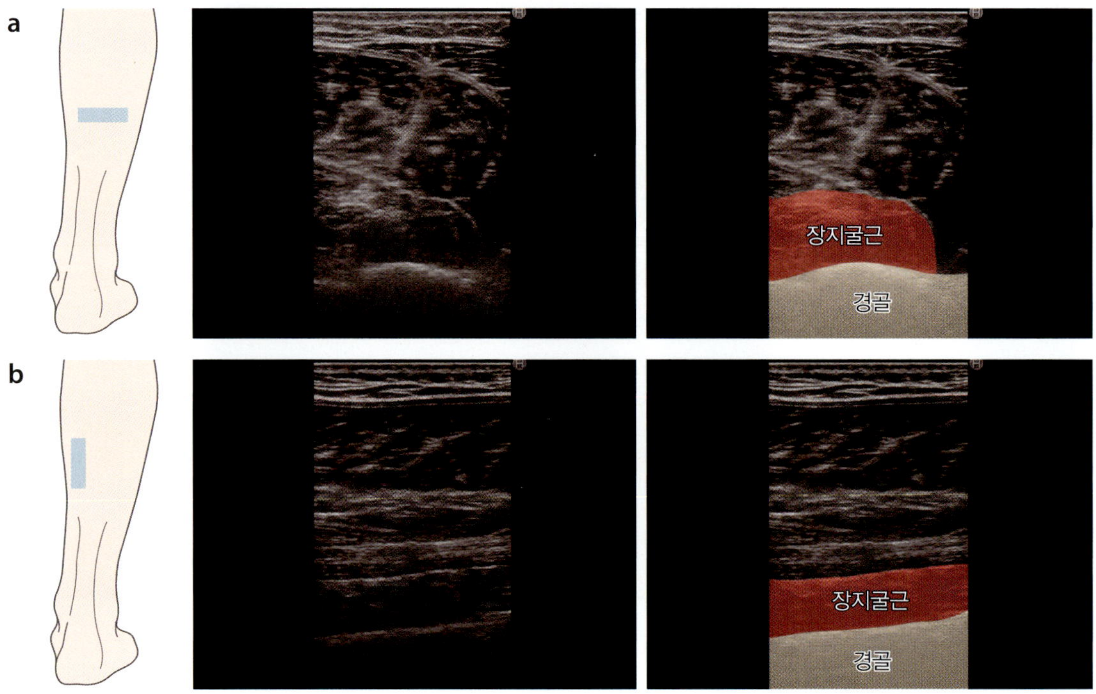

그림 41
중지굴근(우)
a: 단축모습
b: 장축모습

● 초음파 유도 하 보톡스 요법의 수기

초음파 유도 하에서 보톡스 제제의 근육내 주사의 성패는 이제까지 해설해온 근육의 확인을 확실히 할 수 있는 지에 달려있다고 해도 좋다. 주사를 시행할 때 수기 그 자체는 그렇게 어렵지 않다. 그 이유는 혈관 천자나 신경블록과 비교했을 때 대상으로 하는 장기가 크고, 근육을 천자하는 것으로 큰 문제점이 발생할 일이 적다는 것을 들 수 있다.

초음파 유도 하 보톡스 요법에서는 먼저 초음파 영상으로 근육의 위치를 확인하면서 찌르는 피부의 포인트를 마킹하고 실제 주사를 시행할 때 초음파를 사용하지 않는 방법과 초음파 영상을 보면서 바늘을 진행시켜 천자, 약제 주입을 확인하는 방법이 있다. 본고에서는 각각 "마킹법", "리얼 타임법"이라고 한다. 전자는 주사를 놓을 때 프로브를 잡을 필요가 없으며, 또 최단거리에서 바늘을 진행시키기 때문에 주사하는 수기 그 자체는 매우 심플하지만 실제로 근육 내에 바늘 끝이 자입하여 약이 주입 되었는지를 확인할 수 없다는 것과 어떠한 트러블로 자입방향이나 찾는 것을 잘못 봤을 때 복구하기 할 수 없다는 단점이 있다. 이에 반해 후자는 리얼 타임으로 바늘 끝의 위치를 확인 할 수 있기 때문에 근육 내에 약물이 주입되었는지 확인하는 것이 가능할 것만이 아니라 주입된 약물이 퍼지는 것을 관찰하여 적절한 주입량도 판단할 수 있다. 그러나 주사를 시행하는 사이 보통 한손에 프로브를 잡지 않으면 안되며, 프로브 옆에서 바늘을 자입하므로 젤에 의한 자입부의 오염이나 바늘의 삽입 거리가 길어지는 등 주사 수기는 번거로운 면이 있다.

마킹법과 리업 타임법을 사용 구별은 시술자의 숙련도와 주사 환경, 환자에 따라서는 확인하기 어려운 근육도 있기 때문에 상황을 봐서 선택하면 좋다. 일반적으로는 마킹법으로 가능하면 그대로 하고, 바늘의 진입이 어려우면 리얼타임법으로 하는 것이 가장 효과적인 것이라고 여겨진다. 이하 각각의 방법에 관해 해설을 하겠다.

● 마킹법 그림 42

앞에 기술한 바와 같이 목적하는 근육을 초음파로 확인한 후 그 포인트를 마크하고 초음파 화면으로 피부표면에서 근육중앙까지의 깊이를 잰다. 그리고 프로브를 뗀 후 마크한 포인트에서 바늘을 찌르고 쟀던 깊이까지 바늘을 진행시켜 약을 주입하는 방법이다. 여기에서 주의해야 하는 것은 프로브를 대는 것이나 체위에 따라 피부, 피하, 근육은 아무래도 변형 되어버려 주사할 때의 대상물과 거리나 방향에 차이가 발생한다는 점이다. 이 변형의 차이를 최소한으로 하는 것을 항상 의식하고 있어야 한다 그림 43.

마킹을 할 때 천자 방향에 중요한 혈관이 없는 것을 컬러 도플러 초음파로 확인해 둔다. 그림 44는 장지굴근을 초음파로 확인한 것인데 컬러 도플러로 확인해 보면 예정했던 천자 방향에 동맥이 있는 것이 판명되어 자입부를 변경한 예이다.

그림 42 마킹법

초음파로 근육을 확인한 후, 피부펜(매직)으로 천자 포인트에 표시를 해 둔다.

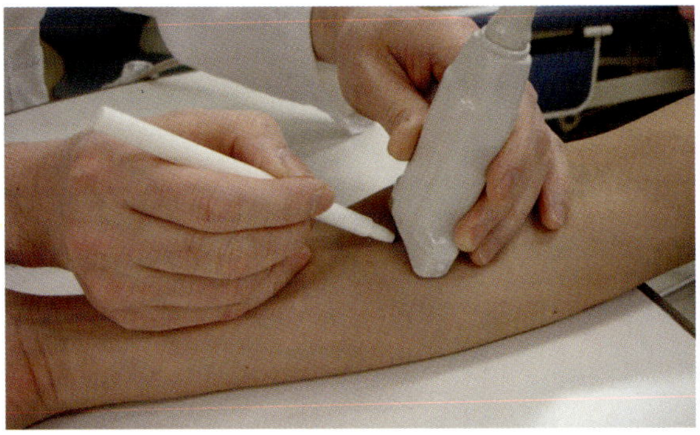

그림 43 프로브에 의한 조직의 변형

a: 프로브를 압박할 때 재어 놓은 거리는 주사 할 때에는 달라지는 경우가 있다.
b: 프로브의 압박이 없어지는 것에 의해 대상물이 이동하기 때문에, 마킹할 때에는 대상을 프로브의 중앙에 놓도록 한다.

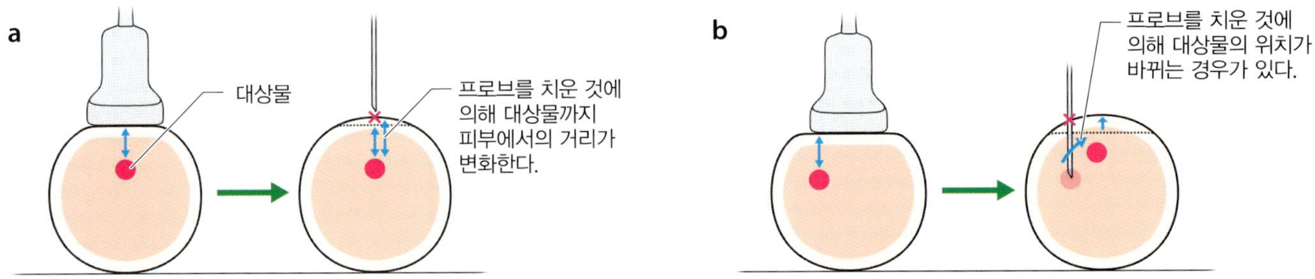

그림 44 컬러 도플러로 확인

천자 방향에 혈관이 있으면 피한다.

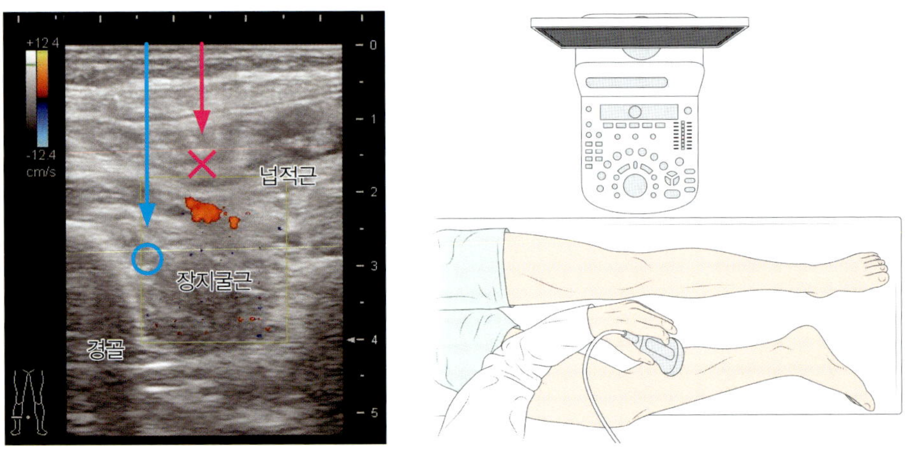

- **주입 포인트 선택**

그림 45는 장무지굴근의 확인을 한 예인데, 약제 주입 포인트를 목적근이 가장 두꺼운 부위로 찾고 목적근의 두께의 중앙부로 찾을 곳을 정하는 것으로 스캔을 할 때와 주사를 시행할 때의 오차에 적응한다. 이 예라면 프로브의 중앙의 포인트에서 표피에서 약 2 cm가 주사를 시행하는 포인트라는 것을 알 수 있다 그림 45 ①. 또한 ①의 자입포인트의 내측에 넙적근, 장무지굴근, 후경골근이 깊이 약 1 cm, 2 cm, 3 cm로 동시에 노릴 수 있는 포인트가 존재하는 것도 알 수 있다 그림 45 ②. 환자의 고통을 생각하면 자입 횟수는 가능한 한 적게 하는 것은 중요하지만, ①과 비교해 보면 주사를 놓기가 유효한 깊이의 범위는 좁아지기 때문에 성공률이 낮아진다. 또 프로브를 대는 것에 의한 압박은 어떻게 해도 피할 수 없기 때문에 실제 스캔할 때 주사 포인트의 깊이를 얕게 잡는 것도 고려할 필요가 있다.

그림 45 주사 포인트와 깊이

장무지굴근에 주사를 시행할 때에는 ①이 적합한데 ②의 포인트에서는 한번에 넙적근, 후경골근의 주사가 가능하다. 그만큼 성공률은 떨어지게 된다.

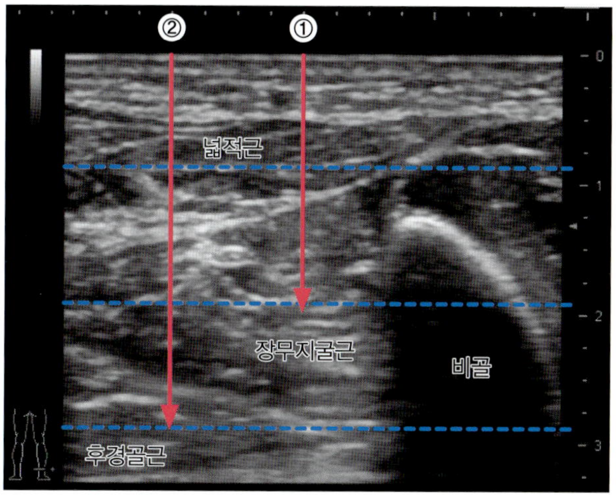

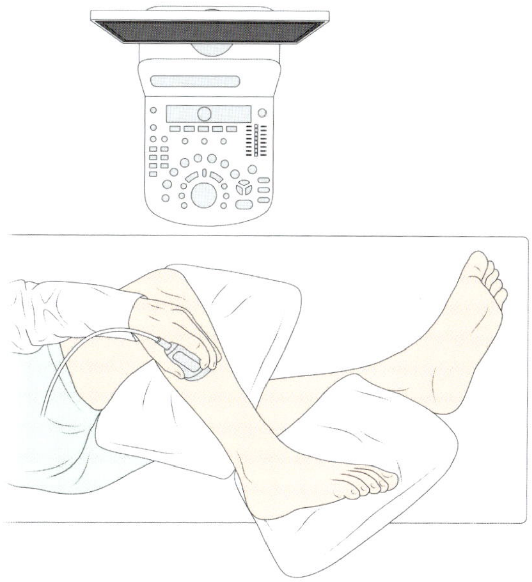

- **전기 자극 장치의(Nerve stimulator) 사용**

마킹법은 초음파에서 리얼 타임으로 바늘 끝의 위치를 확인할 수 없는 것이 결점이므로, 필자는 마킹법을 할 때에도 전기 자극 장치를 사용하고 있다. 전기 자극 장치를 사용하면 근육의 수축이나 관절의 움직임을 관찰할 수 있으므로 현재 바늘 끝이 어느 근육에 들어가 있는지 확인 할 수 있다. 이 예를 설명하자면 먼저 넓적근 안에 바늘 끝이 들어오는 것에 의하여 전기 자극에 따라 족관절이 아래로 굽혀지는게 보이며, 이어서 바늘의 자입을 진행해 가면 바늘 끝은 장무지굴근에 들어가 무지의 굴곡이 관찰된다. 그리고 바늘을 진행해 가면 바늘 끝은 후경골근에 들어가기 때문에 족부의 내반이 관찰된다. 각각 목적으로 하는 움직임을 볼 수 있는 곳에 약제를 주입한다 그림 46.

이상이 마킹법의 개요이다. Blind 하에 바늘을 자입하는 기존의 방법과는 다르게 초음파 유도 하 보톡스 요법은 실제로 근육의 위치를 확인할 수 있다는 점이 가장 큰 장점이다. 초음파를 사용한 보톡스 요법의 경험에서 이번에 대상으로 한 근육의 주사 포인트를 소개하므로 참고하기 바란다 그림 47.

이러한 것들은 어디까지나 기준일 뿐이며 환자의 병의 상태와 상황에 따라 바뀔 수 있는 것이므로 반드시 초음파로 목적근을 확인해야 하는 것은 말할 필요도 없다.

상황에 따라서는 마킹법을 하지 않고 단축 조작의 교차점에 의한 초음파 유도 하로 변경도 가능하다. 그러나 나중에 언급하겠지만 교차법은 평행법과 비교하여 바늘 끝의 확인이 어려운데다, 보톡스 요법은 혈관 천자나 신경블록에 비해 사용하는 바늘이 가늘어서 초음파 화면에서 보기 어렵다.

그림 46 전기 자극 장치를 사용한 주사 시행

a: 바늘 끝이 넓적근에 들어가 전기자극에 의해 족관절의 자극이 일어난다. 전기자극은 1 Hz 퍼즐파이기 때문에 자극은 1초마다 반복된다(화살표)

b: 바늘끝이 장무지굴근에 진행하면 무지의 굴곡이 관찰된다. 이것도 1초마다 반복(화살표) 되지만, 넓적근을 통과하므로 족관절의 자극은 없어진다.

c: 바늘끝이 후경골근에 진행하면 족부의 내반이 관찰(화살표) 되지만, 무지의 굴곡은 없어진다.

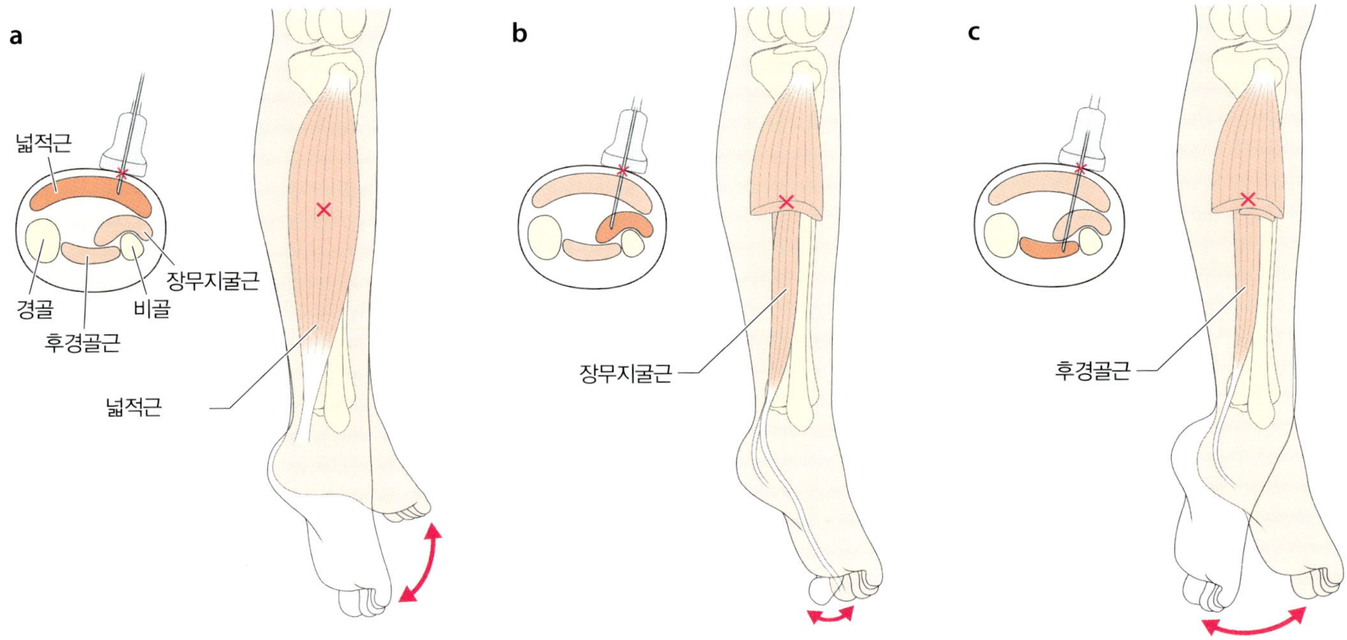

그림 47 사지 근육에 대한 주사를 시행하는 포인트

실제로 주사할 때에는 그림 12 의 체위로 한다.

a: 상완(우) 전면.

① 상완이두근, 상완근

b: 전근(우) 전면.

① 완요골근 ② 장무지굴근 ③ 원회내근

④ 요측수근굴근 ⑤ 장장근 ⑥ 천지굴근, 심지굴근

⑦ 척측수근굴근

c : 대퇴(우) 후면

① 대퇴이두근 ② 반건양근 ③ 반막양근

d : 하퇴(우) 후면

① 비복근내측두 ② 비복근외측두 ③ 넓적근

④ 후경골근 ⑤ 장지굴근 ⑥ 장무지굴근

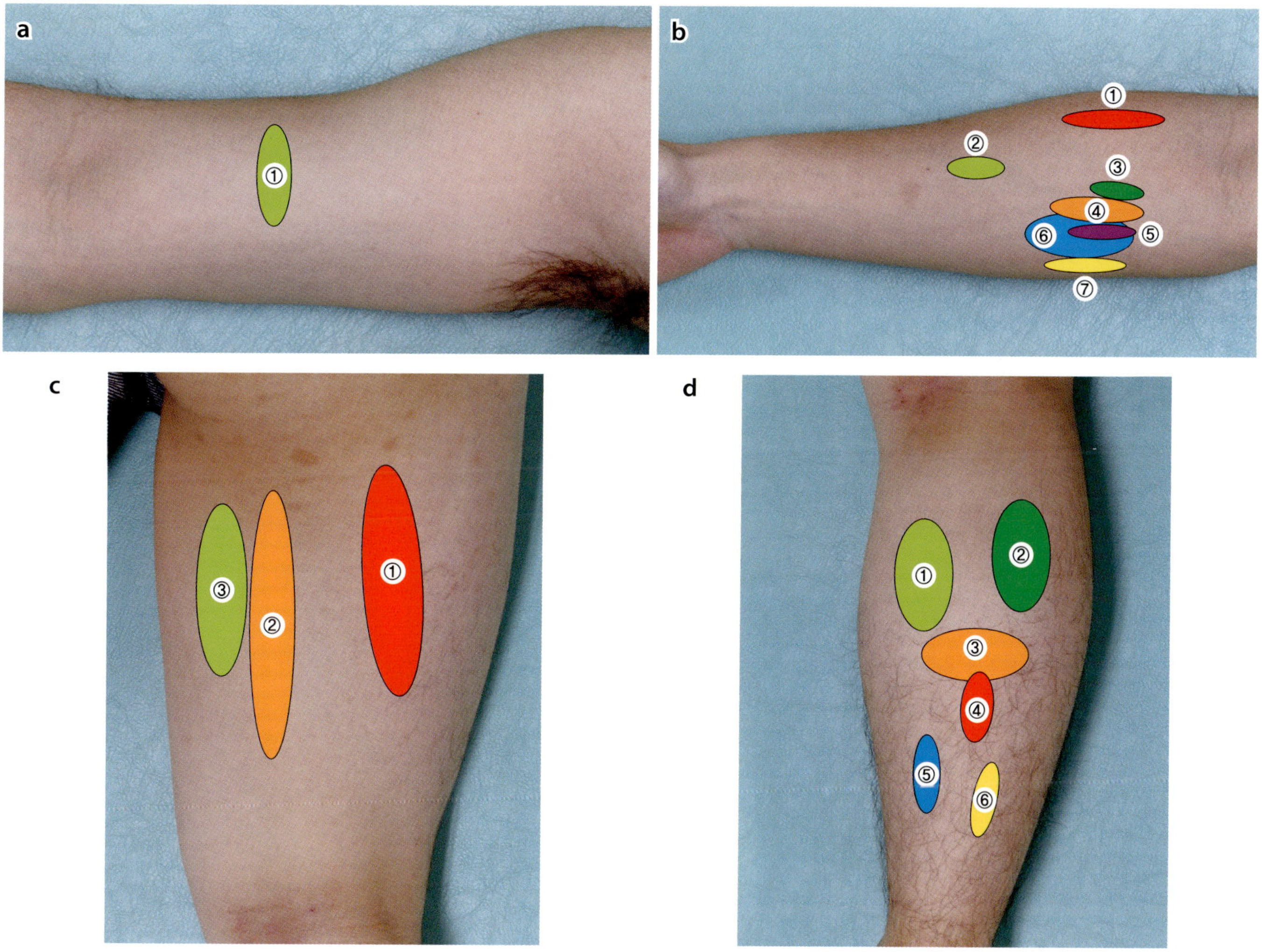

● 리얼 타임법 그림 48 ~ 그림 50

본 방법의 기본 수기에 대해서는 혈관 천자나 신경블록과 동일하다(다른 페이지 참조). 본장에서는 보톡스 요법에서 특별히 주의해야 하는 점을 중심으로 설명하겠다.

앞에 기술한 바와 같이 목적으로 하는 근육을 초음파로 확인한 후 주사를 하는 포인트를 정하고 어떤 경로로 바늘을 진행시켜 나갈지 계획한다. 이 때 마킹법과 마찬가지로 컬러 도플러를 이용하여 주요한 혈관을 피하도록 한다.

마킹법에서 제시한 장무지굴근의 예를 들어 리얼 타임법도 해설하겠다 그림 48. 단축 영상에 의한 평행법으로 시행 하는 법을 설명하려고 한다. 평행법은 교차법과 비교하여 바늘이 보이기 쉬우나 보톡스 요법에서는 혈관 천자나 신경블록과 비교하면 사용하는 바늘이 가늘어서 초음파 화면에서 보이기 어렵다. 필자와 같이 전기 자극 장치를 사용하면 전기 자극용 약물 주입 바늘에는 코팅이 되어 있어서 더 보기 어려워진다. 이렇게 바늘이 보기 어려울 때에는 바늘 주위의 조직의 변형을 관찰하는 것에 의해 간접적으로 바늘의 위치를 추측하는 것이 가능하다.

이번 예에서는 약 45°각도로 자입하는데 초음파 빔에 대해 바늘의 장축이 수직에서 수평이 됨에 따라 바늘의 영상 모습이 나빠진다. 최근의 초음파 기기에서는 초음파 빔을 대각선으로 내서 천자 바늘의 영상 화면을 높이는 기능이 있는 것도 있다. 필자는 항상 전기 자극 장치를 사용하여 보톡스 요법을 한다. 초음파 화면에서 바늘 끝이 목표로 하는 근육 내에 들어간 것을 확인하는 것 뿐만이 아니라 실제로 전기 자극을 주어서 목표로 하는 근육의 수축이 보이는지, 표재근이면 몸 표면에서 근육의 수축을 관찰할 수 있는지, 그리고 그 근육의 작용인 관절 운동이 보이는 지 이러한 것들을 반드시 체크한 후에 약물 주입을 시행한다. 목적 포인트에 바늘 끝이 도달한 후 전기 자극을 행하여 장무지굴근만 수축하는 것을 관찰할 수 있다. 이때 동시에 무지의 굴곡도 확인한다.

혹시 초음파 화면 상에서 목적한 근육의 수축이 보임에도 불구하고 다른 관절 운동이 관찰되는 경우에는 근육의 확인이 잘못되었다는 것을 의미하므로 다시 근육을 확인해 보지 않으면 안된다. 또 초음파 화면에서 바늘 끝이 목적근육내에 들어갔음에도 전기 자극에 의한 수축이 보이지 않거나, 또는 수축이 약한 경우에는 근섬유 중앙대에서 벗어났을 가능성이 있으므로 주사 포인트로는 적당하지 않기 때문에 다른 주사 포인트를 찾을 필요가 있다. 그 외 만성기의 경축 환자 중에서는 근육의 섬유화 때문에 이미 수축 기능을 잃었을 경우도 있으며 그러한 근육에는 보톡스 요법을 시행 해서는 안된다.

근육 내에 주입된 약물은 초음파 영상에서 저에코로 관찰된다. 본 예에서는 1 mL 약물을 주입하고 있는데 근육 내에 약물이 넓게 충분히 있다는 것을 알 수 있다 그림 49. 보톡스 제제 첨부 문서나 해설서에서는 각각의 근육에 대한 투여 단위에 대한 기재는 있지만 투여 용량에 대해서는 대부분 언급하지 않는다. 실제로 초음파 화면을 관찰하며 적정 약물 투여량을 판단할 수 있다는 것도 리얼 타임법의 장점의 하나이다. 장무지굴근의 예에서도 알 수 있듯이, 이보다 작은 전완의 근육등에는 1 mL의 약물 주입은 너무 많다는 것을 쉽게 상상할 수 있다. 그렇기 때문에 필자는 전완의 근육에는 1회 주입 시 0.5 mL까지를 기준으로 하고 있다.

그림 50 은 같은 장무지굴근에 대한 단축영상, 평행법에 의한 리얼 타임법인데, 프로브에서 떨어진 포인트에서 천자하여 바늘의 장축이 초음파빔에 대해 수직이 되도록 했다. 바늘이 명료하게 보이는

것을 알 수 있다. 이 예에서는 바늘을 수평으로 자입하면 비골이 있으므로 장무지굴근의 중심부에 주사 포인트로 설정할 수 없었는데, 전기 자극에 의하여 근육이 충분히 수축하고 있는 것을 관찰 할 수 있다. 또 전기 자극 중에 프로브를 슬라이딩시켜서 근육 전체를 관찰하고 있는데, 장무지굴근만 전장에 걸쳐 수축하고 있는 것을 관찰할 수 있다. 이 예에서는 주사 포인트가 근막 근처에 있었기 때문에 주입량은 0.5 mL로 했다. 앞의 예의 1 mL주입과 비교 참조하기 바란다.

그림 48 후방천자

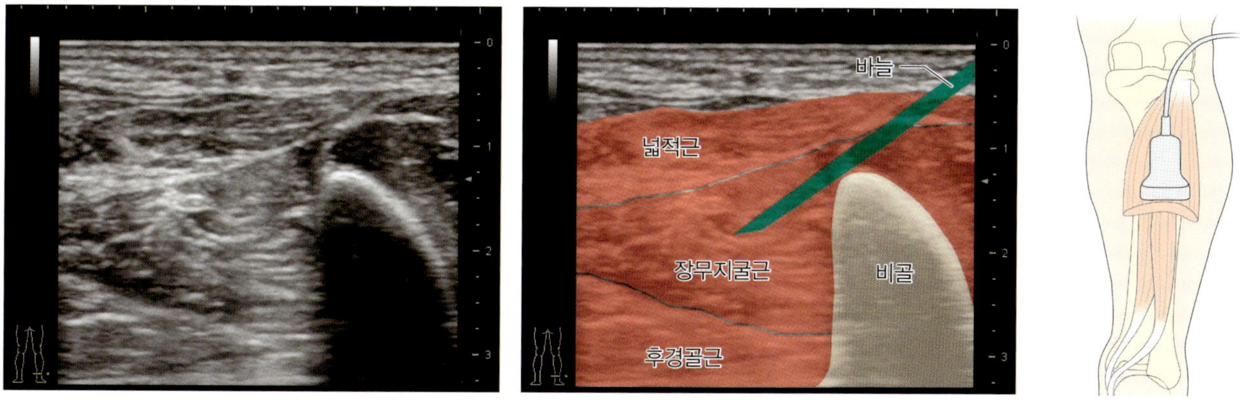

그림 49 약물의 퍼짐

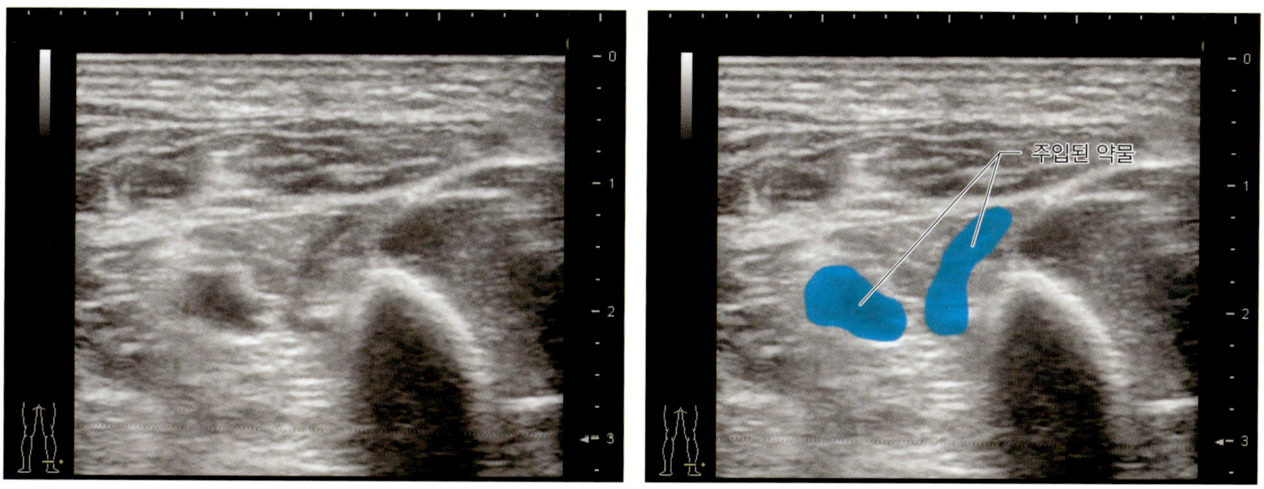

그림 50 외측천자

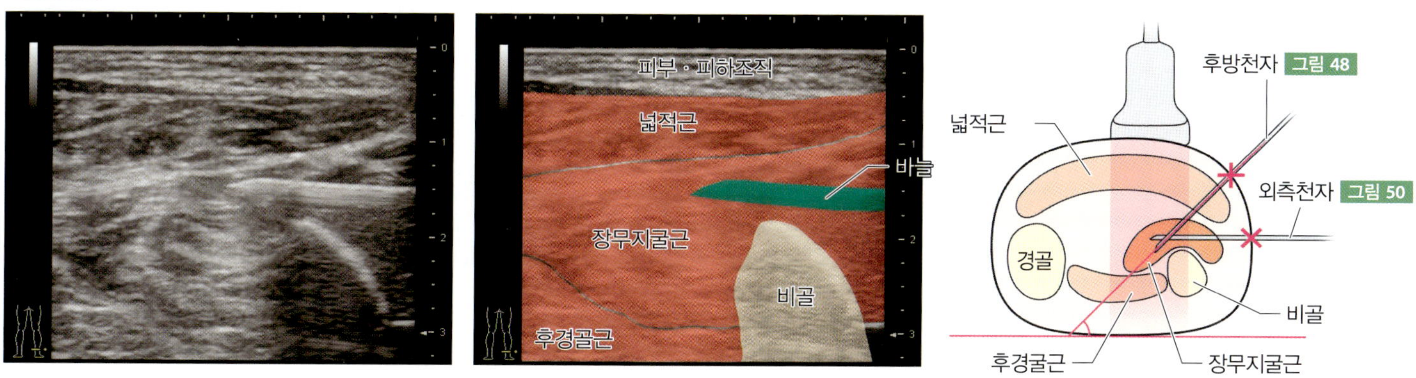

- **바늘의 자입시 초음파의 부속 장치를 사용하는 방법** 그림 51 ~ 그림 53

초심자의 경우 리얼 타임법을 할 때 초음파 화면상 바늘의 시안성이 나쁘거나 정말로 천자 방향이 옳은 것인지 불안할 때도 있을 것이다. 그런 경우에는 초음파의 천자 부속장치를 사용해 보는 것도 좋다. 이번에 사용한 초음파 기기에서는 41, 49, 61° 3개의 각도를 선택할 수 있으며 천자 계획에 따라 구별해 사용할 수 있다. 그러나 천자 부속장치는 혈관 천자를 하는 경우를 염두해서 제조되었기 때문에, 바늘의 가이드는 가늘어도 23 G까지이며 보톡스 요법에서 사용하는 것 같은 가는 바늘을 시도할 때 약간 틈이 생겨서 그만큼 초음파 화면상 바늘의 진입 경로에 오차가 발생할 수 있다. 또 그림 51 에서 알 수 있는 것처럼 주사 바늘의 허브쪽 부분이 천자 부속 장치에 닿기 때문에 짧은 바늘을 사용하면 바늘 끝이 목적하는 부위까지 닿지 않을 경우가 있기 때문에 주의가 필요하다. 그럼에도 천자 부속장치를 사용하면 초음파 화면상에서 천자시 바늘의 경로를 예측할 수 있기 때문에 여유를 가지고 주사 조작을 할 수 있다.

하퇴 후면중앙에서 단축 조작에 의한 초음파의 천자 부속장치를 사용한 예가 그림 52 이다. 초록색 도트가 천자 루트를 나타내며 도트의 간격은 2.5 mm로 화면 가장 오른쪽 위의 도트는 피부의 자입점에서 5 mm이다. 그러므로 목적근까지의 도트를 세어 봄으로 피부자입점에서 바늘을 어느 정도 길이로 진행시키면 바늘 끝이 도달하는지 알 수 있다.

그림 51 천자 부속장치

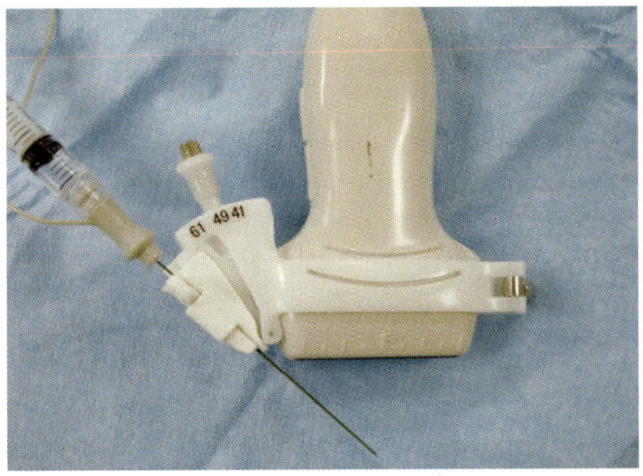

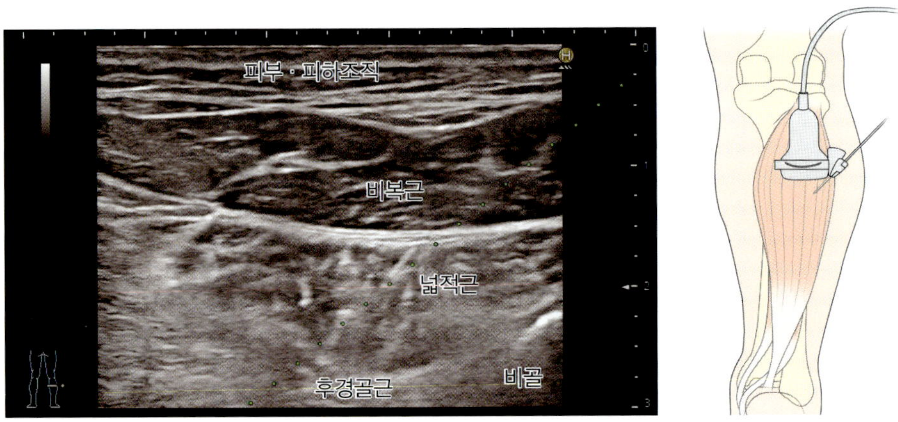

그림 52
천자 부속장치를 사용한 예(단축모습)
초록색 도트가 천자 루트이다. 도트를 세어보는 것으로 타겟까지의 거리를 잴 수 있다.

하퇴후면 중앙에서 장축 조작에 의한 천자 부속장치를 사용한 예가 그림 53 이다. 장축 조작의 이점은 단축과 비교하여 조직의 층 구조가 선명하다는 것이다. 단축 영상에서는 확실히 보이지 않던 넓적근과 후경골근의 경계(근막)을 확인할 수 있다.

● 초음파 유도 하 블록의 연습 그림 54

초심자의 경우에는 프로브와 바늘의 각도나 위치 관계를 어느 정도 하면 좋은지 감을 잡을 수 없다는 문제가 있을 수 있다. 그때 초음파 팬텀을 사용하는 방법도 있지만 쉽고 저렴하게 구할 수 있는 후르츠 젤리로 연습하는 방법을 소개한다. 초음파 화면에서 과육은 고에코로, 젤리는 저에코로 보이며 용기는 투명하므로 실제 과육과 바늘 끝의 위치를 볼 수 있다. 상세한 내용은 별도의 페이지를 참조하기 바란다.

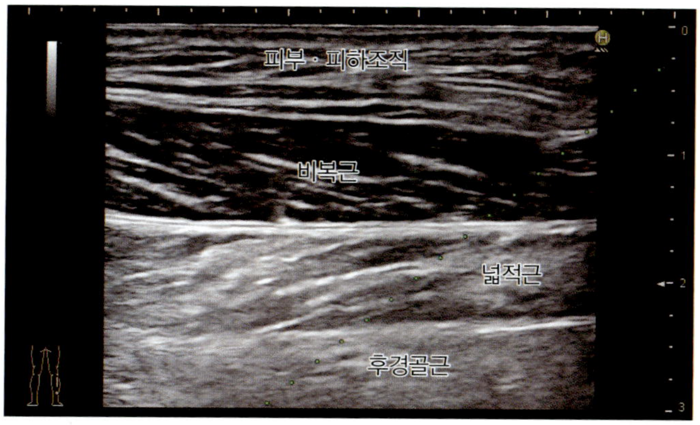

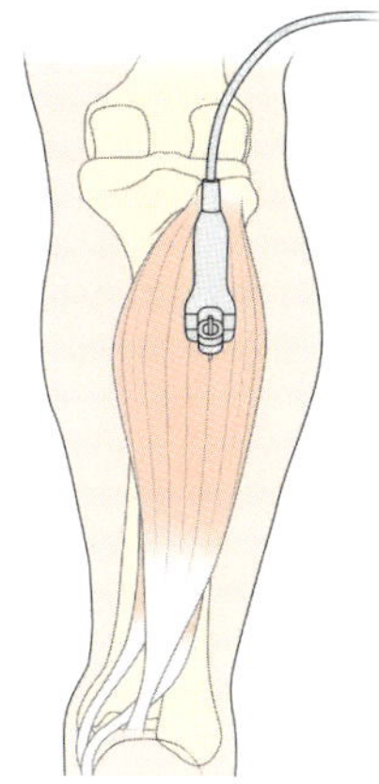

그림 53

천자 부속장치를 사용한 예(장축모습)

프로브를 로테이션을 하여 근막 구조가 선명해졌다.

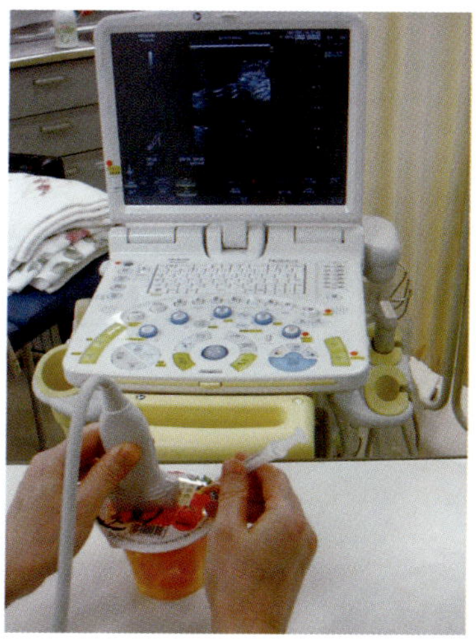

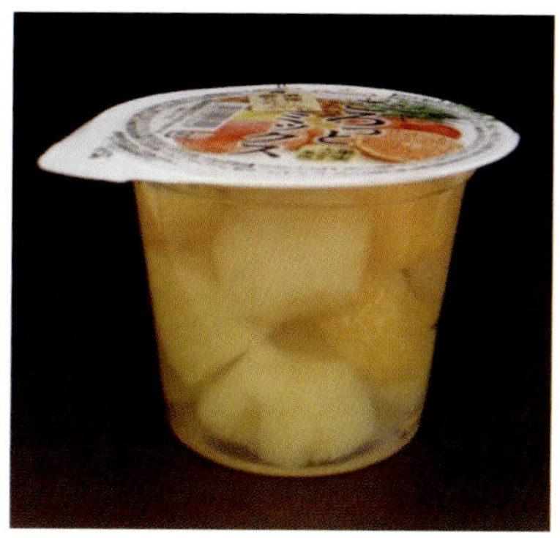

그림 54

후르츠 젤리를 사용한 훈련

흔히 마트에서 팔고 있다.

IV 처음부터 하는 초음파 가이드 하 보톡스 요법

● 천지굴근과 심지굴근의 검지~소지근의 파악 그림 55

환자에 따라서 검지~소지의 경축 세기가 균등하지 않고 검지측 혹은 소지측에 근긴장이 강하게 출현할 때가 있다. 이러한 경우에는 천지굴근, 심지굴근내에 각 손가락의 고유 근섬유를 노리는 고민이 필요하다. 천지굴근은 전완말초에서 검지~소지의 건은 그림 55a 와 같이 주행하고 있으며, 또 전완에 있는 천지굴근의 각 손가락의 고유근섬유근복의 상대적 위치가 보고 되어있다. 그러므로 필자는 천지굴근의 각 손가락 고유근을 목표로 하기 위해 전완 중앙의 초음파에서 천지굴근을 확인하고 그 내측을 약지, 외측을 중지, 마찬가지로 전완말초 1/3의 내측을 소지, 외측을 검지의 고유근 근복의 주사 포인트의 기준으로 하고 있다. 심지굴근에서는 그림 55b 와 같이 고유근이 배치되어 있으므로 초음파에서 바늘 끝을 확인하며 전기자극을 행하면 검지~소지가 따로따로 굴곡 운동을 하므로, 그 부위를 각각 약물 주입의 포인트로 하고 있다. 그러나 경축 환자는 전기 자극으로 확인해도 공동수축이 되어버리는 경우가 많으므로 반드시 목표를 하는 것이 가능한 것은 아니다.

그림 55

천지굴근. 심지굴근의 검지, 중지, 약지, 소지의 각 고유근섬유근복의 목표
a: 천지굴근의 수관절에서 주행과 고유근근복자입점
b: 전완의 단면과 심지굴근의 고유근

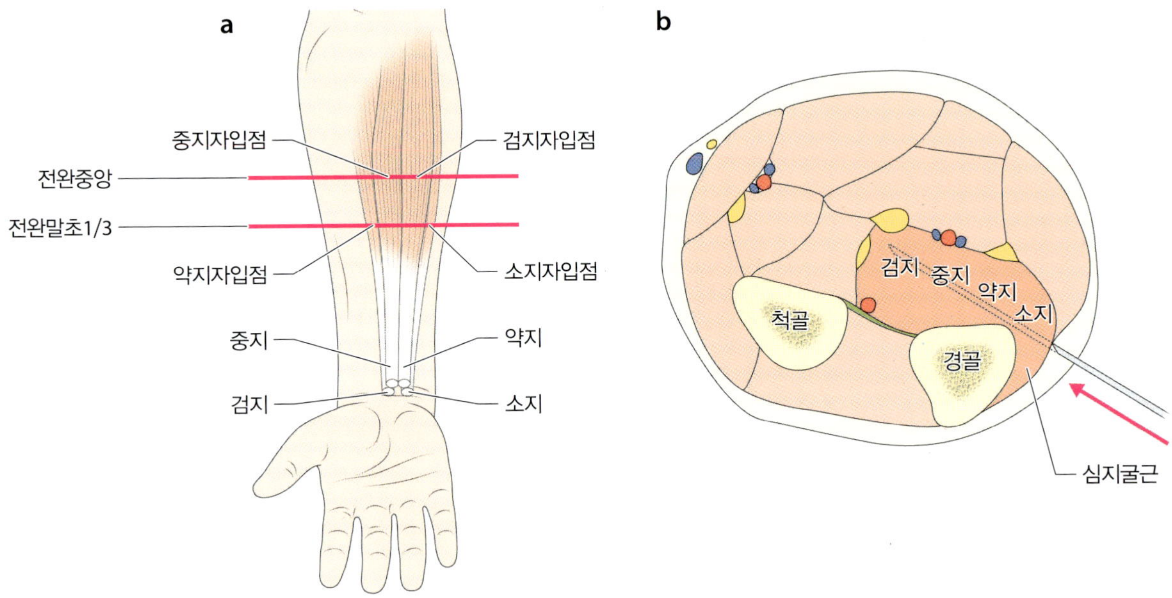

처음부터 끝까지

보톡스®의 효과는 주사 후 2일경 부터 나타나기 시작해서 2주간 정도에 최대치에 달하며 그대로 약 3개월간 지속된다고 한다. 그러나 아무리 목표로 하는 근육에 투여가 바르게 행해졌다고 해도 재활을 병행하지 않으면 효과도 반감된다. 필자는 보톡스 요법을 행한 환자의 재활 담당자에게 치료 내용을 제공하고 있다. 그렇게 함으로 그 정보가 보톡스 요법을 시행한 후 훈련에 활용되기 때문이다. 그리고 다시 보톡스 요법을 행할 때 재활 담당자로부터 어느 부위에 주사해야 하는가와 같은 귀중한 정보를 얻을 수도 있다. 특히 만성기 뇌졸중 환자는 집안에서 재활을 하는 것이 충분하다고 하기 어렵기 때문에 따로 방법을 고안할 필요가 있다. 그러한 한 예로 상지 경축 환자를 위한 신전시키는 보조기의 처방을 소개한다 그림 56. 필자는 보호자들에게 매일 일정시간 환자에게 장착하도록 지도하고 있다.

그림 56 신전시키는 보조기

a: 팬케이크형 장비. 상완에 붙이는 장비와 조합해서 손가락, 수관절 뿐만아니라 주관절도 신전위를 유지할 수 있다.

b: 타우멜 관절이 달린 주관절을 신전시키는 보조기. 팔꿈치의 굴곡 경축이 심한 경우에 사용한다. 타우멜 관절의 손잡이를 가볍게 돌리는것 만으로 강력하게 신전된다.

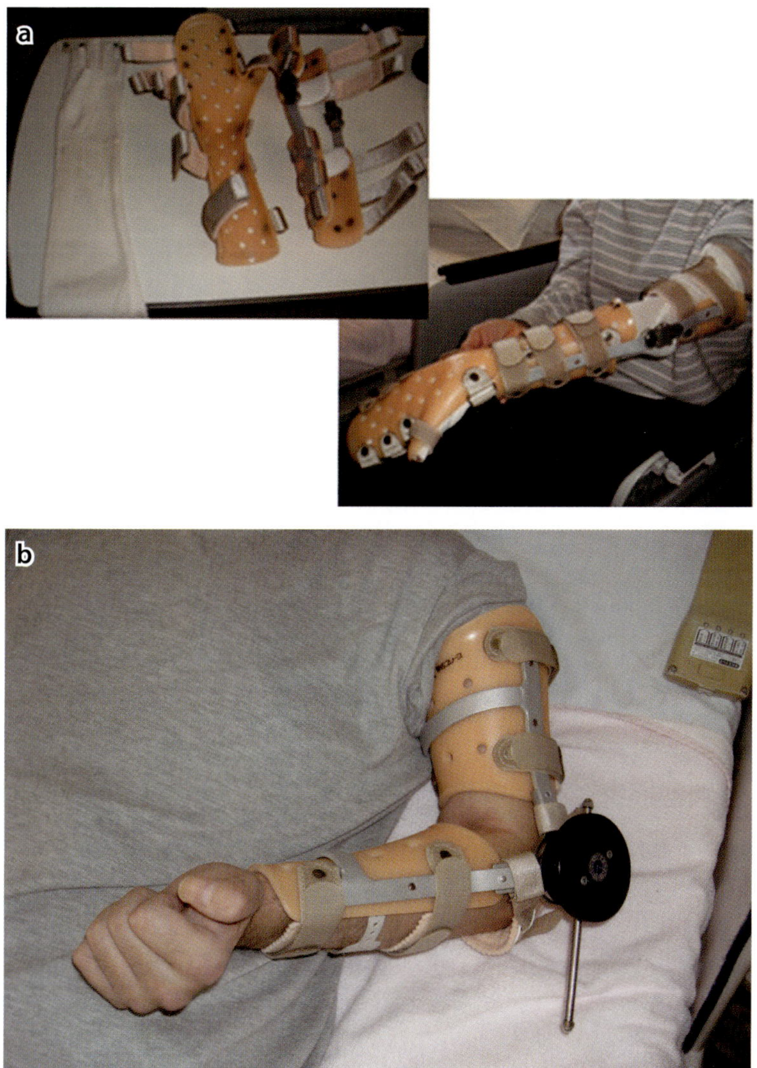

마무리

뇌줄중 환자는 주사 중에 같은 자세를 유지하는 하는 것이 고통스러우며, 민첩하게 치료를 진행하지 않으면 안된다. 그래서 초음파 조작 스킬의 숙련도를 높일 필요가 있다. 초음파를 사용하지 않고 확실히 목적하는 근육에 주사할 수 있으면 굳이 초음파를 사용할 필요는 없겠지만, 그 수고를 아끼다가 목적하는 근육에 약제 주입을 못하면 보톡스 요법 자체를 성공할 수 없게 되어 버린다.

초음파의 장점은 뭐니뭐니 해도 실시간으로 관찰할 수 있는 것이며 그 아이디어는 무한하다. 실제 치료 현장의 상황, 환자의 상태 그리고 에코 조작의 숙련도에 따라 본고에서 제시한 방법 이외에도 보다 좋은 방법도 있을 것이다. 필자도 초음파 유도 하 보톡스 요법 뿐만아니라 보톡스 요법에 대해서도 아직 시행착오를 하는 나날을 보낸다.

본장에서는 보톡스 요법으로 목적하는 근육에 주사를 보다 정확하게 시행하기 위해 초음파에 익숙하지 않는 초심자가 어떻게 초음파 유도 하 보톡스 요법을 처음부터 스타트해서 나아가면 좋을지에 대한 예를 들어 나타내 보였다. 지금 행하고 있는 방법으로도 보톡스 요법은 충분하다고 생각하는 선생님들도 있을 것이라 생각하지만, 보톡스 요법에 초음파를 사용할 수 있다면 여러가지 상황에 대응 할 수 있을 것이라고 생각한다.

참고문헌

1) Grigoriu AI, Dinomais M, Rémy-Néris O, et al. Impact of Injection-Guiding Techniques on the Effectiveness of Botulinum Toxin for the Treatment of Focal Spasticity and Dystonia: A Systematic Review. Arch Phys Med Rehabil 2015; 96(11): 2067-78. e1.
2) Santamato A, Micello MF, Panza F, et al. Can botulinum toxin type A injection technique influence the clinical outcome of patients with post-stroke upper limb spasticity? A randomized controlled trial comparing manual needle placement and ultrasound-guided injection techniques. J Neurol Sci 2014; 347(1-2): 39-43.
3) 千野直一編. 脳卒中痙性麻痺のボツリヌス治療, 金原出版, 2011.
4) 銭田良博. 理学療法・鍼灸療法. 白石吉彦他編, THE整形内科, 南山堂, 2016. 134-8.
5) Bohannon RW, Smith MB. Inter-rater reliability of a modified Ashworth Scale of muscle spasticity. Physical Therapy 1987; 67: 206-7.
6) 辻 哲也, ほか. 脳血管障害片麻痺患者における痙縮評価-Modified Ashworth Scale (MAS) の評価者間信頼性の検討-. リハビリテーション医学 2002; 39: 409-15.
7) Spasticity in adults: management using botulinum toxin. Royal College of Physicians, 2009.
8) 正門由久. 痙縮-その評価とマネジメント. 臨脳波 2006; 48: 241-7.
9) 木村彰男, 安保雅博, 正門由久, ほか. 上下肢痙縮を有する脳卒中後の片麻痺患者を対象としたA型ボツリヌス毒素製剤投与状況の調査. Japanese Journal of Rehabilitation Medicine 2015; 52: 421-30.
10) Bickerton LE, Agur AM, Ashby P. Flexor digitorum superficialis: locations of individual muscle bellies for botulinum toxin injections. Muscle Nerve 1997; 20: 1041-3.
11) 伊藤 守. 痙縮に対するボトックス® 治療. THE整形内科, 南山堂, 2016. 102-9.

칼럼

초음파 유도 하 블록의 연습 방법

초음파 유도 하 블록을 연습합시다.

초음파 유도 하 블록에 필요한 준비물이다 그림 1.

한천 젤리, 민트 캔디, 5 mL 실린지 (수도물을 채운 것), 22 G 카테터 바늘

젤리 뚜껑을 열고 민트 캔디 한알을 젤리 안에 넣는다 그림 2.

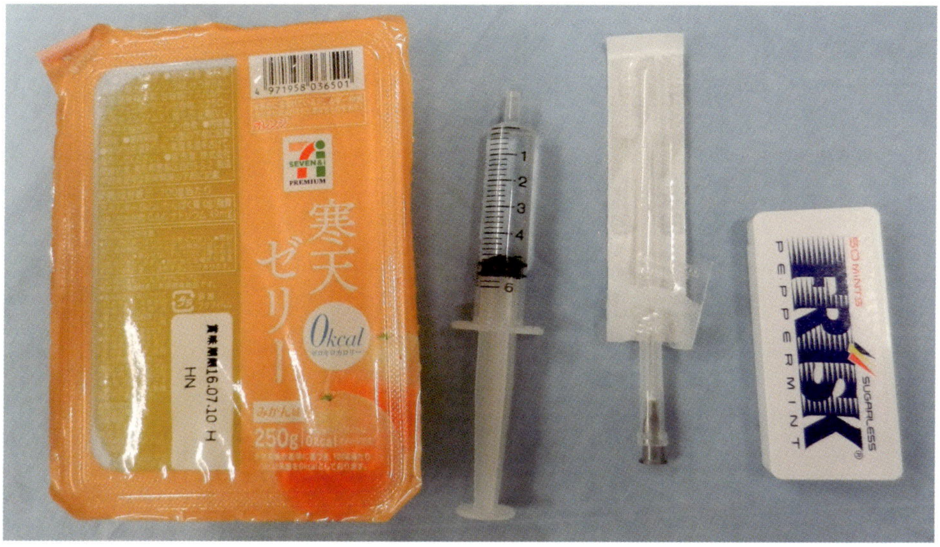

그림 1 초음파 유도 하 블록의 연습에 필요한 물품

그림 2 한천 젤리와 민트 캔디

민트 캔디알을 젤리 안에 넣고 젤리를 천자하는 대상이라고 생각한다.

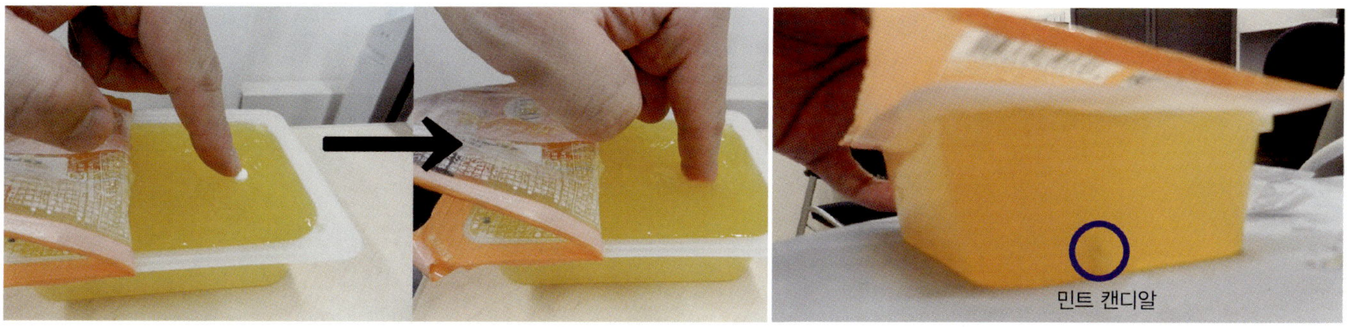

● 초음파 장치 준비

본 연습에서는 히다치 메디코 Ascendus를 사용한다 그림 3. 기계 좌측에 있는 “준비영역”의 3개의 버튼을 순서대로 누른다.

전원을 넣고 환자 ID를 입력하고 프로브를 선택한다(리니아 프로브 13–5 MHz를 사용한다).

> **FOCUS** 초음파 장치의 셋팅을 위한 3가지 버튼은 왼쪽 위에 필요한 버튼이 모여 있을 경우가 많다! 오래된 초음파 기계의 전원은 찾기 어렵게 측면에 있는 경우가 많다.

그림 3 초음파 기기의 셋팅

a: 사용하는 초음파 기기(히다치 메디코 Ascendus).
b: 준비 영역에서의 상세표시
c: 어느 프로브를 사용하는 지는 초음파 기기의 아래나 측면을 보면 주파수가 기재되어 있으므로 쉽게알 수 있다.
d: 이번에는 13–5 MHz를 사용한다.

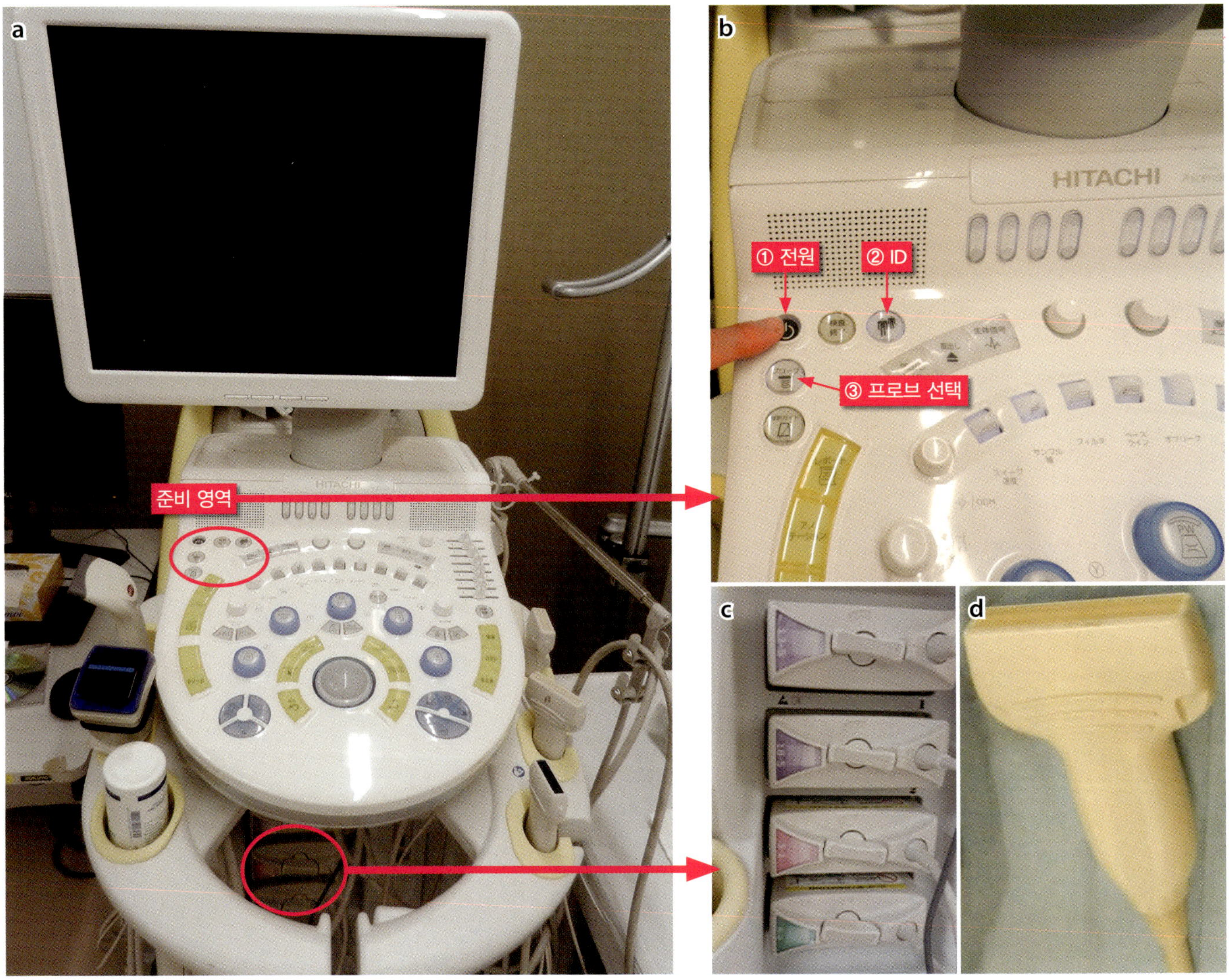

● 초음파 유도 하 블록의 연습

프로브에 초음파용 젤을 묻혀 한천 젤리에 대고, “실행영역”의 4가지 버튼으로 대상물을 정확하게 확인한다 그림 4a.

프리즈(Freeze) 버튼, 깊이(Depth) 버튼, 밝기(Gain/Brightness) 버튼, 초점(Focus) 버튼

그림 4 초음파 유도 하 블록의 실전

a: 실행 영역의 상세표시.

b: 깊이(Depth)의 조절. 깊이가 지나치게 깊다(b–1). 깊이가 지나치게 얕다(b–2). 딱 적당한 깊이(b–3)

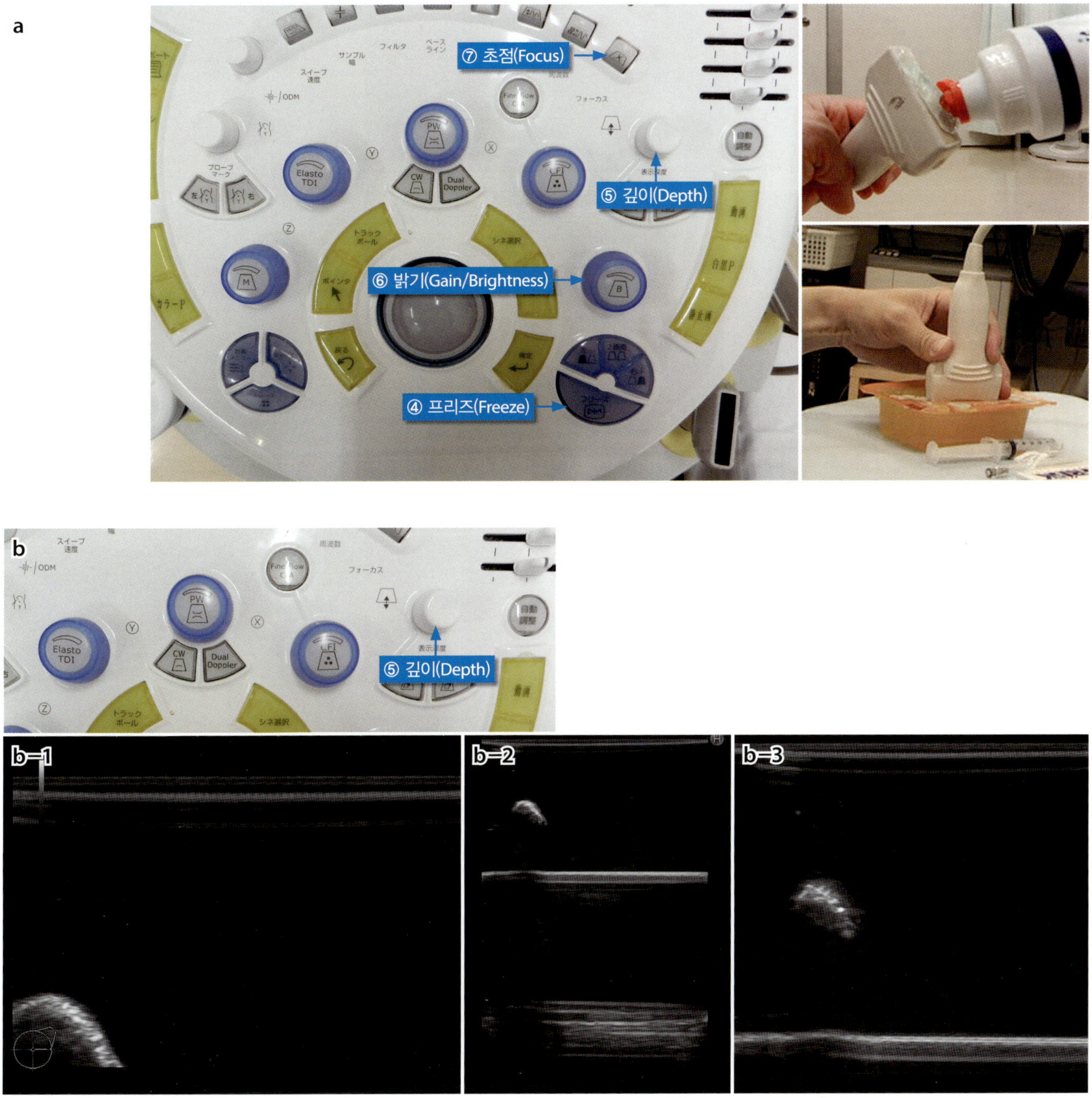

실행 영역의 4가지 버튼은 초음파 장치에 기재되어 있으므로 쉽게 발견할 수 있다. 그러나 ⑥ 밝기(Gain) B(Brightness)가 기재된 다이얼을 돌려서 밝기를 조정하기 때문에 알아채기 어려울 경우도 있다.

먼저 ④ 프리즈(Freeze)버튼을 누르고 실시간 동영상을 화면에 띄운다. 다음에는 ⑤ 깊이(Depth) 버튼을 돌려서 깊이를 조정한다 **그림 4b**.

그 다음 ⑥ 밝기(Gain)버튼을 돌려 조정한다 **그림 4c**. 마지막으로 ⑦ 초점(Focus)버튼으로 초점을 조정한다 **그림 4d**.

그림 4 계속

c: 밝기(Gain) 조절. 지나치게 어둡다(c–1), 지나치게 밝다(c–2), 딱 적당한 밝기(c–3)

d: 초점 조절. 초점이 맞지 않아서 대상물(민트 캔디알)이 희미하게 보인다(d–1), 초점을 맞추니 대상물이 확실히 보인다(d–2). 초점이 어디에 맞춰져 있는지는 화면 왼쪽에 있는 스케일 표시 부분에 있다.

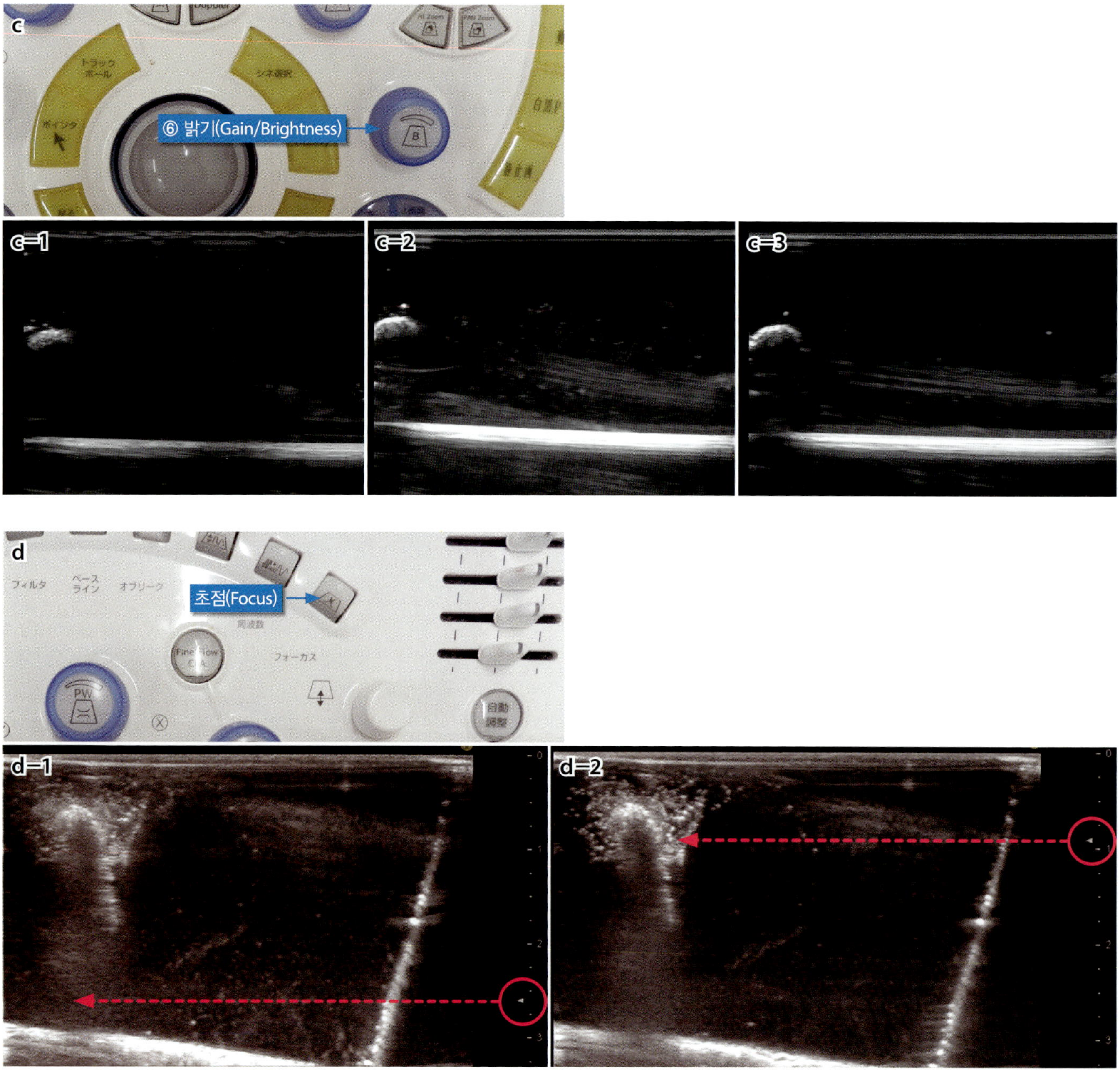

FOCUS

- 천자할 때에는 대상물이 화면 끝에 오게한다!
- 가능한 한 초음파 빔이 바늘에 수직으로 닿도록 한다 그림 5.
- 천자는 평행법으로 한다 그림 5.

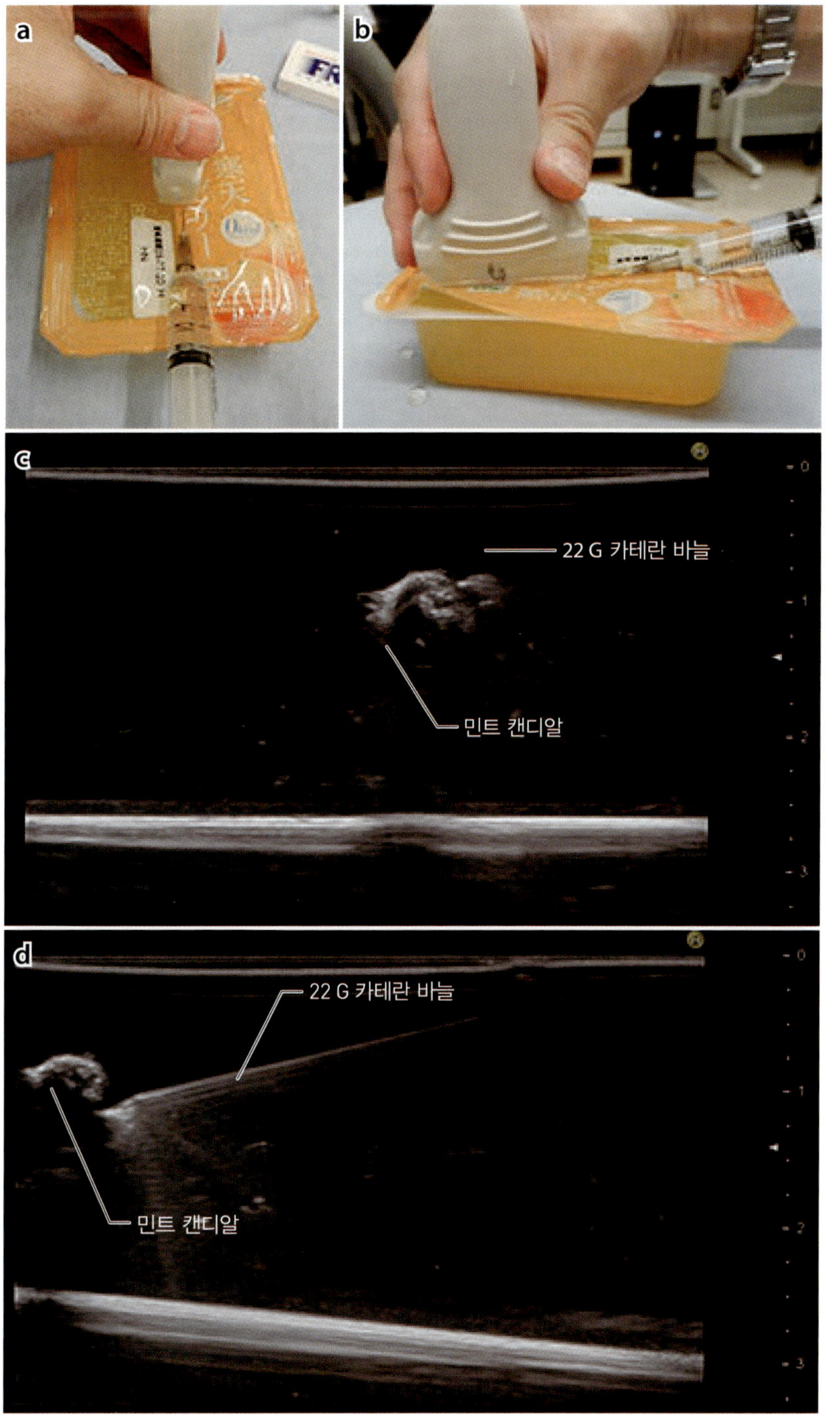

그림 5 천자 연습법

a, b: 평행법으로 천자한다(바늘은 초음파 프로브에 대하여 평행으로).

c, d: 대상물(민트 캔디알)을 화면 중앙에 놓고 최단거리로 천자하기 위해, 천자 위치를 대상물의 바로 위에서 천자하려 하면 바늘 끝이 보이지 않게 된다. 가능한 한 대상물을 화면의 끝에 오게해서 먼 곳부터 천자해서 초음파 빔에 수직으로 닿게하면 바늘 끝이 잘 보인다.

칼럼

X선의 시대는 끝났다! 늑골 골절의 진단에 이용해 보자!

늑골 골절의 영상 진단을 위한 처음 단계로 단순 X선 검사를 하는 경우가 많다. 그러나 단순 X선 검사로는 뼈의 겹침 같은 것들 등 때문에 골절을 확인할 수 없는 경우가 있다.

초음파 기기를 사용해서 검사를 하면 단순 X선 검사에서 확인할 수 있다.

검사 기준

처음에 ① 버튼을 누르고 초음파 기기(TOSHIBA Viamo SSA−640A)의 전원을 넣는다 그림 1. 다음에 ② 버튼을 누르고 환자 정보를 입력한다. 그리고 다음에 ③ 버튼을 누르고 보디 마크를 표시한다. 프로브 마크는 검사 중에 실제 검사한 위치나 각도에 맞춰 표시한다. 프로브는 리니아 12 MHz(7∼14 MHz)를 사용하고 있다.

FOCUS

프로브의 코드가 검사 시 방해가 될 경우가 있으므로, 늑골 검사 뿐만아니라 초음파 검사를 할 때에는 코드를 자신의 목에 걸면 걸리적거리지 않아 검사하기 쉽다 그림 2.

FOCUS

영상을 보다 보기 쉽게 하기 위한 방법으로 딱딱한 영상이 보기 쉽거나 부드러운 영상이 보기 쉽다는 등 사용하는 사람에 따라 취향에 맞는 영상이 있으므로 미리 늑골과 같은 표재 검사에 적합한 조건을 초음파 장치 담당자와 상담해서 등록해 놓으면 좋다.

그림 1 초음파 기기(TOSHIBA Viamo SSA−640A)

전원이 장치 측면에 있다(①).

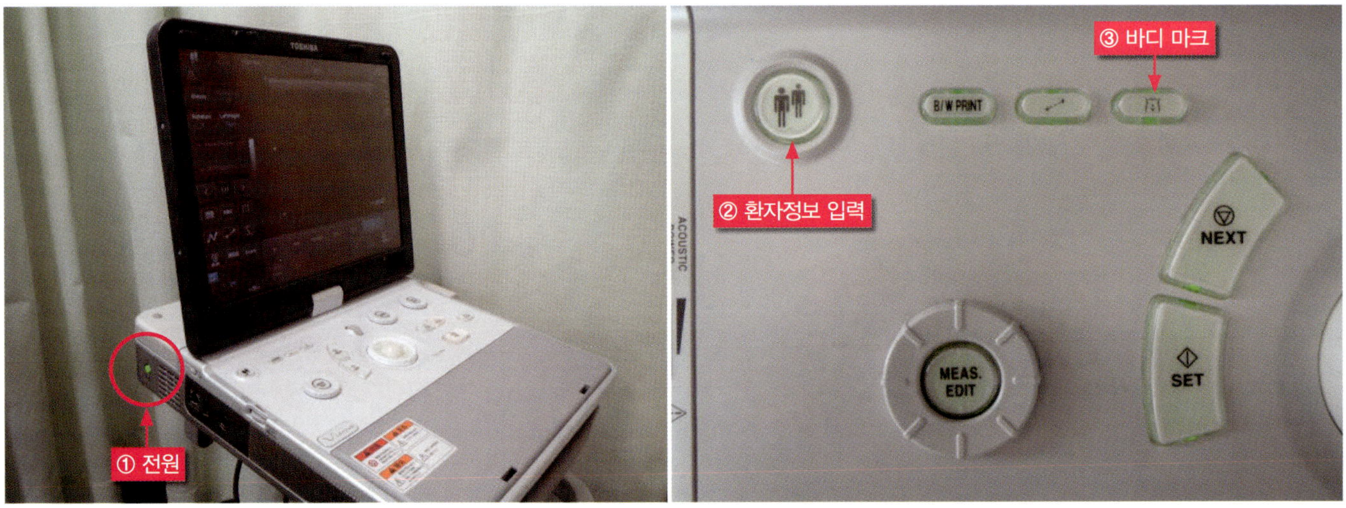

검사 체위

아픈 부위를 위로한 사위 혹은 측와위로 한다 그림 2.

측와위가 곤란한 경우 좌위를 해도 검사 가능하다.

그림 2 늑골 검사의 포지셔닝

프로브 코드를 목에 걸어두면 걸리적거리지 않고 검사하기 쉽다(→).

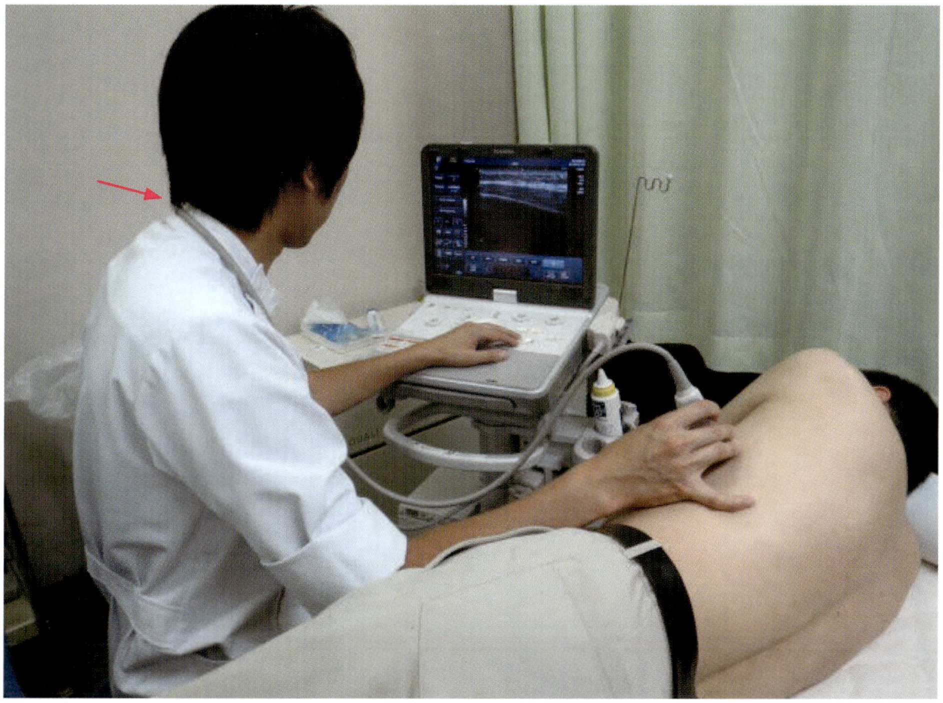

검사 방법

검사에 사용되는 버튼 · 다이얼은 3개뿐이다 그림 3.

④ 프리즈(Freeze) ⑤ 초점(Focus) ⑥ 밝기(Gain/Brightness) 버튼만으로 늑골 검사가 가능하다.

프로브에 젤을 묻혀서 압통 부위에 댄다. ④ 프리즈(Freeze) 버튼을 눌러서 실시간 영상을 표시한다 그림 4. 늑골의 주행을 따라 프로브를 움직여서 골표면의 영상을 띄운다 그림 5.

FOCUS 뼈는 초음파를 거의 통과시키지 않으므로 골표면에서 초음파가 반사하여 선상 고에코로 영상이 나타난다.

⑤로 초점(Focus)를 조정하여 골표면에 위치시킨다(Viamo 조작 패널에는 포커스라고 기재되어 있지 않다).

⑥의 다이얼을 돌려서 밝기(Gain/Brightness)를 조정한다. 프로브를 늑골 주행을 따라 슬라이드 시킨다. 여러 군데가 골절되었을 경우도 많으므로 압박 부위의 상하 늑골도 검사한다.

FOCUS 지방이 두터울 경우에는 ⑦ 깊이(Depth)다이얼을 돌려서 시야 탐도를 조정해서 심부를 표시 가능하게 한다. 주파수를 내리면 심부의 영상을 잡기가 쉽다.

그림 3 조작 패널(전면)

늑골 검사에 사용되는 버튼 · 다이얼은 ④ 프리즈(Freeze) ⑤ 초점(Focus) ⑥ 밝기(Gain/Brightness) 3가지 뿐이다.

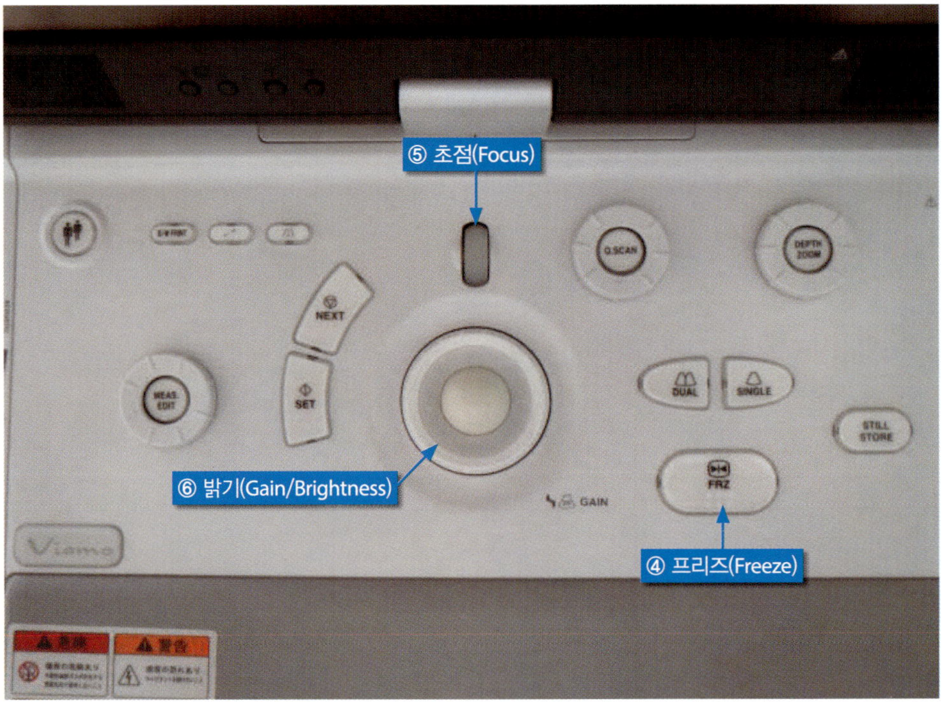

그림 4 조작 패널(확대)

사용하는 ④, ⑤, ⑥ 3가지 버튼 다이얼이다. 지방이 두터울 경우에는 ⑦ 깊이(Depth) 다이얼로 조정한다.

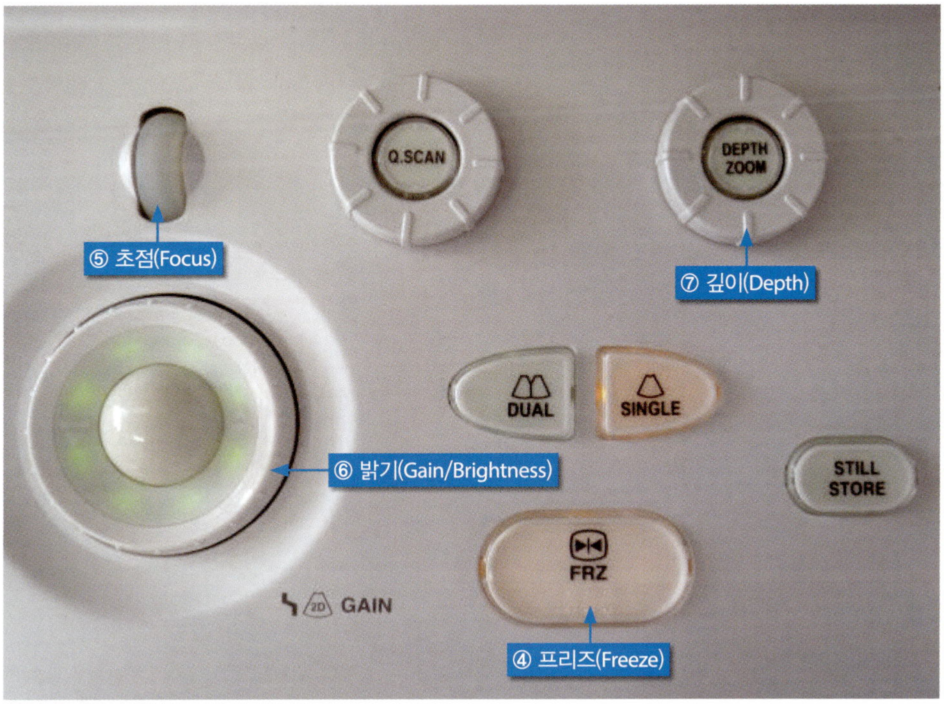

그림 5 늑골 초음파 영상

늑골이 선상 고에코로 보인다. 골 표면 위치에 포커스를 맞춘다(→).

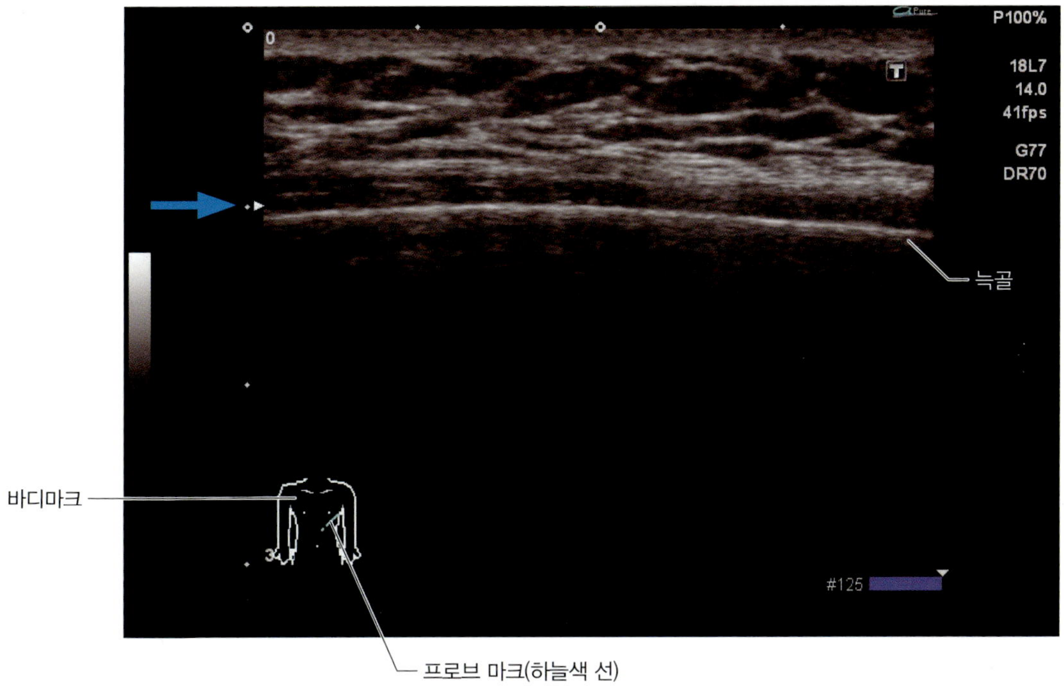

First Choice 초음파

초음파 기기로 늑골 골절을 검사하면 선상초음파의 단차, 골표면의 혈종을 확인할 수 있다 그림 6.

단순 X선 검사에서는 뼈가 겹치는 것 등으로 골절이 확실히 보이지 않는 경우가 있다 그림 7a. 초음파 기기로 검사하면 단순 X선 검사에서 확인할 수 없었던 골절을 볼 수 있다 그림 7b.

X선 검사 같은 방사선 피폭의 염려도 없으며, 압통 부위에 프로브를 대어 간편하게 골절 부위를 확인할 수 있다.

그림 6 늑골 골절의 초음파 영상과 모식도

선상 고에코 골절선(↑), 골표면의 혈종(*)이 관찰된다.

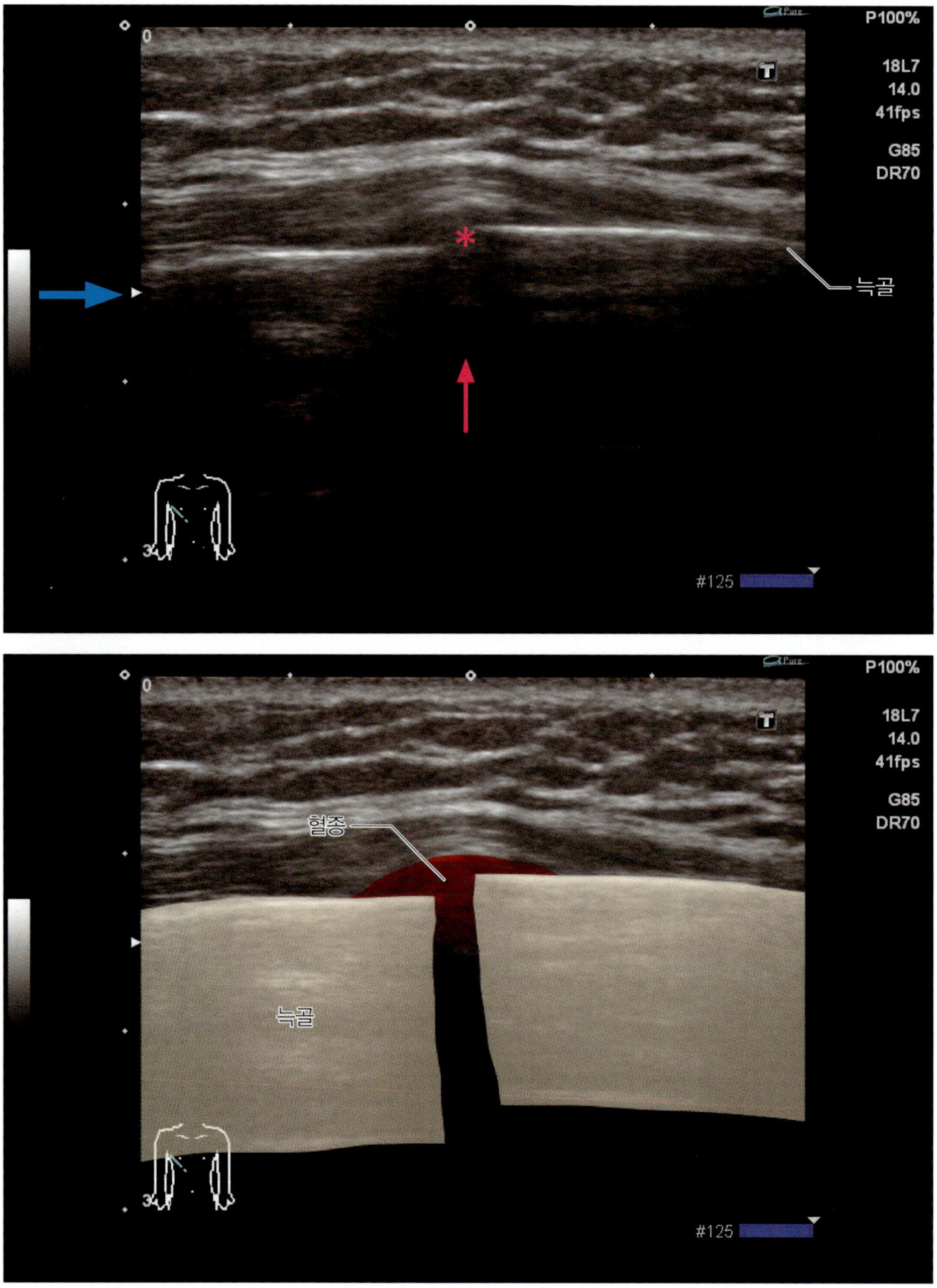

그림 7 동일 환자의 X선과 초음파 영상

a: X선 화면에서는 골절이 확실히 보이지 않는다.

b: 초음파 영상에서는 선상 고에코의 골절선을 관찰할 수 있다(↑).

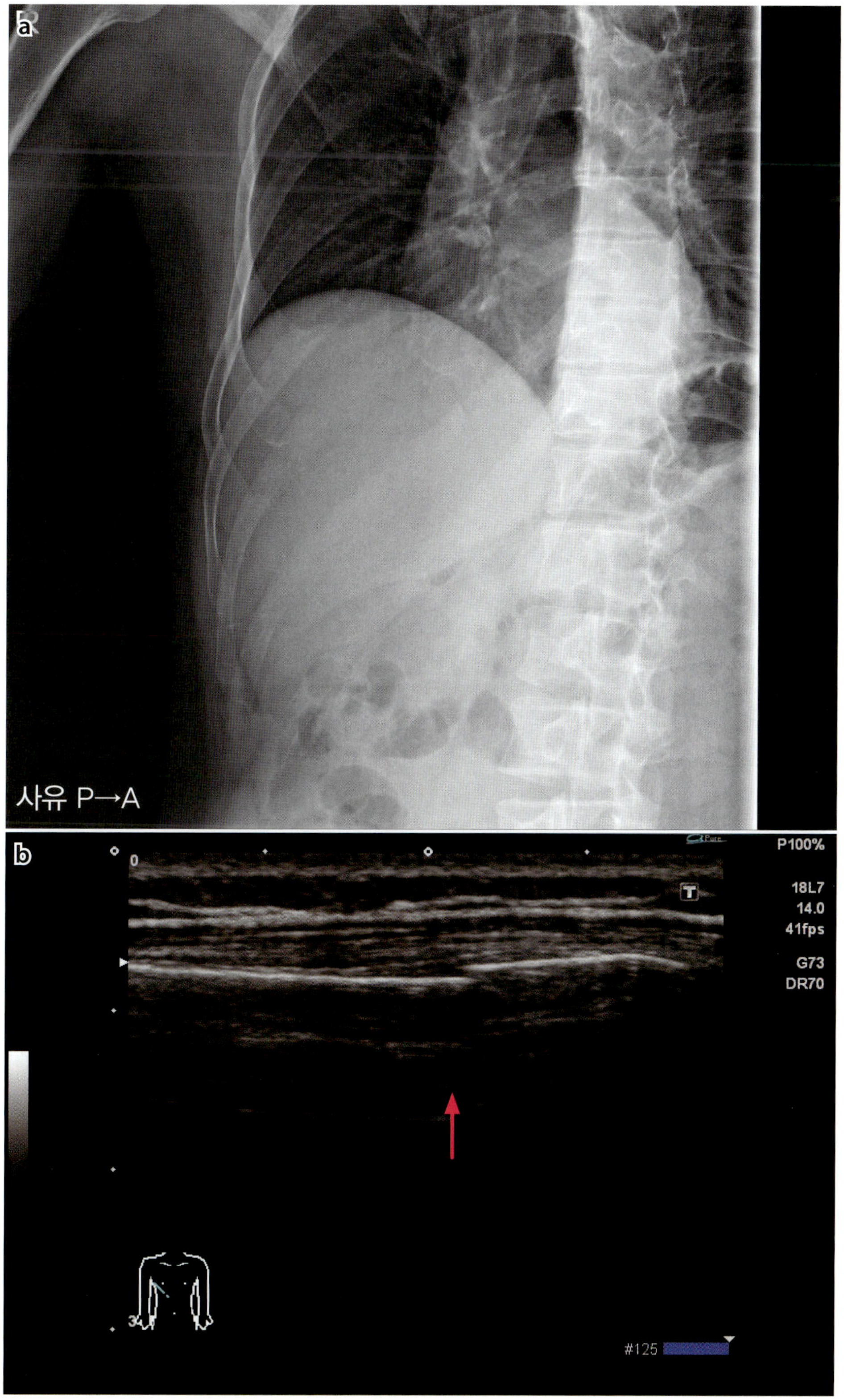

참고문헌

1) 杉山 高, 中村元哉, 佐藤慎祐, ほか. 超音波による肋骨骨折の検査法. 超音波医学 2012; 39(3): 305−15.

2) 高橋 周. 運動器超音波の新時代が到来. MEDIX 2009; 50: 32−6.

칼럼

외상치료에 초음파를 사용해 보자!

이물질이 체내에 들어있는지 확인하고 싶을 때 나뭇조각등의 경우 단순 X선 조사에서는 이물질이 보이지 않는 경우가 많다. 초음파 기기를 사용해서 검사하면 나뭇조각도 고에코상으로 나타나므로 이물질의 존재를 확인할 수 있다.

검사 준비

처음에 ① 버튼을 눌러 초음파 기기(TOSHIBA Viamo SSA−640A)의 전원을 켠다 그림 1. ② 환자 정보, ③ 보디 마크의 표시는 칼럼 "X선의 시대는 끝났다! 늑골 골절의 진단에 이용해 보자!"과 같은 순서로 한다.

사용하는 프로브의 선택은 이물질이 있는 깊이에 따라서 표재(피부에서 깊이 5 cm 이내)의 경우에는 늑골 검사와 같은 리니아 프로브 12 MHz(7~14 MHz)를 사용한다.

그림 1 **초음파 기기(TOSHIBA Viamo SSA−640A)**

전원이 장치 측면에 있다(①).

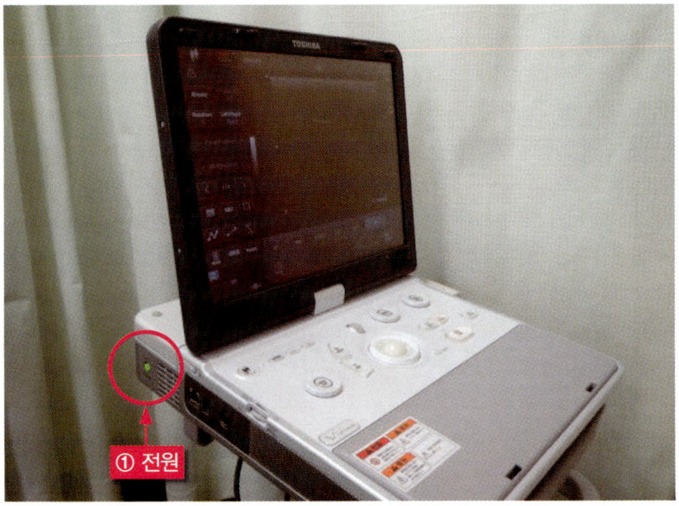

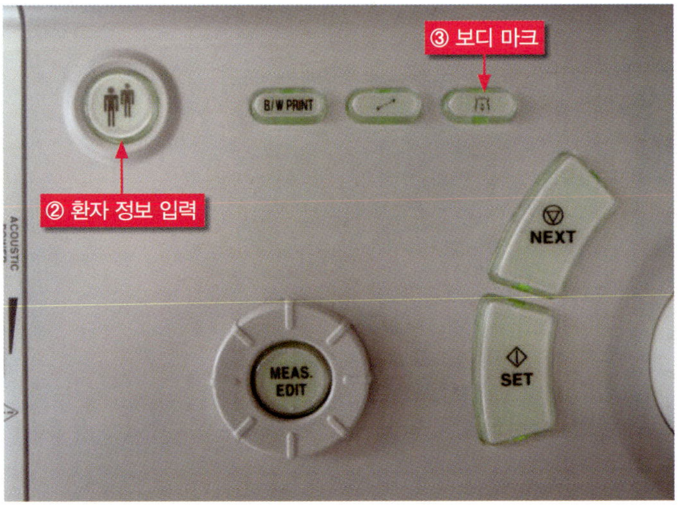

검사 체위

이물질을 확인하기만 할 경우에는 눕거나 앉는 자세 어떤 자세든지 검사하기 쉬운 체위로 한다 그림 2. 이물질 확인 후 바로 적출을 할 경우에는 누운자세로 검사를 한다.

그림 2 외상(손) 검사 시 환자의 위치와 자세

프로브 코드를 목에 걸면 걸리적거리지 않으며 검사하기 편하다(→).

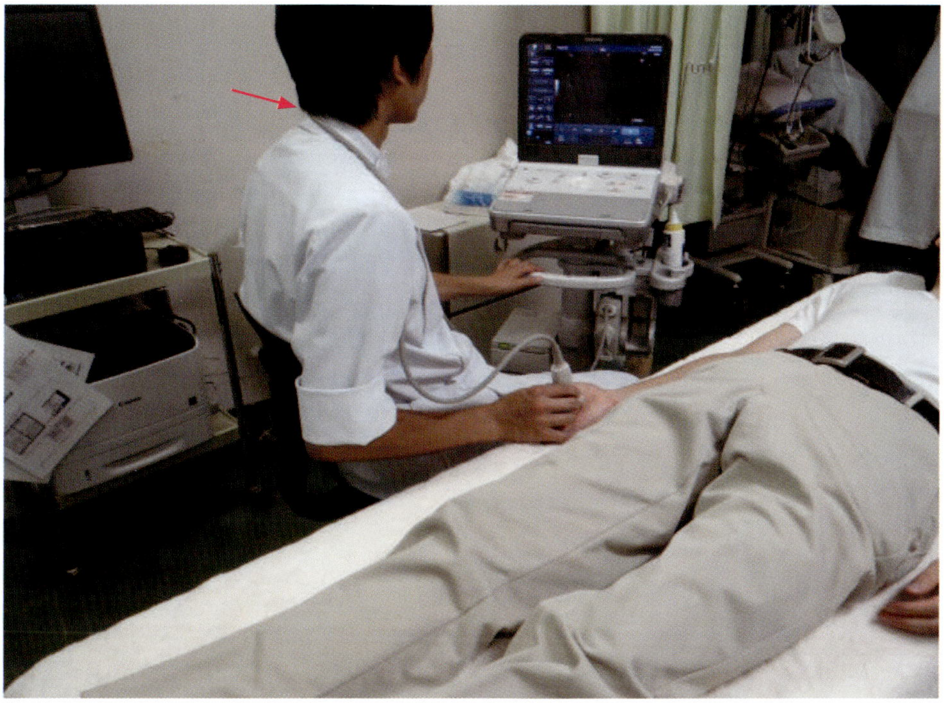

검사 방법

누골 검사와 마찬가지로 외상 검사에 사용하는 버튼은 3개뿐이다 그림 3. ④ 프리즈(Freeze), ⑤ 초점(Focus), ⑥ 밝기(Gain/Brightness)를 사용하는것 만으로 검사가 가능하다.

프로브에 젤을 묻혀서 외상 부위에 댄다. ④ 프리즈(Freeze)버튼을 눌러 실시간 영상을 표시한다 그림 4. 이물질은 고에코상으로 나타난다 그림 5. 이물질이 장축방향이 되도록 프로브를 움직인다.

⑤에서 초점(Focus)을 조정하여 이물질의 위치에 맞춘다(Viamo 조작 패널에는 포커스 표시가 없다). ⑥ 다이얼을 돌려서 밝기(Gain/Brightness)를 조정한다.

FOCUS 이물질이 작고 얕은 곳에 있을 때에는 프로브를 강하게 눌러서 대면 이물질이 보이지 않을 경우가 있다. 검사 중에 이물질이 보이지 않을 때에는 프로브를 대는 힘을 빼고 부드럽게 대면 보일 경우가 있다.

FOCUS 이물질이 얕은 곳에 있어서 잘 보이지 않을 때는 젤을 쌓아 올리듯 듬뿍써서 그 젤이 무너지지 않도록 살살 프로브를 대면 보인다 그림 6. 단단한 제형의 젤을 사용하면 좋다.

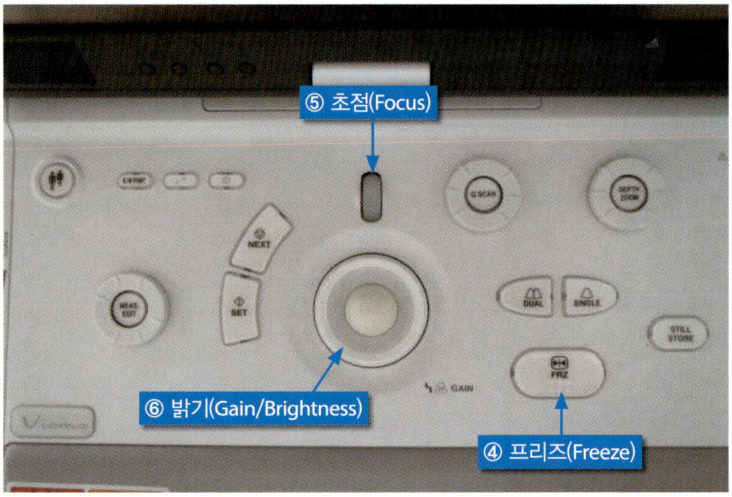

그림 3 조작 패널(전면)
외상 검사에 사용하는 버튼은 기본적으로는 ④ 프리즈(Freeze), ⑤ 초점(Focus), ⑥ 밝기(Gain/Brightness) 3가지 뿐이다.

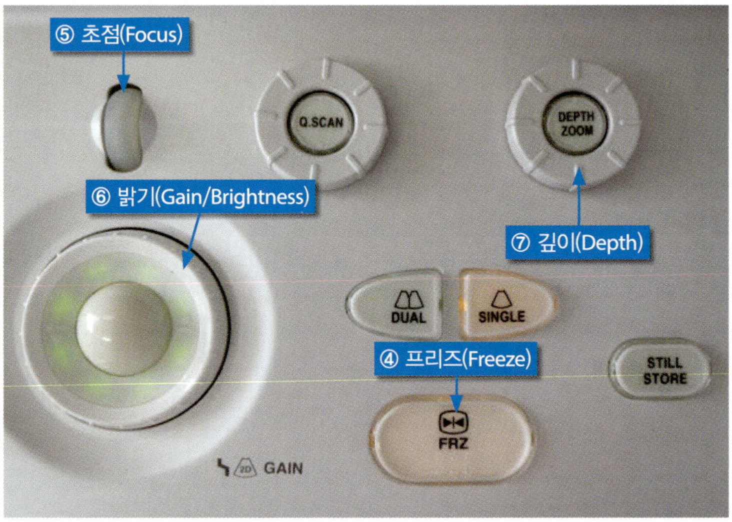

그림 4 조작 패널(확대)
사용하는 ④, ⑤, ⑥ 3가지 버튼과 ⑦ 심도(Depth) 다이얼

그림 5 이물질(나뭇조각)의 초음파 영상과 모식도

나뭇조각의 위치에 초점을 맞춘다(→). 나뭇조각이 고에코로 나타난다(↓).
나뭇조각의 주위에 저에코 양상의 화면을 확인할 수 있다(*).

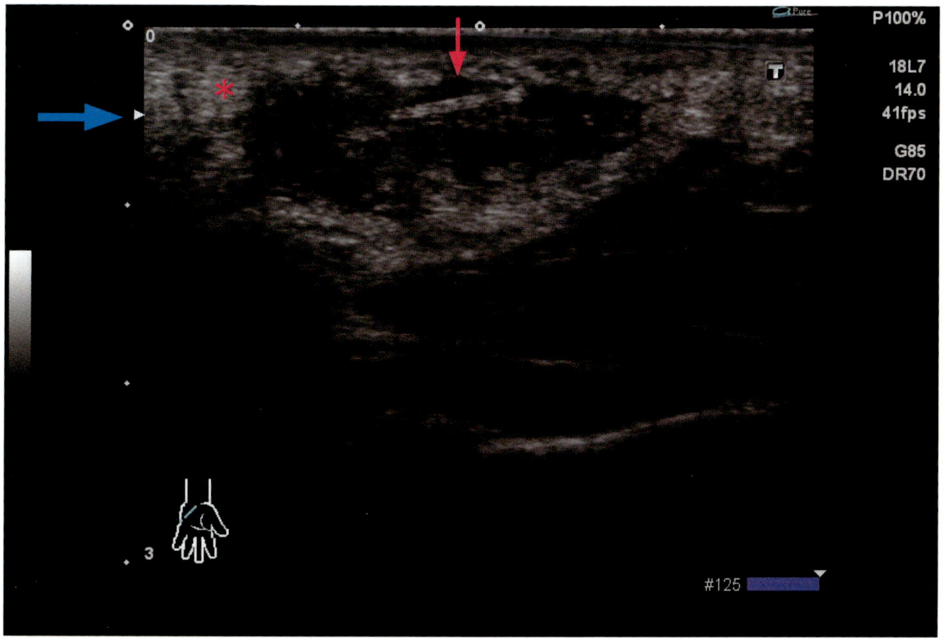

그림 6 이물질이 얕은 곳에 있는 경우

a: 젤을 듬뿍 묻혀서 무너지지 않게 살짝 댄다.
b: 너무 세게 누르면 프로브와 피부가 닿아버린다.

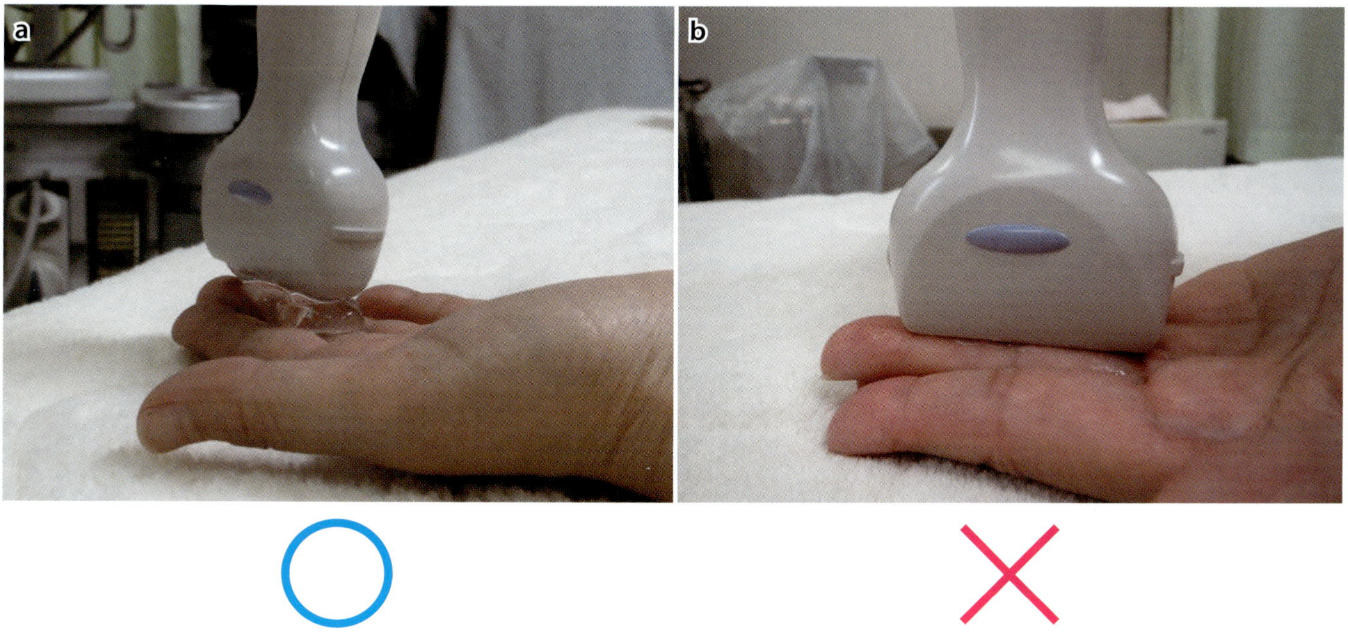

적출

이물질을 적출할 때 미세한 이물질이나 유리 조각은 발견하기 어렵고 찾기도 곤란한 경우가 있다. 초음파 검사로는 이물질의 유무 뿐만이 아니라, 이물질의 길이, 피부에 있는 깊이도 확인할 수 있다.

초음파 검사로 이물질을 확인해서 피부에 이물질이 있는 곳을 마킹하면 절개할 위치가 정해지고 이물질이 있는 깊이도 확인할 수 있어서 적출할 때 손쉽게 이물질을 찾을 수 있다. 이물질이 피부면에 기울게 박혀 있어도 이물질이 피부에 가장 가까운 포인트를 알 수 있으므로 적출이 쉽다 그림 7.

초음파 영상에서 잰 나뭇조각의 길이와 실제로 적출한 나뭇조각의 길이는 거의 같았다 그림 8.

그림 7 이물질(나뭇조각)의 초음파 영상

나뭇조각이 고에코로 보인다(↑). 나뭇조각이 기울어져 박힌 것을 확인할 수 있다.
피부와 가장 같은 포인트를 확인할 수 있다(*).

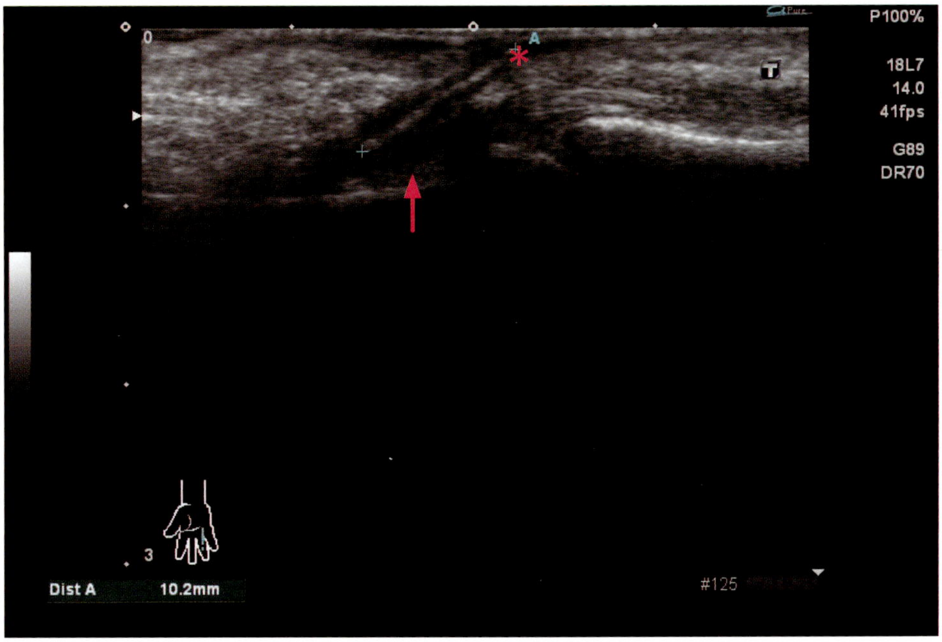

그림 8 적출된 이물질(나뭇조각)

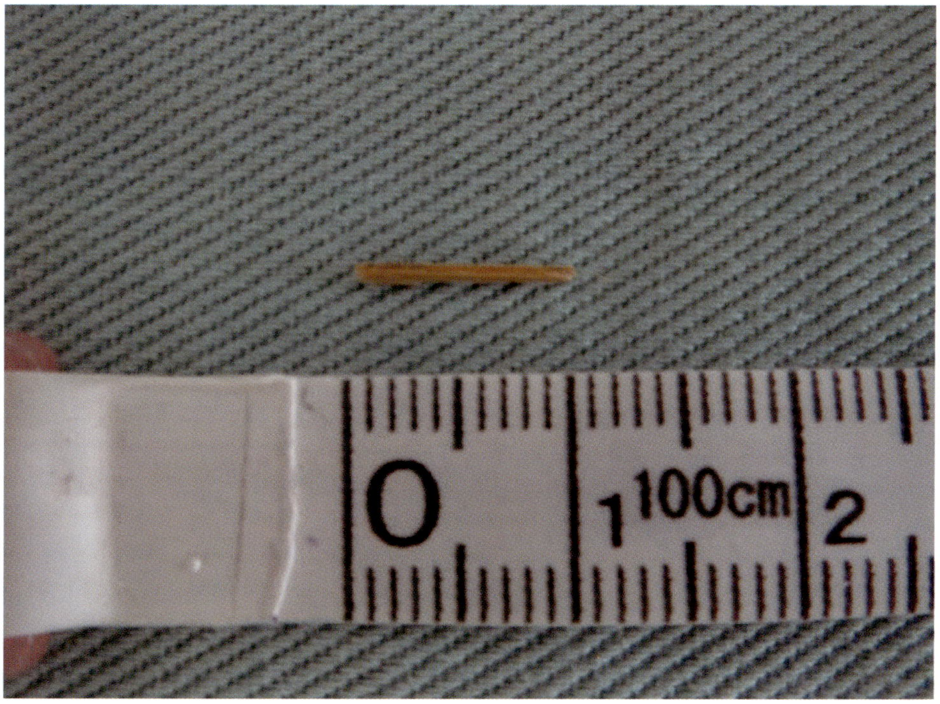

참고문헌

1) 三川信之, 古賀美穂, 保阪善昭. 超音波検査が有用であった難治性大腿部有機性異物の1例. 日職災医誌 2005; 53: 233−7.
2) 中原麻理, 二ノ宮邦稔, 増澤源造. 酩酊時外傷後, 挫創内に異物が残存した1例. 慈恵医大誌 2010; 125: 169−73.
3) 若山 禎, 白居芳幸, 中本吉紀, ほか. 長期間無症状で経過した頸部外傷後の異物例. 耳鼻臨床 2005; 98(3): 239−43.

참조: 국소마취제 전신 독성 처치를 위한 체크리스트(미국부위마취학회 공개)

AMERICAN SOCIETY OF REGIONAL ANESTHESIA AND PAIN MEDICINE

CHECKLIST FOR TREATMENT OF LOCAL ANESTHETIC SYSTEMIC TOXICITY (LAST)

The Pharmacologic Treatment of LAST is Different from Other Cardiac Arrest Scenarios

- **Reduce** individual **epinephrine** boluses to ≤ 1 mcg/kg
- **Avoid** vasopressin, calcium channel blockers, beta blockers, or other local anesthetics

- Stop injecting local anesthetic
- Get help
  - Consider lipid emulsion therapy at the first sign of a serious LAST event
  - Call for the LAST Rescue Kit
  - Alert the nearest cardiopulmonary bypass team - resuscitation may be prolonged
- Airway management
  - Ventilate with 100% oxygen / avoid hyperventilation / advanced airway device if necessary
- Control seizures
  - Benzodiazepines preferred
  - **Avoid** large doses of **propofol**, especially in hemodynamically unstable patients
- Treat hypotension and bradycardia – **If pulseless, start CPR**

Lipid Emulsion 20% (Precise volume and flow rate are not crucial)	
Greater than 70 kg patient	Less than 70 kg patient
Bolus 100 mL Lipid Emulsion 20% rapidly over 2-3 minutes • Lipid emulsion infusion 200-250 mL over 15-20 minutes	**Bolus 1.5 mL/kg Lipid Emulsion 20%** rapidly over 2-3 minutes • Lipid emulsion infusion ~0.25 mL/kg/min (ideal body weight)
If patient remains unstable: • Re-bolus once or twice at the same dose and double infusion rate; be aware of dosing limit (12mL/kg) • Total volume of lipid emulsion can approach 1 L in a prolonged resuscitation (e.g., > 30 minutes)	

- Continue monitoring
  - At least 4-6 hours after a cardiovascular event
  - Or, at least 2 hours after a limited CNS event
- Do not exceed 12 mL/kg lipid emulsion (particularly important in the small adult or child)
  - Much smaller doses are typically needed for LAST treatment
- See reverse side of this checklist for further details

ASRA | ASRA PAIN MEDICINE EDUCATION RESEARCH

Risk Reduction (Be sensible)

- Use the least dose of local anesthetic necessary to achieve the desired extent and duration of block.
- Local anesthetic blood levels are influenced by site of injection and dose. It is important to identify patients at increased risk of LAST prior to using local anesthetics, e.g., infants <6 months old, small patient size, advanced age and frailty, heart failure, ischemic heart disease, conduction abnormalities, or rhythm disorders, metabolic (e.g., mitochondrial) disease, liver disease, low plasma protein concentration, acidosis, and medications that inhibit sodium channels. Patients with very low ejection fraction are more sensitive to LAST and may be especially prone to elevated local anesthetic levels associated with 'stacked' injections.
- Consider using a pharmacologic marker and/or test dose, e.g. epinephrine 2.5 to 5 mcg/mL (total 10-15 mcg). Know the expected response, onset, duration, and limitations of a "test dose" in identifying intravascular injection.
- Aspirate the syringe prior to each injection while observing for blood in the syringe or tubing
- Inject incrementally, while observing for signs and inquiring for symptoms of toxicity between each injection.
- Consider discussing local anesthetic dose as part of the pre-procedural or pre-surgical pause ("time out").

Detection (Be vigilant)

- Monitor the patient during and after completing injection. Clinical toxicity can be delayed 30 minutes or longer.
- Use standard American Society of Anesthesiologists (ASA) monitors.
- Communicate frequently with the patient to query for symptoms of toxicity.
- Consider LAST in any patient with altered mental status, neurological symptoms or signs of cardiovascular instability after a regional anesthetic (e.g., change in HR, BP, ECG). Consider LAST even when the local anesthetic doses is 1) small (susceptible patient), 2) atypically administered (subcutaneous, mucosal, topical), 3) administered by the surgeon, or 4) after recent tourniquet deflation.
- Central nervous system signs (may be subtle, atypical, or absent)
  - o Excitation (agitation, confusion, vocalization, muscle twitching, seizure)
  - o Depression (drowsiness, obtundation, coma, or apnea)
  - • Non-specific (metallic taste, circumoral numbness, diplopia, tinnitus, dizziness)
- Cardiovascular signs (occasionally the only manifestation of severe LAST)
  - o Initially may be hyperdynamic (hypertension, tachycardia, ventricular arrhythmias), then
    - o Progressive hypotension
    - o Conduction block, bradycardia or asystole
    - o Ventricular arrhythmia (ventricular tachycardia, Torsades de Pointes, ventricular fibrillation or asystole)
- Sedation may abolish the patient's ability to recognize or report LAST-related symptoms.

Treatment

Suggested components of a "LAST Rescue Kit"

- •1 L (total) lipid emulsion 20%
- •Several large syringes and needles for administration
- •Standard IV tubing
- •ASRA LAST Checklist

- Administer lipid emulsion at the first sign of a serious LAST event.
- Lipid emulsion can be used to treat LAST caused by any local anesthetic.
- Standard dose epinephrine (1 mg) can impair resuscitation from LAST and reduce the efficacy of lipid rescue. Use smaller doses than typical for ACLS, e.g., ≤ 1mcg/kg boluses, or for treating hypotension.
- Propofol should not be used when there are signs of cardiovascular instability.
- Prolonged monitoring (2-6 hours) is recommended after any signs of LAST, since cardiovascular depression due to local anesthetics can persist or recur after treatment.
  - o If LAST event is short-lived and without signs of cardiovascular instability, one may consider proceeding with surgery after an uneventful ~30 minute interval of monitoring.

Please report LAST events to www.lipidrescue.org

The Third American Society of Regional Anesthesia and Pain Medicine Practice Advisory on Local Anesthetic Systemic Toxicity. Executive Summary 2017. Reg Anesth Pain Med 2018;43:113-123

The ASRA LAST™ smart phone app can be purchased from The Apple App Store or Google Play

찾아보기